Nブックス

新版改訂 食品学 Ⅰ

編者 青柳康夫・齋藤昌義

著者 齋藤昌義・佐々木弘子・鶴﨑美徳・藤原しのぶ
武藤信吾・安井明美・保田倫子・渡邊智子

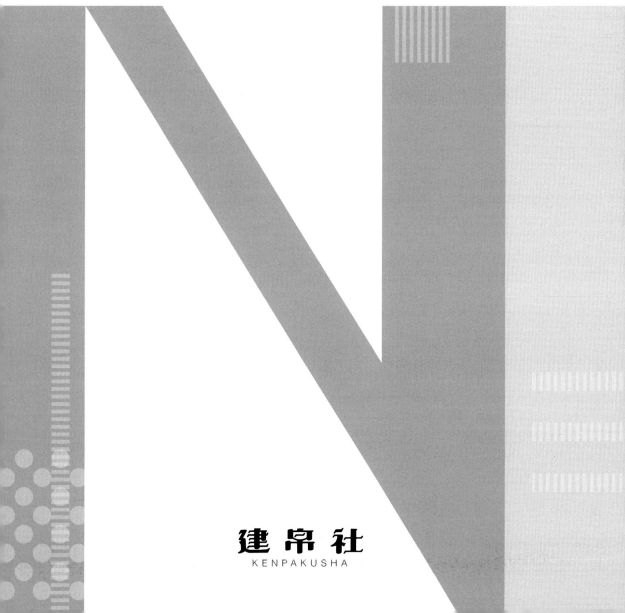

建帛社
KENPAKUSHA

はじめに

　本書は，2002年から新たにはじまった管理栄養士養成課程の教科書シリーズ「Nブックス」の一冊として，2003年に初版を刊行した。当初は，菅原龍幸先生と福澤美喜男先生に編著者としてお取りまとめをいただいていた。その後，日本食品標準成分表の改訂などにあわせて版を改め，2012年の「新版」発行の折に青柳が編著者に加わった。さらに，2016年には，「日本食品標準成分表2015年版（七訂）」の公表に伴い，新版〔第2版〕とし，菅原龍幸先生は監修，青柳が編著になった。

　今般，初版刊行から20年が経ち，執筆者を大幅に交替し，さらなる内容の充実を図り，「新版改訂」として刊行する運びとなった。青柳は引き続き取りまとめの任を務めるとともに，新たに齋藤が編者に加わった。

　今回の本書改訂の主眼は，2020年12月に公表された「日本食品標準成分表2020年版（八訂）」に沿うものである。また，章立ての順番を一部入れ替え，より学習しやすいように工夫を施した。その他全編にわたり詳細に見直し，最新の知見，また法令・統計を反映した。管理栄養士国家試験出題基準のすべてを網羅した内容となっていることは従来通りである。

　「日本食品標準成分表2020年版（八訂）」の大きな変更点は，エネルギー値の算出方法に組成成分を用いる方法を導入し，科学的推計の改善を図ったことと，その変更に伴いエネルギー産生栄養素であるたんぱく質，脂質，炭水化物の成分項目が細分化されたことである。これにより，この主要3成分について，組成成分値が明らかとなり，より正確な値に基づく栄養計算が可能になったといえる。日本食品標準成分表については，今後も随時成分分析の成果を取り入れ，収載食品の追加，収載成分の更新等が予定されていると聞き及ぶ。本書においても適宜・適切に改訂を行っていく所存である。

　本書が管理栄養士・栄養士養成教育に寄与し，ひいては，国民の健康志向，食の安全・安心への関心の高さに応えていくことができれば幸いである。

　最後に，初版からこの改訂に至るまで，編集の労をとられた建帛社の方々にあらためて感謝申し上げる。

　2023年4月

編者　青柳　康夫

齋藤　昌義

| 第1章 | 人間と食品 ………………………………………………… 1 |

1. 人間と食物 ………………………………………………… 1
 1.1 食の歴史的変遷 ………………………… 1
 1.2 現代の食生活 …………………………… 2
 1.3 食 物 連 鎖 …………………………… 3
 1.4 食生活と健康 …………………………… 3
 1.5 食嗜好の形成 …………………………… 5
 1.6 食料と環境問題 ………………………… 5

2. 食品の成分とはたらき ……………………………… 9
 2.1 栄養と栄養素 …………………………… 9
 2.2 食品の特性 ……………………………… 9
 2.3 食 品 成 分 …………………………… 10

3. 食品の分類 …………………………………………… 10
 3.1 自然界での所属や起源による分類 ………… 10
 3.2 生産様式による分類 …………………… 10
 3.3 供給される栄養素による分類 …………… 11
 3.4 食習慣による分類 ……………………… 12
 3.5 食品成分表，統計に用いられる分類 …… 13

| 第2章 | 食品成分表 ………………………………………… 14 |

1. 日本食品標準成分表の沿革と収載食品 …………… 14
 1.1 沿　　革 ……………………………… 14
 1.2 収 載 食 品 …………………………… 15

2. 『日本食品標準成分表2020年版（八訂）』 …………… 15
 2.1 収載食品の分類と配列 ………………… 15
 2.2 収載成分項目 …………………………… 19

3. 『日本食品標準成分表2020年版（八訂）アミノ酸成分表編』
 ………………………………………………… 27
 3.1 収 載 食 品 …………………………… 27
 3.2 収載成分項目 …………………………… 27

4. 『日本食品標準成分表2020年版（八訂）脂肪酸成分表編』
 ………………………………………………… 28
 4.1 収 載 食 品 …………………………… 29
 4.2 収載成分項目 …………………………… 29

5. 日本食品標準成分表2020年版（八訂）炭水化物成分表編』
 ………………………………………………… 30
 5.1 収 載 食 品 …………………………… 30
 5.2 収載成分項目 …………………………… 30

| 第3章 | 食品成分の化学 …………………………………… 37 |

1. 水　　分 ……………………………………………… 37
 1.1 水の構造と性質 ………………………… 37
 1.2 食品中の水 ……………………………… 39

2. 炭 水 化 物 ……………………………………………… 42
　2.1　単　糖　類 ……………………………… 44
　2.2　少　糖　類 ……………………………… 47
　2.3　多　糖　類 ……………………………… 52
　2.4　炭水化物（糖質と食物繊維）の栄養 ………… 59
3. 脂　　　質 ……………………………………………… 62
　3.1　脂　肪　酸 ……………………………… 63
　3.2　脂質の分類 ……………………………… 64
　3.3　単　純　脂　質 ………………………… 64
　3.4　複　合　脂　質 ………………………… 67
　3.5　誘　導　脂　質 ………………………… 68
　3.6　脂質の酸化 ……………………………… 69
　3.7　油脂の利用と化学 ……………………… 70
　3.8　脂質の栄養 ……………………………… 76
4. たんぱく質 ……………………………………………… 77
　4.1　アミノ酸 ………………………………… 77
　4.2　ペプチドとたんぱく質 ………………… 81
　4.3　たんぱく質の栄養 ……………………… 88
　4.4　酵　　　素 ……………………………… 91
5. 灰分と無機質 …………………………………………… 97
　5.1　灰　　　分 ……………………………… 97
　5.2　無機質（ミネラル） …………………… 97
6. ビタミン ……………………………………………… 102
　6.1　脂溶性ビタミン ………………………… 103
　6.2　水溶性ビタミン ………………………… 107

第4章　嗜好成分の化学 …………………………………… 114
1. 色　素　成　分 ………………………………………… 114
　1.1　カロテノイド系色素 …………………… 114
　1.2　ポルフィリン系色素 …………………… 116
　1.3　フラボノイド系色素 …………………… 119
　1.4　その他の色素 …………………………… 122
2. 呈　味　成　分 ………………………………………… 123
　2.1　甘　　　味 ……………………………… 123
　2.2　酸　　　味 ……………………………… 127
　2.3　塩　　　味 ……………………………… 128
　2.4　苦　　　味 ……………………………… 128
　2.5　う　ま　味 ……………………………… 129
　2.6　その他の味 ……………………………… 131
　2.7　味の相互作用 …………………………… 132
3. 香気・におい成分 ……………………………………… 133
　3.1　通常の代謝で生じる香気・におい成分 ……… 134
　3.2　調理加工, 保存により生じる香気・におい成分… 136

第5章	有害成分の化学 ………………………………………	140

1. 食品中の有害成分 ……………………………………… 140
 1.1 自 然 毒 ……………………………… 140
 1.2 BSE（牛海綿状脳症） ……………………… 144
 1.3 食品アレルゲン ……………………… 144

2. 食品中の突然変異原性物質 ……………………… 145
 2.1 突然変異の種類と変異性物質の検出法 ……… 145
 2.2 変異原性物質の種類と作用 ……………… 146

第6章	食品成分の変化 ………………………………………	149

1. たんぱく質の変化 ……………………………………… 149
 1.1 たんぱく質の構造変化 …………………… 149
 1.2 たんぱく質の化学変化 …………………… 153

2. 炭水化物の変化 ……………………………………… 157
 2.1 でん粉の糊化と老化 ……………………… 157
 2.2 多糖類のゲル化 ………………………… 160
 2.3 炭水化物の熱による変化 ………………… 160
 2.4 炭水化物の分解 ………………………… 161

3. 脂質の変化 ……………………………………… 162
 3.1 油脂の変化 ……………………………… 163
 3.2 酸化反応以外の脂質の変化 ……………… 171

4. 褐 変 ……………………………………… 172
 4.1 酵素的褐変 ……………………………… 172
 4.2 非酵素的褐変 …………………………… 174
 4.3 褐変が食品に及ぼす影響 ………………… 178

5. 光による成分変化 ……………………………… 178
 5.1 光エネルギーが起こす反応について ……… 178
 5.2 光増感酸化による食品の酸化 …………… 179
 5.3 光増感酸化による食品の劣化例 ………… 180
 5.4 光による食品劣化の防止法 ……………… 181

6. 高圧処理による変化 ……………………………… 182
 6.1 食品への高圧処理の効果 ………………… 182
 6.2 加工食品への応用例 ……………………… 183

7. 酵素による食品成分の変化 ……………………… 183
 7.1 食品素材中の酵素による成分変化 ……… 183
 7.2 発酵食品と酵素 ………………………… 187

第7章	食品の物性 ………………………………………	189

1. 食品のコロイド ……………………………………… 189
 1.1 コロイド ………………………………… 189
 1.2 食品に関係するコロイドの種類 ………… 190
 1.3 コロイド溶液の状態 ……………………… 191

2. 食品のレオロジー ……………………………… 191

2.1 食品のレオロジー …………………………… 192
2.2 サイコレオロジー …………………………… 195
3. 食品のテクスチャー ………………………………… 195
3.1 テクスチャーの意味 …………………………… 195
3.2 テクスチャーの機器測定 …………………… 196
3.3 テクスチャー評価用語 …………………… 196
4. 食品の官能検査 ………………………………… 197
4.1 官能検査とは ………………………… 197
4.2 食品の官能検査の実施 …………………… 197
4.3 官能検査と感覚 ……………………… 199

第8章 食品の機能性 ……………………………… 200
1. 消化管内で作用する機能 …………………… 200
1.1 歯の健康維持に役立つ機能 ………………… 200
1.2 腸内環境を整える機能 …………………… 201
1.3 血中コレステロールの上昇を抑制する機能 … 204
1.4 ミネラルの吸収を促進する機能 …………… 204
1.5 血糖値上昇を抑制する機能 ……………… 206
2. 消化管吸収後の標的組織での生理的機能調節 …… 207
2.1 血圧を調節する機能 ……………… 207
2.2 骨粗鬆症を予防する機能 ………………… 209
2.3 活性酸素による障害を予防する機能 ………… 210

第9章 食品の表示と規格基準 ……………………… 213
1. 表示の種類 …………………………………… 213
1.1 期 限 表 示 ……………………………… 213
1.2 成 分 表 示 ……………………………… 215
1.3 JAS 法による規格 …………………… 216
1.4 遺伝子組換え食品 ………………………… 218
1.5 「いわゆる健康食品」の表示概略（食品衛生法，健康増進
法，景品表示法，医薬品医療機器等法） ……… 221
2. 健康や栄養に関する表示の制度 ……………… 223
2.1 特定保健用食品 ……………………… 223
2.2 特別用途食品 ……………………… 224
2.3 栄養機能食品 ……………………… 225
2.4 機能性表示食品 ………………………… 225
2.5 栄養成分表示 ……………………… 225
2.6 虚偽・誇大広告などの禁止 ………………… 230
3. 基 準 …………………………………… 230
3.1 製造・加工・調理基準 ……………………… 230
3.2 保存基準 …………………………… 232
3.3 器具・容器包装の安全性の規格基準 ………… 232

索 引 ……………………………………… 235

第 1 章

人間と食品

　我々は，生命を維持するために食物から必要なエネルギーや栄養素を得ている。人類は長い歴史のなかで食品の獲得方法や食べ方を進歩させてきた。現代では，様々な加工食品が利用され，豊かな食生活が実現されているが，一方では食生活に関連した健康の問題が生じており，食料を確保するうえで環境問題にも取り組むことが重要な課題となっている。この章では，まず人間と食物，食生活について述べ，さらに食品と環境問題，食品の基本的な性質を述べる。

1. 人間と食物

1.1　食の歴史的変遷

　人類はほかの動物と同様に，食物の採取，狩猟を行うことで生命を維持してきた。道具の使用は，約150万年前にはじまったと考えられており，徐々に効率のよいものに改良されていき，手作業では不可能な食材の処理が可能となった。さらに，約50万年前には火を使用するようになったといわれており，はじめは自然発火の残り火を利用したと考えられている。長い歴史のなかで日常的に火を使用するようになったことで，殺菌による食の安全性と保存性の向上，栄養の吸収率の向上，おいしさ（香り，味）の向上につながった。

　現在の人類の直接祖先である現生人類はアフリカで誕生し，10〜5万年前に世界各地に広がっていったと考えられている。人類は，農業が定着する以前には**狩猟採集**により食物を得ており，平原などでは大型草食動物の狩猟，河川・湖沼や海に面した地域では漁労，植物は種子・茎・根などを採集していた。狩猟採集生活は生産性が低く，食物の獲得に多大な労力を必要とするが，多くの動植物食材に関して知識をもち，様々な食物を探しあてて生活を営んでいたと考えられる。

　1万5千年前になると，狩猟採集により維持できる人口の限界や，気候の温暖化などが要因となり，**農耕**がはじまった。世界各地では，地域ごとに特徴のある農耕文化が発生した。栽培の歴史が古い作物には，バナナ，サトウキビ，大麦，小麦，とうもろこし，稲，いも類，豆類などがある。また，野生動物を家畜化することで，農耕と同時期に開始されたと考えられている**牧畜**により，作物が育たない地域での生活手段の確保にもつながった。その後，人類は栽培作物の種類を増やし，栽培しやすく収量が

多い，毒性が低い，食べやすい作物を選抜し，牧畜用の動物の改良も進展させた。

　大航海時代になると，南米原産のじゃがいもやさつまいもが世界各地へもたらされ，各々の地域で食生活に取り入れられていった。栽培作物の起源は，その地域の農耕文化に密接に関係しているが，これらの作物の伝播によって現在の世界各地の食文化の形成につながっている。

1.2　現代の食生活

　現代では，科学技術の進歩により食料の生産技術も発達し，作物の収量の増大が世界人口の増加による食料不足の問題に対応してきた。また，流通・貯蔵技術の向上は，食料をより広範囲に運搬すること，長期間保存することを可能とし，食料不足の解消にも貢献している。さらに，多様な加工食品の増加など，人々の生活様式の変化に対応して，利便性の高い**調理食品**が供給されたり，**外食**の割合が大きくなったりした。

　また，人々の健康維持に貢献するため，栄養価のバランスを調整した低カロリー食品などや，健康維持機能を有する食品なども普及してきた。

　図1-1は食料消費支出の内訳の推移である。近年においては，人口減少や高齢化に

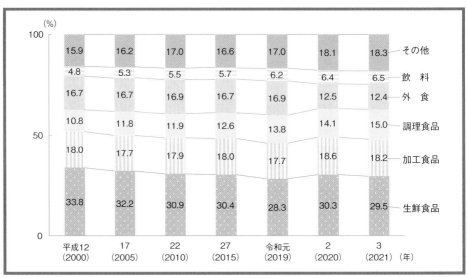

図1-1　食料消費支出の内訳

資料：総務省「家計調査」（全国・用途分類・二人以上の世帯）を基に農林水産省作成
注：1）消費者物価指数（食料：令和2（2020）年基準）を用いて物価の上昇・下落の影響を取り除き，世帯員数で除した1人あたりの数値
　　2）生鮮食品は，米，生鮮魚介，生鮮肉，牛乳，卵，生鮮野菜，生鮮果物の合計
　　3）加工食品は，パン，麺類，他の穀類，塩干魚介，魚肉練製品，他の魚介加工品，加工肉，乳製品，乾物・海藻，大豆加工品，他の野菜・海藻加工品，果物加工品の合計
　　4）調理食品は，主食的調理食品と他の調理食品の合計で，他の調理食品には冷凍調理食品も含む
　　5）その他は，油脂・調味料，菓子類，酒類の合計

出典）農林水産省：令和3年度食料・農業・農村白書，2022.

より食市場が縮小しつつある一方，消費者ニーズは多様化し，家庭内で行われていた調理や食事を家庭外に依存する，食の外部化が進展してきた。しかし，2020年からは新型コロナウイルス感染症の感染拡大の影響により外食の割合が減少している。

1.3　食物連鎖

　生物における食物の相互関係を，食べるものと食べられるものとの関係として捉え，順々につなぎひとつの系列として示したものが**食物連鎖** food chain である。食べるものを捕食生物といい，食べられるものを被食生物という。食物連鎖のはじまりは植物が光合成により有機物をつくることで，これが動物のエサとなり，さらに高位の動物のエサとなることで連鎖が続く。すべての生物が死ぬと微生物によって分解され，分解物が植物に利用されることで一連の食物連鎖となる（図1-2）。

　生物に特定の物質が蓄積した場合，それを食べる高位の動物においてはその物質が体内に濃縮されていく現象が起こることがあり，これを**生物濃縮**という。たとえば，ふぐの毒であるテトロドトキシンは，海洋細菌が生産し，これを海洋生物が捕食して蓄積され，さらにふぐがこれを捕食するという食物連鎖のなかでふぐ毒が生物濃縮されている。ヒトは食物連鎖の頂点に立つといわれているが，一方で生物濃縮により蓄積された有害物質を高濃度に摂取する危険性もある。魚介類摂取による有機水銀中毒や，カドミウムによる中毒が公害病として大きな問題となったことは，環境の保全が食物連鎖を通して食の安全性に直接関係していることを示している。

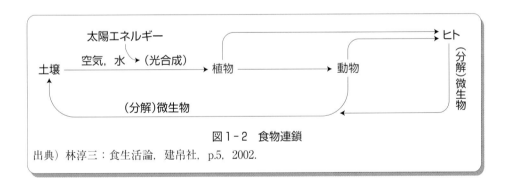

図 1-2　食物連鎖

出典）林淳三：食生活論，建帛社，p.5，2002.

1.4　食生活と健康

　世界保健機関（WHO）憲章は，「健康とは，病気ではない，虚弱ではないということではなく，身体的にも精神的にも社会的にもすべてが満たされた状態にあること」としている。人類は，食物の欠乏など不適切な摂取が健康に影響することを経験的に知っていたが，科学の発達によって食物に含まれる栄養素の不足がその状態に対応した疾病を引き起こすことが明らかになった。近年では，食物の過剰摂取もまた疾病を引き起こす原因となることがわかっている。

　わが国では，1930年代から第二次世界大戦後しばらくは結核が死因第1位であった

が，1950年代には栄養状態の改善や抗生物質などの出現に伴い感染症疾患が大幅に減少した。結核対策も進んだ結果，これに代わって悪性新生物（がん），脳血管疾患，心臓疾患が増大してきた。これらは「三大成人病」とよばれ，主たる克服対象となった。その後の死因の変化をみると，1981年以降，第1位は悪性新生物であり，1996年に心疾患が脳血管疾患に代わり第2位となっている。1996年ころからは，三大成人病のほか，糖尿病，高血圧症，慢性肝疾患などの発症が，各個人の長年の生活習慣（食生活，運動習慣，休養，喫煙，飲酒等）と深い関係があることが明らかになり，成人病は新たに**生活習慣病**とよばれるようになった。

　表1-1には，1950年以降の食品群別1人1日あたりの摂取量の推移を示した。エネルギー源としてのたんぱく質（P），脂質（F），炭水化物（C）の比率はPFC比率とよばれ，栄養素バランスの適正目安が示されている。「日本型食生活」は，1980年ころの日本人の平均的な食事バランスが理想のPFC比率と評価されたもので，米を主食として，水産物，畜産物，野菜などの副食がバランスよく構成されていた。その後，わが国でも輸入の自由化などが進み食が国際化したことで，このバランスは脂質が増加し，炭水化物が減少する方向へ変化している。

　わが国では健康づくりの政策として，2000（平成12）年に「21世紀における国民健

表1-1　食品群別摂取量の年次推移（1950～2019年）

（1人1日あたり，g）

	1950 （昭和25）	1960 （昭和35）	1970 （昭和45）	1980 （昭和55）	1990 （平成2）	2000 （平成12）	2010 （平成22）	2019 （令和元）
穀　　類	476.8	451.7	374.2	319.1	285.2	256.8	439.7	410.7
	100.0	94.7	78.5	66.9	59.8	53.9	92.2	86.1
い　も　類	127.5	64.5	37.7	63.4	65.3	64.7	53.3	50.2
	100.0	50.6	29.6	49.7	51.2	50.7	41.8	39.4
豆　　類	53.7	71.2	71.2	65.4	68.5	70.2	55.3	60.6
	100.0	132.6	132.6	121.8	127.6	130.7	103.0	112.8
野　菜　類	242.0	214.2	249.3	243.3	240.0	276.0	267.9	269.8
	100.0	88.5	103.0	100.5	99.2	114.0	110.7	111.5
果　実　類	41.5	79.6	81.0	155.2	124.8	117.4	101.7	96.4
	100.0	191.8	195.2	374.0	300.7	282.9	245.1	232.3
魚　介　類	61.0	76.9	87.4	92.5	95.3	92.0	72.5	64.1
	100.0	126.1	143.3	151.6	156.2	150.8	118.9	105.1
肉　　類	8.4	18.7	42.5	67.9	71.2	78.2	82.5	103.0
	100.0	222.6	506.0	808.3	847.6	931.0	982.1	1226.2
卵　　類	5.6	18.9	41.2	37.7	42.3	39.7	34.8	40.4
	100.0	337.5	735.7	673.2	755.4	708.9	621.4	721.4
乳　　類	6.8	32.9	78.8	115.2	130.1	127.6	117.3	131.2
	100.0	483.8	1158.8	1694.1	1913.2	1876.5	1725.0	1929.4
油　脂　類	2.6	6.1	15.6	16.9	17.6	16.4	10.1	11.2
	100.0	234.6	600.0	650.0	676.9	630.8	388.5	430.8

※各食品群下段は，1950年を100とした指数
出典）厚生労働省：国民健康・栄養調査（結果の概要）より作成.

康づくり運動（健康日本21）」を厚生省（現厚生労働省）が策定し，そのなかで「食生活指針」が示された。2013（平成25）年度には基本的な方針が全面改定され，「健康日本21〔第2次〕」が策定，健康寿命の延伸と健康格差の縮小，主要な生活習慣病の発症予防と重症化予防の徹底等が目標として掲げられた。2024（令和6）年度からは，「健康日本21〔第3次〕」が開始される予定である。

また，2005（平成17）年に「食育基本法」が施行され，2015（平成27）年に改正されている。これに基づき，2021（令和3）年度から2025（令和7）年度までのおおむね5年間を期間とする第4次食育推進基本計画が定められ，国民の健全な食生活の実現と，環境や食文化を意識した持続可能な社会の実現のために，国民運動として食育を推進することとしている。

1.5　食嗜好の形成

食嗜好とは，食物として何を選び好んで食べるか，材料だけでなく味覚なども含めた，好き嫌いの特性である。食嗜好は，生まれながらに備わっている要素と，学習によって獲得する要素がある。

世界各地の民族の食嗜好性は，生活する地域の地理的条件に大きく左右される。たとえば，わが国はアジアのモンスーン地帯に位置しており，稲の生育に適していることから，いわゆる米食民族に属しており，米を中心とした食嗜好が形成されてきた。ヨーロッパでは，風土に適した小麦が栽培されるとともに，牧草を栽培して牧畜が発達しため，畜肉を利用する食嗜好が発達してきた。最近では国際化が進み，様々な地域の食の特徴を融合して取り入れた**融合食品** fusion food，いわゆる多国籍食品も多く出回っており，食嗜好の形成にも影響を与えている。また，宗教上の影響もある。ヒンズー教徒は牛肉に対する，回教徒は豚肉に対する，禁忌（タブー）があり，これらの人々への食嗜好の形成要因となっている。

さらには，幼年期の学習が食嗜好の形成に大きく関与しているといわれており，食塩に対する好みについて動物実験の例では，食塩嗜好性には遺伝的な要素があることと，食事中のたんぱく質の量に影響を受けることが報告されている。ヒトについての調査でも，食塩摂取量とたんぱく質の摂取量との関係の報告がある。また，ライフステージによっても変化するといわれている。乳児期は授乳を通して味覚を認知するようになり，個人の嗜好が発達していく一方，味覚は，栄養状態が変わることによって変化したり，高齢化によって減退したりすることが知られている。

1.6　食料と環境問題
(1)　食料自給率

国内で供給される食料のうち，国内で生産されているものの割合を示す指標が食料自給率である。食料全体について計算する総合食料自給率には，熱量で換算するカロリーベース食料自給率と金額で換算する生産額ベース食料自給率がある。

カロリーベース食料需給率は，1960（昭和35）年には79％と高い水準であったが，その後減少が続いて，2021（令和3）年度は38％となっている。一方，生産額ベースの食料需給率は近年70％程度で推移していたが，2021年度は63％であった。生産額ベースの方がカロリーベースより自給率が高いのは，野菜や魚介類などの生産額が比較的高い食料が国内で生産されていることが関係している。

また，カロリーベース食料自給率は先進国中では最低水準となっているが，これは小麦や大豆などの輸入に依存する率が高いこと，自給率が低いとうもろこしなどの家畜用飼料が増加していることなどが関係している。輸入食料が多い状況は，外国の食料需給問題が国内の食料供給に大きな影響を与えるというリスクを抱えている。食料の安定供給という視点から，農林水産省は食料自給率を高めるため，目標を設定して取り組んでいる。具体的には，農業の担い手や農地の確保，農業の生産性の向上，国内農産物の消費を増やすことなどがすすめられている。

(2)　フードマイレージ

供給される食料を環境負荷の程度から評価する指標が**フードマイレージ** food mileage である。フードマイレージの数値は，「輸入食料（重量）×輸出国からの輸入国までの輸送距離」で算出され，単位はトン・km である。食品を輸送するときのエネルギー消費に伴い二酸化炭素が排出され，環境に負荷を与える。そのため，フードマイレージの数値が小さい場合，環境負荷が小さいと考えられる。

わが国は，食料の多くを長い距離輸送する輸入に依存しているため，世界でもっとも大きなフードマイレージとなっている。数値低下のためには，食料自給率の向上が課題となる。また最近では，輸入食料に限らず，すべての食品の輸送に対して消費されるエネルギーを評価し，環境への負荷低減を目標とすることが多くなっている。

(3)　地産地消

地域で生産されたものを，その生産された地域で消費することが**地産地消**である。これにより生産された食料の輸送距離を短くし，新鮮な食料と，食料の来歴を消費者に提供することが可能となる。消費者にとっては，より安全で安心な食料を得ることが可能となる。フードマイレージの考えは，地産地消の有力な根拠となっている。

また，食品の安全や消費者からの信頼を保つため，消費から生産・加工・流通・販売の各段階の情報をさかのぼって検索できる**トレーサビリティ** traceability というシステムがある。これには，品種や栽培法などの生産段階，製造日や原材料などの加工段階，輸送時間などの流通段階，納入時期，価格などの販売段階の情報が含まれている。日本では，国産牛と米・米加工品に関しては，それぞれ法律によってこの体制が整えられている。

(4)　スローフード

その土地の風土にあった伝統的食材や料理を継承し，環境に配慮した食生活への取り組みで，**スローフード**というイタリア発祥の運動がある。これは，世界各地に普及して，環境負荷の低減，食文化の継承，生活の質の向上をめざす運動となっている。

(5) 食品ロスと食品リサイクル

　本来食べられるのに廃棄されている食品を**食品ロス**という。農林水産省の推計では，わが国では2020（令和2）年度に年間522万トンの食品ロスが生じており，日本人1人あたり，茶碗約1杯分のごはんの量に近い量が毎日捨てられている計算になる。

　わが国での食品ロスの原因は，事業系と家庭系に分けられる。事業系は，小売店での売れ残り（賞味期限切れ）や返品，飲食店での食べ残し，売り物にならない規格外品などで，年間275万トン（全体の約53 %）となる。家庭系は，料理をつくるときの皮のむきすぎなど（過剰除去），買ったのに使わずに捨ててしまう（直接廃棄），家での料理のつくり過ぎによる食べ残し，などで年間247万トン（全体の約47 %）となる。

　食品ロス率は，以下のように計算される。

$$食品ロス率（\%）= \frac{食品ロス量}{食品使用量} \times 100$$

　農林水産省による2015（平成27）年度食品ロス統計調査報告（世帯調査）によれば，世帯の食品ロス率は3.7 %（過剰除去 2.0 %，直接廃棄 0.7 %，食べ残し 1.0 %）であった。表1-2に1人1日あたりの食品使用量と食品ロス量・率を示した。

表1-2　世帯計の一人1日あたり食品使用量および食品ロス量

（g）

| 食品区分 | 食品使用量 | 食品ロス量 | | | | 食品ロス率（%） |
| | | 廃棄 | | 食べ残し | 計 | |
		過剰除去	直接廃棄			
穀　類	136.3	–	0.5	1.3	1.7	1.2
野菜・いも・きのこ類	233.1	15.5	2.1	2.9	20.5	8.8
果実類	84.7	5.6	1.4	0.3	7.3	8.6
肉　類	55.0	0.5	0.2	0.5	1.2	2.2
卵　類	24.5	0.2	0.0	0.2	0.5	2.0
牛乳及び乳製品	91.4	–	0.5	0.3	0.8	0.9
魚介類	26.6	0.7	0.1	0.8	1.5	5.6
調理加工食品	232.6	–	1.6	2.6	4.2	1.8
飲料類	128.0	–	0.2	0.5	0.7	0.5
その他	90.9	–	0.7	1.8	2.5	2.8
計	1103.1	22.4	7.3	11.2	40.9	3.7

＊調査世帯数は，n＝364.
出典）農林水産省：平成27年度食品ロス統計調査報告（世帯調査）を基に作成.

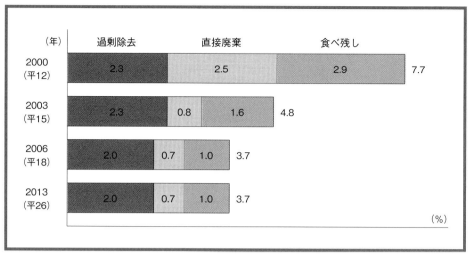

図1-3　世帯における食品ロス率の推移

出典）農林水産省：平成27年度食品ロス統計調査報告（世帯調査）

表1-3　業種別1食あたり食品使用量，食べ残し量，食べ残し割合

業　種	食品使用量* （g）	1食あたり 食べ残し量* （g）	食べ残しの割合* （%）
食堂・レストラン	527.2	18.6	3.5
結婚披露宴	695.2	93.5	13.4
宴　会	814.6	153.6	18.9

＊飲料類を除く。

出典）農林水産省：平成27年度食品ロス統計調査報告（外食調査）

　世帯における食品ロス率の年次推移を図1-3に示した。経年的にロス率の低下がみられる。業種別の食品使用量，食べ残しの割合を表1-3に示した。

　食品ロスにより，大量の食べ物が無駄になるだけでなく，環境悪化の原因や将来的な人口増加による食料危機に対応できない問題が生じる。食品ロスの削減は，重要な課題となっている。

　こうした背景をふまえ，「食品循環資源の再生利用等の促進に関する法律（食品リサイクル法）」が，2001（平成13）年5月に施行され，2007（平成19）年12月には，改正食品リサイクル法が施行された。これは食品廃棄物の発生を抑制するとともに，食品循環資源の有効利用を促進することで，環境への負荷を軽減しながら持続的な発展ができる循環型社会の構築をめざしたものである。

　食品ロス削減を総合的に推進するため，「食品ロスの削減の推進に関する法律（食品ロス削減推進法）」が，2019（令和元）年10月に施行された。この法律では，食品ロスの削減を「まだ食べることができる食品が廃棄されないようにするための社会的な

取組」と定義し，国・地方公共団体・業者の責務，消費者の役割，関係者相互の連携協力が示されている。

　また，食品ロス削減は，持続可能な開発目標（SDGs：Sustinable Development Goals）とも深いかかわりをもって取り組まれている。SDGs は，2015年の国連サミットで採択された目標で，2030（令和13）年までに達成をめざす17個の目標から構成されている。これは，発展途上国のみならず，先進国を含めたすべての国，人々がめざす内容であることが特徴である。特に食品ロス削減と関連が強い目標として，「2，飢餓をゼロに」と「12，つくる責任つかう責任」があげられる。

2. 食品の成分とはたらき

2.1 栄養と栄養素

　栄養 nutrition とは，生体が物質を体外から摂取し，消化，吸収，代謝することにより，生命を維持し，健全な生活活動を営むことをいう。また，取り入れる物質を**栄養素** nutrient という。人間は常に食品から栄養素を摂取することで，栄養状態や体組成を維持している。栄養素はその性状と機能から次の5種類に大別される。

$$
栄養素 \begin{cases} ①炭\ 水\ 化\ 物 & carbohydrate \\ ②脂\ \ \ \ \ 質 & lipid \\ ③たんぱく質 & protein \\ ④無\ 機\ 質 & mineral \\ \ \ \ （ミネラル） \\ ⑤ビ\ タ\ ミ\ ン & vitamin \end{cases}
$$

2.2 食品の特性

　食品は，ヒトの生命を維持するために必要な栄養素を含み，栄養素の供給源となる。これが食品の栄養機能であり，一次機能として位置づけられる。

　ヒトが食品を摂取した際に，感覚器官が刺激され，色，味，香り，硬さ，粘りなどの物理的特性が認識される。これにより，おいしさを味わい食品の嗜好性を高める機能を有する。これが食品の嗜好機能（感覚機能ともよばれる）であり，二次機能として位置づけられる。

　食品は生体の機能を調節して，病気の予防や身体の調子を整える機能をもつことが知られている。この生体調節機能は三次機能ともよばれる。三次機能には，免疫による生体防御，ホルモンによる生体の調整などのはたらきが含まれる。

$$
食\ \ 品 \begin{cases} 栄養機能 & \textbf{一次機能} \\ 嗜好機能（感覚機能） & \textbf{二次機能} \\ 生体調節機能 & \textbf{三次機能} \end{cases}
$$

2.3　食品成分

　食品は食塩のような無機物を除き，動植物などの生物に由来する。これらの食品成分はきわめて多種多様であるが，化学的性質と生理機能の共通性などから，次のように分類される。

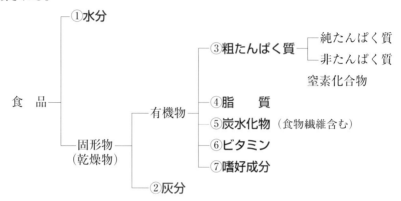

　これらの食品成分のうち①〜⑤までの成分は，食品中における含有量が比較的多い。また，②〜⑥までの成分は，栄養素そのものである。⑦嗜好成分は食品の色，味，香りなど，主として食品の嗜好特性に関係する成分である。ただし，ビタミンと嗜好成分は食品中に存在する量的割合は少ない。

3.　食品の分類

　我々が日常摂取する食品はきわめて種類が多く，「日本食品標準成分表2020年版（八訂）」に掲載されている食品数は2,478種である。これらの食品の分類には，自然界での所属や生産様式の違いなど，種々の観点から分類されることもあるが，各食品が供給する主たる栄養素と，その身体に対する作用に基づいた分類などもある。

3.1　自然界での所属や起源による分類

　自然界での所属や起源によって，植物性食品，動物性食品，および鉱物性食品に分類する。
　植物性食品：穀類，豆類，いも類，野菜類，果実類，海藻類，きのこ類
　動物性食品：獣鳥肉類，卵類，乳類，魚介類など
　鉱物性食品：食塩のほか，炭酸水素ナトリウムなどの食品添加物
　近年，バイオテクノロジー分野の研究開発に伴い，酵母などを原料として製造される食品が増えつつあるため，これらを**微生物利用食品**として扱う方向にある。

3.2　生産様式による分類

(1)　産業の種別による分類

　農産食品，畜産食品，水産食品，林産食品など，一次産業によって生産される食品とその加工品に分類される。

(2) 食品の加工および保蔵による分類

　食品の保蔵法により，塩蔵品，糖蔵品，冷凍食品，冷蔵食品，インスタント食品，乾燥食品に分類される。また容器包装から，缶・びん詰食品，レトルトパウチ食品，さらに加工工程中に微生物を利用する，しょうゆ，みそ，酒類，納豆などの**発酵醸造食品**に分類される。

　インスタント食品は，即席めん，即席みそ汁，インスタントコーヒーなどのように湯や水を加えると短時間で食することが可能になる食品をさす。広義には冷凍食品，レトルトパウチ食品も含まれるが，缶詰，びん詰，干物などは含まれない。

　レトルトパウチ食品は，空気や光を通さず熱に強い容器包装資材に食品を入れて密封した後，加圧加熱殺菌をした食品をさす。レトルトとは，もともと蒸留釜という意味であるが，ここでは加圧下で100℃より高い温度で殺菌することを意味する。調理済みのもの，料理の素材として利用できるものなどがあり，家庭・外食産業・給食用として多くの需要がある。

　冷凍食品は，以下の4つの要件を満たすものと定義されている。①前処理をしたもの，②急速凍結したもの，③適切に包装したもの，④品温（食品の温度）を-18℃以下で保管したもの。冷凍された食品の種類によって，水産冷凍食品・農産冷凍食品・調理冷凍食品・冷凍食肉製品などに区分される。また，食べるときに加熱が必要か否かによっても区分される。

3.3　供給される栄養素による分類

　各食品に期待できる主たる栄養成分や栄養的役割によって分類し，ヒトの健康づくりや栄養指導上利用される分類法である。

(1) 3色食品群

　栄養素の役割から，食品を血や肉を示す赤色，体温や力となるエネルギーを示す黄色，身体の調子を整える成分を多く含む野菜を示す緑色の3群に分けたものである。分類が単純化しているので，初歩的な栄養指導に役立てることができる。

　赤色群：肉類，魚介類，乳類，豆類など，たんぱく質を多く含む食品
　黄色群：米，麦類，いも類，油脂，砂糖など，脂質，炭水化物を多く含む食品
　緑色群：野菜類，果実類，海藻類など，ビタミン，ミネラルを多く含む食品

(2) 4つの食品群

　4つの群に属する食品の80 kcal相当量を1点として，1〜3群より3点ずつ摂取する。4群でエネルギーの調節をするように配慮されていて，たやすく食事摂取基準相当量の各成分を取り入れることができる特色があり，献立作成上の便宜が図られている（表1-4）。

(3) 6つの食品群

　旧栄養改善法に提示された「食生活指針」（「総論」1985（昭和60）年，「各論」1990

表1-4　4つの食品群

1　群	2　群	3　群	4　群
栄養に富んだ食品群	主にたんぱく質源になる食品群	主にビタミン・ミネラル源になる食品群	主にエネルギー源になる食品群
乳・乳製品，卵	魚，肉，豆・豆製品	緑黄色野菜，淡色野菜，果物，いも類	穀類，砂糖，油脂

表1-5　6つの基礎食品

1　群	2　群	3　群	4　群	5　群	6　群
主に主菜の材料となるたんぱく質，脂肪，カルシウム，鉄，ビタミンA・B$_1$・B$_2$の給源	主としてカルシウム，ほかにたんぱく質，ビタミンB$_2$の給源	主としてカロテンの給源となる野菜原則として可食部100g中に600μg以上ビタミンC・B$_2$，鉄，カルシウムの給源	主としてビタミンC・ほかにビタミンB$_1$・B$_2$，カルシウムの給源	糖質性エネルギー源となる食品穀類加工品ならびに砂糖，菓子類	脂肪性エネルギー源となる食品
魚，肉，卵，大豆・大豆製品	牛乳・乳製品，小魚，海藻	緑黄色野菜*	その他の野菜，果物	穀類，いも類，砂糖類	油脂（多脂性食品）

＊トマト，ピーマンなど一部の野菜については，カロテン含量が600μg未満であるが，摂取量および頻度等を勘案のうえ，栄養指導上緑黄色野菜とするとされてきた。また，アスパラガス，さやいんげん，ししとう，たらのめは『「日本食品標準成分表2020年版（八訂）」の取扱いについて』（厚生労働省健発0804第1号，令和3年）別表で，緑黄色野菜とされている。なお，リーキについては「五訂日本食品標準成分表」以降，分析対象となる部位が固定されたことから，緑黄色野菜としては取り扱わない。

（平成2）年，策定）を実践していくうえで，食品を6つの食品群に群別し，これらの6つの群のうち5群を主食（穀類），1群を主菜（動物性食品および大豆製品），2・3・4・6群の食品を組み合わせて副菜とし，毎日まんべんなく摂取するようすすめられている。この分類はバランスのとれた食生活がしやすいよう配慮され，長期にわたって国民健康・栄養調査で不足との結果が出ているカルシウムについても十分な配慮がなされている（表1-5）。

3.4　食習慣による分類

　　実際の食事では主食を中心として副食すなわち"おかず"が配されている。この副食は魚・肉類などのおかずを主菜，野菜類・海藻類などのおかずを副菜とよんでいる。このような実際の食習慣による食品の分類は，食事の実践面で有益である。

　　食事バランスガイド：厚生労働省と農林水産省が，食事改善による生活習慣病予防の観点から「何を」「どれだけ」食べたらよいかを示したもので，食事のバランスをコマの回転にたとえている。数字は，サービング（食事の提供量の単位）数である。図

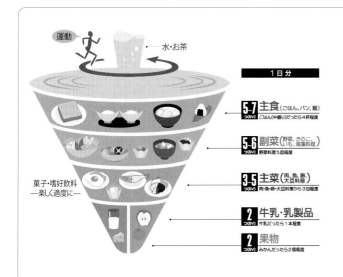

主食〔5～7つ，SV〕・食パン（4～6枚切り1枚分のサイズ：60～90g＝1つ）・ごはん茶碗に入ったごはん（小盛り100g：1杯×2＝2つ）・うどん（300g＝2つ）・おにぎり1個（コンビニエンスストアで販売されているサイズ：100g＝1つに相当）

副菜〔5～6つ，SV〕・野菜サラダ（ポテトサラダ，トマト，きゅうり，レタスが入ったもの＝1つ）・野菜の煮物（2つ）・ほうれん草のお浸し（小鉢＝1つ）・具沢山味噌汁（1つ）・きゅうりとわかめの酢の物（小鉢＝1つ）

主菜〔3～5つ，SV〕・目玉焼き（卵Sサイズ1個＝50g＝1つ）・冷奴（小鉢程度：100g＝1つ）・焼き魚（魚の塩焼き：80g＝2つ×1/2）・ハンバーグステーキ（肉重量100g程度＝3つ×1/2）

牛乳・乳製品〔2つ，SV〕・牛乳（コップに半分：90mL＝1つ）・チーズひとかけ（20g分＝1つ）

果物〔2つ，SV〕・みかん（1個＝1つ）・りんご（中半分＝1つ）

図1-4　食事バランスガイド

出典）厚生労働省・農林水産省：食事バランスガイド，2005.

の右側に献立例をあげている（図1-4）。

3.5　食品成分表，統計に用いられる分類

(1)　日本食品標準成分表2020年版（八訂）に用いられる分類

栄養調査および各種集団給食施設における栄養価の算定に使用される。2,478種類の食品を18群に分類している。

1. 穀類，2. いも及びでん粉類，3. 砂糖及び甘味類，4. 豆類，5. 種実類，
6. 野菜類，7. 果実類，8. きのこ類，9. 藻類，10. 魚介類，11. 肉類，12. 卵類，
13. 乳類，14. 油脂類，15. 菓子類，16. し好飲料類，17. 調味料及び香辛料類，
18. 調理済み流通食品類

(2)　国民健康・栄養調査食品群別表

国民の身体の状況，栄養素等摂取量および生活習慣の状況を明らかにすることを目的とし，厚生労働省が毎年行う調査で，食品群別表では食品を17群に分類している。

1. 穀類，2. いも類，3. 砂糖・甘味料，4. 豆類，5. 種実類，6. 野菜類，
7. 果実類，8. きのこ類，9. 藻類，10. 魚介類，11. 肉類，12. 卵類，13. 乳類，
14. 油脂類，15. 菓子類，16. 嗜好飲料類，17. 調味料・香辛料類

第 2 章

食品成分表

　日本食品標準成分表（以下，成分表）は，日本で常用されている食品のエネルギーおよび栄養素量を示すデータベースである。この食品成分表は，2000年に公表された『五訂日本食品標準成分表』以降5年ごとに改訂され，分析方法の変更，収載成分や食品の追加，食品の細分化などが行われてきた。したがって，最新の成分表は，その時点で常用されている食品のもっとも精度の高いエネルギーや栄養素量を収載している。現時点の最新の成分表は，文部科学省が策定している『日本食品標準成分表2020年版（八訂)』とこれを補完する3種類の組成成分表（アミノ酸編，脂肪酸編，炭水化物編）である。

　本章では，最新の成分表について解説する。なお，これらの最新の成分表は，文部科学省のホームページおよび書籍（蔦友印刷発行）で公表され，このホームページでは毎年，正誤表も公表している*。一方，民間の出版社はこれを編集し出版しているため，最新データであるかの確認が必要である。

　　*ホームページの成分表の収載値は正誤表の値が反映されているが，蔦友印刷発行の書籍には反映されていない。

1. 日本食品標準成分表の沿革と収載食品

1.1　沿　　革

　国民が日常摂取する食品の成分を明らかにすることは，国民の健康の維持・増進を図るうえできわめて重要であり，また，食料の安定供給を確保するための計画を策定する基礎としても必要不可欠である。そこで，各国は，自国で常用されている食品および料理のエネルギーと栄養素量を食品成分表として公表している。日本の食品成分表は，『日本食品標準成分表』として戦後の国民栄養改善の見地から，1950（昭和25)年に経済安定本部により取りまとめられ，その後も継続的に改訂されている（表2-1)。

　最新の成分表は，文部科学省科学技術・学術審議会資源調査分科会報告として令和2（2020）年12月に公表された『日本食品標準成分表2020年版（八訂)』（以下「成分表2020本編」）とこれを補完する『日本食品標準成分表2020年版（八訂）アミノ酸成分表編』（以下「アミノ酸成分表編」)，『日本食品標準成分表2020年版（八訂）脂肪酸成分表編』（以下「脂肪酸成分表編」）および『日本食品標準成分表2020年版（八訂）炭水化

表2-1　日本食品標準成分表の沿革

名　　　称	公表年	食品数	成分項目数
日本食品標準成分表	1950（昭和25）年	538	14
改訂日本食品標準成分表	1954（昭和29）年	695	15
三訂日本食品標準成分表	1963（昭和38）年	878	19
四訂日本食品標準成分表	1982（昭和57）年	1,621	19
五訂日本食品標準成分表	2000（平成12）年	1,882	36
五訂増補日本食品標準成分表	2005（平成17）年	1,878	43
日本食品標準成分表2010	2010（平成22）年	1,878	50
日本食品標準成分表2015年版（七訂）	2015（平成27）年	2,191	52
日本食品標準成分表2020年版（八訂）	2020（令和 2）年	2,478	54

物成分表編』（以下「炭水化物成分表編」）である（以下，上記4冊を「成分表2020年」）。これらの成分表の名称は，初版から何回目の改訂であるか，さらに，いつの時点での最新の情報が収載されているかを明確にする観点からの名称である。

1.2　収載食品

　成分表は，日本で常用される食品について標準的な成分値を収載している。標準的な成分値とは，国内において年間を通じて普通に摂取されている食品の，全国的な平均値という概念に基づいた値である。これは，入手の容易な食品，流通量が多い食品ともいえる。成分表には，収載食品の情報（産地，大きさなど），収載成分の分析方法および単位も記載されている。

　成分表の収載成分の分析は，改訂時点において最適な分析方法を用いている。そのため科学技術の進歩等により，成分表で分析方法等に違いがある場合がある。また，分析に用いた試料は，その時点において一般に入手できるものを選定しているため，成分表により品種等の違いがある場合もある。そのため，食品名が同一であっても，各成分値の比較は適当ではないことがある。

2.　『日本食品標準成分表2020年版（八訂）』

2.1　収載食品の分類と配列

(1)　収載食品の分類

　食品群は，植物性食品群（1～7群），きのこ類（8群），藻類（9群），動物性食品群（10～13群），加工食品群（14～18群）の順に配列されている。各群の名称および各成分表別の収載食品数を表2-2に示した。なお，成分表2020年本編 第3章資料に，水道水中の無機質が地方区分・原水区分別に収載されている。

(2)　収載食品の概要

　収載食品の選定および調理にあたり下記の2点が考慮されている。

表2-2　成分表2020年の各成分表（可食部100ｇあたりの成分表）の収載食品数

食品群	本　編	アミノ酸編	脂肪酸編	炭水化物編		
				炭水化物	食物繊維	有機酸
1　穀　類	205	178	180	177	203	3
2　いも及びでん粉類	70	39	40	57	62	33
3　砂糖及び甘味類	30	2	0	28	4	3
4　豆　類	108	101	96	81	106	20
5　種実類	46	47	45	42	46	7
6　野菜類	401	342	255	190	395	90
7　果実類	183	124	111	91	181	26
8　きのこ類	55	49	49	51	53	15
9　藻　類	57	42	42	14	56	7
10　魚介類	453	427	453	16	4	6
11　肉　類	310	274	307	42	6	48
12　卵　類	23	19	23	15	0	3
13　乳　類	59	53	56	48	4	40
14　油脂類	34	7	32	4	0	0
15　菓子類	185	124	126	118	166	42
16　し好飲料類	61	24	18	21	23	7
17　調味料及び香辛料類	148	97	83	79	65	59
18　調理済み流通食品類	50	4	5	1	42	0
合　計	2,478	1,953	1,921	1,075	1,416	409

①**原材料的食品**　生物の品種，生産条件等の各種の要因により，成分値に変動があることが知られているため，これらの変動要因に留意し選定されている。「生」，「乾」など未調理食品を収載2食品の基本とし，摂取の際に調理が必要な食品の一部について，「ゆで」，「焼き」等の基本的な調理食品が収載されている。これらの調理の概要と，調理による質量および成分の変化は，摂食時により近い食品の成分値の計算を容易にする観点から，成分表2020年本編　表12　調理方法の概要および重量変化率表と第3章　3　調理による成分変化率区分別一覧等に情報が整理されている。

②**加工食品**　原材料の配合割合，加工方法により成分値に幅がみられるので，生産，消費の動向を考慮し，可能な限り標準的な食品が選定されている。また，和え物，煮物等の和食の伝統的な料理が，原材料の配合割合等の参考情報とともに収載されている。漬物は，食生活の変化にあわせ，加工済みの状態で流通するものが主である。

1）食品の分類と配列

　食品は，各食品群内で大・中・小分類および細分の4段階になっている。大分類は，原則として動植物名とし，食品によっては，大分類の前に類区分（（　）で表示）が，50音順に配列している。ただし，「いも及びでん粉類」「魚介類」「乳類」「し好飲料類」「調味料及び香辛料類」は，大分類の前に副分類（〈　〉で表示）があ

る。中分類（〔 〕で表示）と小分類は，原則として原材料的形状から加工度の高い順に配列している。また，原材料が複数の加工食品は，原則として主原料の位置に配列されている。

2) 食品番号

食品番号は5桁とし，最初の2桁は食品群番号（01 〜 18），次の3桁が小分類または細分である。五訂成分表編集時に収載順に付番したものを基礎とし，その後に新たに追加された食品に対しては，食品群ごとに下3桁の連番を付している。なお，五訂成分表以降の収載食品の見直しに伴い欠番となっているものがある（01059, 01166, 04107, 10259, 10285, 17129, 18013, 18017）。

3) 索引番号

索引番号は，収載順の番号である。これは，五訂成分表以降の新規食品は，五十音順や加工度順など，成分表の収載順とは異なる食品番号が付されていることと，一部の食品について名称や分類を変更したため，収載順と食品番号とが一致しなくなり，食品の検索を容易にするためにつけられた。また，成分表2020年本編では2,478食品を収載しているが，索引番号の最大は2,481である。その理由は，アミノ酸成分表編のみに収載されている食品があるためである。

4) 食品名

原材料的食品の名称は学術名または慣用名を採用し，加工食品の名称は一般に用いられている名称や食品規格基準等において公的に定められている名称を勘案して採用している。また，広く用いられている別名は備考欄に記載されている。

食品名の英名は，成分表2010年では記載され，成分表2015年では記載をやめ英語版の成分表が文部科学省ホームページで公開された。なお，成分表2020年の英語版はまだ公開されていない。食品の原料となる生物の英名と学名は，一括して成分表2020年本編第3章資料に掲載されている。

(3) 数値の表示方法

成分表の収載値は可食部100 g あたりの値である。廃棄率の単位は質量*％とし，10未満は整数，10以上は5の倍数の値である。

> **＊質量** 国際単位系（SI）では，単位記号に g を用いる基本量は質量（mass）である。重量は，力（force）と同じ性質の量を示し，質量と重力加速度の積を意味する。このため，各分野において，「重量」を質量の意味で用いている場合には，「重量」を「質量」に置き換えることが進んでいる。成分表2015年では，「重量」から「質量」への変更は，利用者にとってはなじみが薄い用語への変更であったため，「重量」を使用したが，成分表2020年では，教育面での普及もあり，「質量」を使用することとしている。なお，調理前後の質量の増減は，調理による質量の変化であるが，成分表2015年と同様に「重量変化率」としている。

エネルギーの単位は「kJ（キロジュール）」および「kcal（キロカロリー）」とし，整数で表示している。一般成分の水分，アミノ酸組成によるたんぱく質，たんぱく質，脂肪酸のトリアシルグリセロール当量で表した脂質，脂質，利用可能炭水化物（単糖

当量），利用可能炭水化物（質量計），差引き法による利用可能炭水化物，食物繊維総量，糖アルコール，炭水化物，有機酸，灰分の単位は「g」とし，小数第1位まで表示している。無機質については，ナトリウム，カリウム，カルシウム，マグネシウム，リンの単位は「mg」で整数とし，鉄および亜鉛の単位は「mg」で小数第1位まで，銅，マンガンの単位は「mg」で小数第2位まで，それぞれ表示している。ヨウ素，セレン，クロムおよびモリブデンは単位が「μg」で整数表示している。また，ビタミン A の単位は「μg」で整数，ビタミン D は単位が「μg」で小数第1位まで，ビタミン E の単位は「mg」で小数第1位まで，ビタミン K の単位は「μg」で整数として，それぞれ表示している。ビタミン B_1，B_2，B_6，パントテン酸の単位は「mg」として小数第2位まで，ナイアシン，ナイアシン当量の単位は「mg」として小数第1位まで，ビタミン C の単位は「mg」として整数で表示し，ビタミン B_{12}，ビオチンの単位は「μg」で小数第1位まで，葉酸の単位は「μg」として整数で示している。アルコールおよび食塩相当量の単位は「g」とし小数第1位まで表示している。なお，備考欄に記載の成分は原則として，単位は「g」とし，小数第1位まで表示している。

　数値の丸め方は，最小表示桁のひとつ下の桁を四捨五入しているが，整数で表示するもの（エネルギーを除く）については，原則として大きい位から3桁目を四捨五入して有効数字2桁で示している。各成分の「–」は未測定，「0」は成分表の最小記載量の1/10（ヨウ素，セレン，クロムおよびモリブデンにあっては3/10，ビオチンにあっては4/10）未満または検出されなかったこと，「Tr（微量，トレース）」は最小記載量の1/10以上含まれているが5/10未満であることをそれぞれ示している。ただし，食塩相当量の「0」は算出値が最小記載量（0.1g）の5/10未満であることを示している。「(0)」と「(Tr)」は推定値である。

　「アミノ酸組成によるたんぱく質」，「脂肪酸のトリアシルグリセロール当量」および「利用可能炭水化物（単糖当量）」は，原則としてアミノ酸成分表編，脂肪酸成分表編または炭水化物成分表編の収載値に基づき個別の組成成分値から算出した値である。計算食品では，原材料食品の「アミノ酸組成によるたんぱく質」，「脂肪酸のトリアシルグリセロール当量」，「利用可能炭水化物（単糖当量）」から算出したものもある。さらに，これらの組成を諸外国の食品成分表の収載値から借用した場合や原材料配合割合（レシピ）等を基に計算した場合には，（　）をつけて数値を示している。なお，無機質やビタミン等においては，類似食品の収載値から類推や計算により求めた成分について（　）をつけて数値を示している。

(4)　食品の調理条件

　食品の調理条件は，一般的な調理（小規模調理）を想定して基本的な条件を定めている。調理に用いる器具はガラス製等とし，調理器具から食品への無機質の影響がないように配慮し，使用する水は原則として，無機質を排除したイオン交換水である（飯や汁ものなど水道水を用いる食品は，収載値より水道水に由来するカルシウム量が多くなっている）。

　成分表2020年の加熱調理食品は，水煮*，ゆで，炊き，蒸し，電子レンジ調理，焼き，油いため，ソテー，素揚げ，天ぷら，フライ，グラッセ等である。非加熱調理食品は，水さらし，水戻し，塩漬，ぬかみそ漬等である。なお，通常，食品の調理は調味料を添加して行うが，使用する調味料の種類や量を定め難いため，マカロニ・スパゲッティのゆで，にんじんのグラッセ，塩漬，ぬかみそ漬を除き調味料の添加を行なっていない。

　各調理の詳細（調理工程）は，成分表2020年本編にある表12 調理方法の概要および重量変化率表に記載されている。たとえば，未熟豆野菜と果菜はゆでた後に湯切りを行い，葉茎野菜では，ゆでて湯切りをした後に水冷し，手搾りを行っていること，塩漬やぬかみそ漬の水洗いの有無がわかるなどである。なお，食品名に示した調理名から調理工程の詳細はわかりにくいため，備考欄にも調理工程が記載されている。

　成分表2020年の調理した食品は，原則として素材食品と同一の試料を用いている。したがって，前述表12の「重量変化率」は，素材食品100 gの調理後食品の質量を示している。そこで，栄養計算では，重量変化率，調理した食品の成分値（可食部100 gあたり）と，調理前の食品の可食部質量を用い，次式により調理した食品全質量に対する成分量が算出できる。

調理した食品全質量に対する成分量（g）＝

$$調理した食品の成分値（g/100 g）\times \frac{調理前の可食部質量（g）}{100（g）} \times \frac{重量変化率（\%）}{100}$$

　　＊水煮　水煮は煮汁に調味料を加え，煮汁も料理の一部とする調理だが，成分表における分析においては，煮汁は調味料を加えず廃棄している。

2.2　収載成分項目

(1)　成分表2015年からの変更点

　エネルギーは原則として，組成成分値にエネルギー換算係数を乗じて算出する方法に見直したことに伴い，表頭項目の配列を変更している。従来のたんぱく質とアミノ酸組成によるたんぱく質，脂質と脂肪酸のトリアシルグリセロール当量で表した脂質，炭水化物と利用可能炭水化物（単糖当量）においては，エネルギー計算の基礎となる成分がより左側になるよう配置している。さらに，従来は炭水化物に含まれていた成分のうち，新たにエネルギー産生成分とした糖アルコール，食物繊維総量，有機酸についても表頭項目として配置している。

(2)　廃棄率および可食部

　廃棄率は，原則として通常の食習慣において廃棄される部分を食品全体あるいは購入形態に対する質量の割合（％）で示し，廃棄部位を備考欄に記載している。また，可食部は，食品全体あるいは購入形態から廃棄部位を除いたものである。各成分値は，可食部100 gあたりの数値で示している。

（3）　エネルギー

　食品のエネルギー値は，原則として，FAO（国際食糧農業機関）/INFOODS の推奨する方法に準じて，可食部100 g あたりのアミノ酸組成によるたんぱく質，脂肪酸のトリアシルグリセロール当量，利用可能炭水化物（単糖当量），糖アルコール，食物繊維総量，有機酸，アルコールの量（g）に各成分の**エネルギー換算係数**（表2-3）を乗じて，100 g あたりの「kJ」と「kcal」を算出し収載値としている。なお，エネルギーの計算では，アミノ酸組成によるたんぱく質が未収載の食品はたんぱく質を，脂肪酸のトリアシルグリセロール当量が未収載の食品は脂質を，用いている。利用可能炭水化物については，成分値の確からしさを評価した結果等に基づき，利用可能炭水化物（単糖当量）あるいは差引き法による利用可能炭水化物のどちらかを用い，エネルギーの計算に用いた収載値の右に「*」をつけている。このように，食品によってエネルギー計算に用いる成分項目が一定していないため留意する必要がある。

　エネルギーの計算方法の詳細は，成分表2020年本編資料「エネルギーの計算方法」に示している。一方，成分表2020年の収載値を用い，成分表2015年のエネルギー計算と同様の方法で算出したエネルギー量は，成分表2020年本編の第3章2 食品成分表2020年版と2015年版の計算方法によるエネルギー値の比較及び2015年版で適用したエネルギー換算係数に収載されている。この値は，成分表2015年のエネルギー量と継続性がある値である。

表2-3　エネルギー産生成分とエネルギー換算係数

成 分 名	（kJ/g）	（kcal/g）
アミノ酸組成によるたんぱく質／たんぱく質	17	4
脂肪酸のトリアシルグリセロール当量／脂質	37	9
利用可能炭水化物（単糖当量）	16	3.75
差引き法による利用可能炭水化物	17	4
食物繊維総量	8	2
アルコール	29	7
糖アルコール		
ソルビトール	10.8	2.6
マンニトール	6.7	1.6
マルチトール	8.8	2.1
還元水あめ	12.6	3.0
その他の糖アルコール	10.0	2.4
有機酸		
酢酸	14.6	3.5
乳酸	15.1	3.6
クエン酸	10.3	2.5
リンゴ酸	10.0	2.4
その他の有機酸	13.0	3.0

(4) 一般成分

1) たんぱく質群

　たんぱく質は，アミノ酸組成によるたんぱく質，基準窒素量に窒素-たんぱく質換算係数を乗じて計算したものが収載されている。基準窒素は，たんぱく質に由来する窒素量に近づけるために，全窒素量から，野菜類は硝酸態窒素量，茶類は硝酸態窒素量とカフェイン由来の窒素量，コーヒーはカフェイン由来の窒素量，ココアとチョコレート類はカフェインおよびテオブロミン由来の窒素量を，それぞれ差し引いている。なお，硝酸態窒素，カフェイン，テオブロミンを含まない食品では，全窒素量と基準窒素量とは同じ値になる。

2) 脂質群

　各脂肪酸をトリアシルグリセロールに換算して合計した脂肪酸のトリアシルグリセロール当量とともに，コレステロールと有機溶媒可溶物を分析で求めた脂質が収載されている。成分表2015年本編で収載していた脂肪酸総量，飽和脂肪酸，一価および多価酢飽和脂肪酸は，脂肪酸成分表編にのみ収載されている。

3) 炭水化物群

　成分表2020年では，エネルギーとしての利用性に応じて炭水化物を細分化し，各成分にそれぞれのエネルギー換算係数を乗じて計算に利用することとしたため，従来の成分項目である「炭水化物」に加え，下記a～fの成分を収載している。後述するように利用可能炭水化物は3成分項目が収載され，エネルギー計算に用いる「利用可能炭水化物」の成分項目が一定していない。また，用いる成分項目がエネルギー計算と摂取量計算と異なっている食品もあるため，留意する必要がある。

a. 利用可能炭水化物（単糖当量）　エネルギー計算に用いるために，でん粉，ぶどう糖，果糖，ガラクトース，しょ糖，麦芽糖，乳糖，トレハロース，イソマルトース，80％エタノールに可溶性のマルトデキストリンおよびマルトトリオース等のオリゴ糖類等を直接分析または推計した利用可能炭水化物（単糖当量）を収載している。この収載値は，でん粉と80％エタノールに可溶性のマルトデキストリンには「1.10」，マルトトリオース等のオリゴ糖類には「1.07」，二糖類には「1.05」の各々の係数を乗じて単糖の質量に換算してから合計した値である。水分を除く一般成分等の合計値が，乾物量に対して一定の範囲にない食品の場合には，後述する差引き法による利用可能炭水化物を用いてエネルギーを計算している（成分表2020年本編第1章資料「エネルギーの計算方法」参照）。

　なお，難消化性でん粉はAOAC.2011.25法による食物繊維の内訳の一成分であるため，その収載値がある場合は，その量（g）をでん粉（g）から差し引いた値（g）をエネルギー計算に用いている。

b. 利用可能炭水化物（質量計）　利用可能炭水化物（単糖当量）と同様に，でん粉，ぶどう糖，果糖，ガラクトース，しょ糖，麦芽糖，乳糖，トレハロース，イソマルトース，80％エタノールに可溶性のマルトデキストリン，マルトトリオース

等のオリゴ糖類等を直接分析または推計した値で，これらの質量の合計である。この値は，でん粉，単糖類，二糖類，80％エタノールに可溶性のマルトデキストリン，マルトトリオース等のオリゴ糖類の実際の摂取量であり，利用可能炭水化物の栄養計算に用いる値である。

　また，成分表2020年では，この成分値を含む組成に基づく一般成分（アミノ酸組成によるたんぱく質の収載値がない場合にはたんぱく質を用いる，脂肪酸のトリアシルグリセロール当量で表した脂質の収載値がない場合には脂質を用いる）等の合計量から水分量を差し引いた値と100ｇから水分量を差し引いた乾物量との比が一定の範囲に入るかどうかで成分値の確からしさを評価し，エネルギーの計算に用いる計算式の選択に利用している（成分表2020年本編第1章資料「エネルギーの計算方法」参照）。

c．差引き法による利用可能炭水化物　　差引き法による利用可能炭水化物は，100ｇから，水分，アミノ酸組成によるたんぱく質（この収載値がない場合には，たんぱく質），脂肪酸のトリアシルグリセロール当量として表した脂質（この収載値がない場合には，脂質），食物繊維総量，有機酸，灰分，アルコール，硝酸イオン，ポリフェノール（タンニンを含む），カフェイン，テオブロミン，加熱により発生する二酸化炭素等の合計（g）を差し引いて求めた値である。この成分項目は，利用可能炭水化物（単糖当量，質量計）の収載値がない食品と水分を除く一般成分等の合計値が乾物量に対して一定の範囲にない食品において，利用可能炭水化物に由来するエネルギーを計算するために用いる値である（成分表2020年本編第1章資料「エネルギーの計算方法」参照）。

d．食物繊維総量　　食物繊維総量は，プロスキー変法による高分子量の「水溶性食物繊維」と「不溶性食物繊維」を合計した「食物繊維総量」，プロスキー法による食物繊維総量，あるいは，AOAC.2011.25法による「低分子量水溶性食物繊維」，「高分子量水溶性食物繊維」と「不溶性食物繊維」を合計した食物繊維総量である。成分表2020年本編では，食物繊維総量のみを成分項目群「炭水化物」に収載している。食物繊維総量は，AOAC.2011.25法による成分値を収載し，この値が未測定の場合は従来のプロスキー変法やプロスキー法による成分値を収載している。また，AOAC.2011.25法の値は備考欄に分析方法を記載している。この方法の値は，従来の方法で測定できなかった成分が測定できるため，高い値になる。炭水化物成分表編別表1に，2つの分析法の値や，食物繊維総量の内訳が収載されている。

　なお，一部の食品に含まれる遊離のアラビノース（五炭糖）は，利用可能炭水化物の六炭糖とは，ヒトにおける利用性が異なると考えられる。文献によると腸管壁から吸収されず，ヒトに静注した場合には，ほとんど利用されないとされるため，大腸に常在する菌叢によって分解利用されることになり食物繊維の挙動と同じと考えられる。そこで，アラビノースのエネルギー換算係数は，食物繊維と同じ，8 kJ/g（2 kcal/g）としている。一方，アラビノースは食物繊維の定義からははずれ，利用可能炭水化物とも考えられないことから，その扱いについては今後検討す

る必要があるとされている。

e. 糖アルコール＊　　糖アルコールは，エネルギー産生成分として新たに収載された。成分表2015年では，炭水化物に含まれる成分であったが，利用可能炭水化物との関係ではその外数となる。

> ＊糖アルコール：FAO/INFOODS やコーデックス食品委員会では，糖アルコールは polyol(s) とよび，sugar alcohol(s) とはよばない。しかし，文部科学省の食品成分委員会では，化学用語としてのポリオール（多価アルコール）が「糖アルコール」以外の化合物を含む名称であり，ポリオールを糖アルコールの意味に用いることは不適切であると考えられることを主な根拠として，「ポリオール」ではなく「糖アルコール」を用いることとした。この判断により，炭水化物成分表の日本語表記では「糖アルコール」とし，英語表記では「polyol」としている。

f. 炭水化物　　炭水化物は「差引き法による炭水化物」，すなわち，100 g から水分，たんぱく質，脂質，灰分等の合計（g）を差し引いた値である。ただし，魚介類，肉類および卵類のうち原材料的食品については，一般的に炭水化物が微量であり，差引き法で求めることが適当でないことから，原則として全糖の分析値に基づいた成分値である。なお，炭水化物の算出は従来と同様に，硝酸イオン，アルコール，酢酸，ポリフェノール（タンニンを含む），カフェイン，テオブロミンを比較的多く含む食品や，加熱により二酸化炭素等が多量に発生する食品については，これらの含量も差し引いて成分値を求めている。

4）有　機　酸

　成分表2015年では，有機酸のうち酢酸のみをエネルギー産生成分とし，酢酸以外の有機酸は差引き法による炭水化物に含まれていた。成分表2020年では，既知の有機酸をエネルギー産生成分とし，成分表2020年本編に炭水化物とは別に有機酸を収載し，その内訳を炭水化物成分表の別表2に収載している。

5）灰　　　分

　灰分は，食品中の無機質の総量を反映していると考えられている。また，水分とともにエネルギー産生に関与しない一般成分として，各成分値の分析の確からしさを検証する際の指標のひとつとなる成分である。

（5）無　機　質

成分表2020年本編に収載されている無機質は，すべてヒトにおいて必須性が認められたものである。ナトリウム，カリウム，カルシウム，マグネシウム，リン，鉄，亜鉛，銅，マンガン，ヨウ素，セレン，クロムおよびモリブデンが収載されている。このうち成人の一日の摂取量が概ね100 mg 以上となる無機質は，ナトリウム，カリウム，カルシウム，マグネシウムおよびリン，100 mg に満たない無機質は，鉄，亜鉛，銅，マンガン，ヨウ素，セレン，クロムおよびモリブデンである。

（6）ビタミン

脂溶性ビタミンのビタミン A（レチノール，α-，β-カロテン，β-クリプトキサンチン，β-カロテン当量，レチノール活性当量），ビタミン D，ビタミン E（α-，β-，γ-，δ

-トコフェロール），ビタミン K，水溶性ビタミンの，ビタミン B_1，ビタミン B_2，ナイアシン，ナイアシン当量，ビタミン B_6，ビタミン B_{12}，葉酸，パントテン酸，ビオチン，ビタミン C が収載されている。以下に主なビタミン類の留意点を示す。

1) ビタミン A

ビタミン A は，レチノール，カロテン，レチノール活性当量で表示されている。

a. レチノール　　異性体の分離を行わず全トランスレチノール相当量を求め，レチノールとして記載している。

b. α-カロテン，β-カロテンおよびβ-クリプトキサンチン　　これらは，レチノールと同様の活性を有するプロビタミン A である。成分表2020年本編では，原則としてβ-カロテンとともに，α-カロテンおよびβ-クリプトキサンチンを収載している。

c. β-カロテン当量　　次式によりβ-カロテン当量およびレチノール活性当量が算出されている。

β-カロテン当量（μg）
　　＝β-カロテン（μg）＋1/2α-カロテン（μg）＋1/2β-クリプトキサンチン（μg）

レチノール活性当量（μgRAE）＝レチノール（μg）＋1/12β-カロテン当量（μg）

2) ビタミン D

ビタミン D（カルシフェロール）は，きのこ類に含まれるビタミン D_2（エルゴカルシフェロール）と動物性食品に含まれる D_3（コレカルシフェロール）がある。両者の分子量はほぼ等しく，またヒトに対してほぼ同等の生理活性を示すとされているが，ビタミン D_3 の方がビタミン D_2 より生理活性は大きいとの報告もある。なお，プロビタミン D_2（エルゴステロール）とプロビタミン D_3（7-デヒドロコレステロール）は，紫外線照射によりビタミン D に変換されるが，小腸での変換は行われない。

3) ビタミン E

食品に含まれる主なビタミン E の α-，β-，γ-およびδ-トコフェロールを収載している。『日本人の食事摂取基準（2020年版）』で示された指標は，α-トコフェロールである。

4) ビタミン K

ビタミン K には，K_1（フィロキノン）と K_2（メナキノン類）があり，両者の生理活性はほぼ同等である。成分値は，原則としてビタミン K_1 と K_2（メナキノン-4）の合計で示している。ただし，糸引き納豆（食品番号04046），挽きわり納豆（同04047），五斗納豆（同04048），寺納豆（同04049），金山寺みそ（同04061），ひしおみそ（同04062）ではメナキノン-7を多量に含むため，メナキノン-7含量に444.7/649.0を乗じ，メナキノン-4換算値とした後，ビタミン K 含量に合算している。

5) ビタミン B₁

ビタミン B₁収載値は，チアミン塩酸塩相当量である。

6) ナイアシン

ナイアシンは，体内で同じ作用をもつニコチン酸，ニコチン酸アミド等の総称であり，酸化還元酵素の補酵素の構成成分として重要である。成分値は，ニコチン酸相当量で示している。

7) ナイアシン当量

ナイアシンは，食品からの摂取以外に，生体内でトリプトファンから一部生合成され，トリプトファンの活性はナイアシンの1/60とされている。『日本人の食事摂取基準（2020年版）』のナイアシンの数値はナイアシンではなく，ナイアシン当量で設定されているため，次式①により算出し収載されている。なお，トリプトファン量が未知の場合のナイアシン当量の算出は，たんぱく質の1％をトリプトファンとみなし②式により算出し収載されている。

① ナイアシン当量（mgNE）＝ナイアシン（mg）＋ 1/60 × トリプトファン（mg）

② ナイアシン当量（mgNE）
　＝ナイアシン（mg）＋ たんぱく質（g）×1000×1/100×1/60（mg）

8) ビタミン B₆

ビタミン B₆は，ピリドキシン，ピリドキサール，ピリドキサミン等，同様の作用をもつ10種以上の化合物の総称である。収載値は，ピリドキシン相当量である。

9) ビタミン B₁₂

ビタミン B₁₂は，シアノコバラミン，メチルコバラミン，アデノシルコバラミン，ヒドロキソコバラミン等，同様の作用をもつ化合物の総称である。収載値は，シアノコバラミン相当量である。

10) ビタミン C

食品中のビタミン C は，L-アスコルビン酸（還元型）と L-デヒドロアスコルビン酸（酸化型）として存在する。その効力値については，科学技術庁資源調査会からの問合せに対する日本ビタミン学会ビタミン C 研究委員会の見解（1976（昭和51）年2月）に基づき同等とみなされるので，成分値は両者の合計で示している。

(7) 食塩相当量

食塩相当量は，ナトリウム量に2.54*を乗じて算出した値である。ナトリウム量には食塩に由来するもののほか，グルタミン酸ナトリウム，アスコルビン酸ナトリウム，リン酸ナトリウム，炭酸水素ナトリウム等に由来するナトリウムも含まれる。

＊2.54：ナトリウム量に乗じる2.54は，食塩（NaCl）を構成するナトリウム（Na）の原子量（22.989770）と塩素（Cl）の原子量（35.453）から算出したものである。
　　　　NaCl の式量／Na の原子量＝（22.989770 ＋ 35.453）／22.989770 ＝ 2.54

(8)　アルコール

アルコールは従来と同様，エネルギー産生成分と位置づけている。成分表2020年本編では，「し好飲料及び調味料」に含まれるエチルアルコールの量が収載されている。

(9)　備　考　欄

食品の内容と各成分値等に関連の深い重要な事項について記載している。

①食品の別名，性状，廃棄部位，あるいは加工食品の材料名，主原材料の配合割合，添加物等。

②硝酸イオン，カフェイン，ポリフェノール，タンニン，テオブロミン，しょ糖，調理油等の含量。備考欄に記載されているしょ糖は文献値である。

(10)　成分識別子

成分識別子は，原則として FAO/INFOODS が定めている食品成分識別子のTagname を用い，各成分項目に付されている。成分識別子の末尾に「-」がついたものは，成分表2020年独自の成分識別子である。以下に FAO/INFOODS のTagname との相違を示す。したがって，これらの成分は他国の食品成分表と異なる定義の場合がある。

・たんぱく質（PROT-）：基準窒素量に窒素-たんぱく質換算係数を乗じて求める。Tagname では，全窒素量に窒素-たんぱく質換算係数を乗じた成分項目をPROCNT とよぶ。

・脂質（FAT-）：それぞれの食品に適した11種類の分析法を用いて測定している。Tagname では，分析法が不明な，あるいは種々の分析法を用いた脂質をさす。

・炭水化物（CHOCDF-）：100 g から水分，たんぱく質，脂質，灰分，アルコール，硝酸イオン，酢酸，カフェイン，ポリフェノール，タンニン，テオブロミンおよび加熱により発生する二酸化炭素等の合計（g）を差し引いて求める。Tagname では，100 g から水分，たんぱく質，脂質，灰分，アルコールの合計量（g）を差し引いた成分項目を CHOCDF とよぶ。

・差引き法による利用可能炭水化物（CHOAVLDF-）：100 g から，水分，アミノ酸組成によるたんぱく質（この収載値がない場合には，たんぱく質），脂肪酸のトリアシルグリセロール当量として表した脂質（この収載値がない場合には，脂質），食物繊維総量，有機酸，灰分，アルコール，硝酸イオン，ポリフェノール（タンニンを含む），カフェイン，テオブロミン，加熱により発生する二酸化炭素等の合計（g）を差し引いて求める。Tagname では，100 g から水分，たんぱく質，脂質，灰分，アルコールおよび食物繊維の合計量（g）を差し引いた成分項目（CHOCDF から食物繊維を差し引いた成分項目）を CHOAVLDF とよぶ。

・食物繊維総量（FIB-）：AOAC. 2011.25法，プロスキー変法あるいはプロスキー法で測定している。Tagname では，分析法が不明な，あるいは種々の分析法を用いた食物繊維をさす。

3. 『日本食品標準成分表2020年版（八訂）アミノ酸成分表編』

　アミノ酸成分表編は，第1表 可食部 100 g あたりのアミノ酸成分表，第2表 基準窒素 1 g あたりのアミノ酸成分表，第3表 アミノ酸組成によるたんぱく質1 g あたりのアミノ酸成分表（ウェブサイトで公開），第4表（基準窒素による）たんぱく質1 g あたりのアミノ酸成分表（ウェブサイトで公開）で構成されている。本項では，第1表について記載する。

3.1　収載食品

　収載食品の食品群別の食品数を表2-2（p.16）に示した。収載食品は以下の考え方に基づき選定されている。

　①たんぱく質供給食品として，たんぱく質含量の多い食品および摂取量の多い食品を中心として対象とする。

　②原材料的食品については，消費形態に近いものを対象とする。

　③加工食品については，日常よく摂取されるもののなかから，アミノ酸組成に変化をもたらすような加工がされているものを対象とする。

　分析対象食品の選定は，成分表2020年本編の収載食品と同一あるいは同等の食品を分析試料とし，2つの成分表の成分値を同一食品の成分値として利用できるように整合性がとられている。

3.2　収載成分項目

(1)　アミノ酸

　アミノ酸は，18種類（魚介類，肉類と調味料及び香辛料類は19種類）が収載されている。その内訳は，体内で合成されないかまたは十分に合成されない**不可欠アミノ酸（必須アミノ酸）**として，イソロイシン，ロイシン，リシン（リジン），含硫アミノ酸（メチオニン，シスチン），芳香族アミノ酸（フェニルアラニン，チロシン），トレオニン（スレオニン），トリプトファン，バリン，ヒスチジン，その他のアミノ酸としてアルギニン，アラニン，アスパラギン酸，グルタミン酸，グリシン，プロリン，セリンである。このほか，上述の魚介類等についてはヒドロキシプロリンが収載されている。

　アスパラギンとグルタミンは，アミノ酸分析の前処理におけるたんぱく質の加水分解で，それぞれアスパラギン酸，グルタミン酸に変化し，測定の際には，たんぱく質中のアスパラギンとアスパラギン酸あるいはグルタミンとグルタミン酸は区別できない。そのため，それぞれアスパラギン酸とグルタミン酸に含めている。また，シスチンの成分値は，システインとシスチン（2分子のシステインが結合したもの）の合計で，1/2 シスチン量としている。たんぱく質を構成するアミノ酸と遊離のアミノ酸は区別していない。

(2)　アミノ酸組成によるたんぱく質

　アミノ酸組成によるたんぱく質は，アミノ酸組成に基づいてアミノ酸の脱水縮合物の量，すなわちアミノ酸残基の総量として求めた値である。

アミノ酸組成によるたんぱく質（g）

$$= \varSigma \left\{ \frac{可食部\ 100\ g中の各アミノ酸量（g）×（そのアミノ酸の分子量 - 18.02）}{そのアミノ酸の分子量} \right\}$$

(3)　アミノ酸組成によるたんぱく質に対する窒素換算係数

　アミノ酸組成によるたんぱく質に対する窒素換算係数は，基準窒素1gあたりの個々のアミノ酸残基の総量として求めた値である。個々の食品のたんぱく質量を求める場合は，その食品の基準窒素量に当該窒素換算係数を乗ずると，従来の方法に従い基準窒素量に従来の窒素－たんぱく質換算係数を乗じたたんぱく質量よりも，より正確なたんぱく質量を算出できる。

(4)　アンモニア

　アンモニアは，食品中に少量含まれているものを除き，その大部分がたんぱく質の加水分解の過程で生じるものであり，グルタミンやアスパラギンに含まれるアミド基由来のものが主体であると考えられる。そこで，アミド態のアミノ酸量の推定に有益な情報としてアンモニアが収載されている。

　なお，グルタミン酸，アスパラギン酸として定量されるアミノ酸がすべてアミド態と仮定している。そのためのアンモニアを差し引いてもなおアンモニアが残る場合，その量を「剰余アンモニア」として備考欄に示しており，これは，非たんぱく態の含窒素化合物に由来するものと考えられる。また，特に野菜類においては，硝酸態窒素の一部がアミノ酸の定量操作の過程でアンモニアに変換されることが認められたため，硝酸態窒素に由来するものが多いと考えられる。

(5)　成分識別子

　原則として，FAO/INFOODS の Tagname を用いている。ここでは，第1表の Tagname にはない成分識別子は3つあり，AAT：アミノ酸組成計，AMMON-E：剰余アンモニア，PROT-：たんぱく質・基準窒素量に窒素-たんぱく質換算係数を乗じて求める，である。

4. 『日本食品標準成分表2020年版（八訂）脂肪酸成分表編』

　脂肪酸成分表編は，第1表 可食部100gあたりの脂肪酸成分表，第2表 脂肪酸総量100gあたりの脂肪酸成分表（脂肪酸組成表），第3表 脂質1gあたりの脂肪酸成分表（文部科学省ウェブサイトで公開）で構成されている。本項では，第1表について記載する。

4.1 収載食品

収載食品は，「砂糖及び甘味類」を除く17群の食品である（内訳は p.16表2-2に示す）。収載食品の選定基準は，原則として脂質含量の多い食品，日常的に摂取量の多い食品，原材料的食品および代表的加工食品とし，原材料的食品は消費形態に近いものを対象としている。成分表2020年本編の収載食品と同一あるいは同等の食品を分析試料とし，2つの成分表の成分値を同一食品の成分値として利用できるように整合性がとられている。

4.2 収載成分項目

脂肪酸の収載順は，脂質脂肪酸総量，飽和脂肪酸，一価不飽和脂肪酸，多価不飽和脂肪酸，n-3系多価不飽和脂肪酸，n-6系多価不飽和脂肪酸および各脂肪酸で，炭素数の少ない順に収載されている。

(1) 脂 肪 酸

脂肪酸は，原則として炭素数4〜24の脂肪酸を測定し，脂質1ｇあたりの各脂肪酸を定量し，脂肪酸総量，飽和脂肪酸，一価不飽和脂肪酸，多価不飽和脂肪酸の成分値および脂肪酸総量100ｇあたりの脂肪酸の成分値を算出（脂肪酸成分表編 第2表）している。この値（脂質1ｇあたりの脂肪酸の成分値）と各食品の脂質量とから可食部100ｇあたりの脂肪酸の成分値を算出し，n-3系多価不飽和脂肪酸および n-6系多価不飽和脂肪酸も算出し脂肪酸成分表編第1表の値が収載されている。また，脂肪酸名は，炭素数と二重結合数による記号と脂肪酸の名称で示している。

(2) 水分および脂質

利用者の便宜を図る観点から，脂肪酸成分表編第1表の水分と脂質については，成分表2015年本編の収載値が収載されている。

(3) 脂肪酸のトリアシルグリセロール当量で表した脂質

脂肪酸のトリアシルグリセロール当量は，各脂肪酸総量をトリアシルグリセロールに換算した量の総和である。

脂肪酸のトリアシルグリセロール当量（g）

$$= \Sigma \left\{ \frac{\text{可食部100ｇあたりの各脂肪酸の量×（その脂肪酸の分子量＋12.6826）}}{\text{（その脂肪酸の分子量）}} \right\}$$

(4) トランス脂肪酸

『五訂増補脂肪酸成分表』では，マーガリン類とショートニングについて備考欄にトランス脂肪酸（18:1t，18:2t，18:3t）量を掲載していた。2014（平成26）年にこれらの食品のトランス脂肪酸を分析した結果，大幅な低減がみられた（各トランス脂肪酸は1％以下）が，製品によるばらつきがなお大きい可能性があるため，成分表2015年と同様に収載していない。

(5)　成分識別子

　原則として FAO/INFOODS の Tagname を用いている。また，第1表の成分識別子は Tagname と異なるものはない。

5.　『日本食品標準成分表2020年版（八訂）炭水化物成分表編』

　FAO は，2003年に公表した技術ワークショップ報告書において，炭水化物の成分量の算出にあたっては利用可能炭水化物と食物繊維とを直接分析して求めることを推奨している。そこで，2015（平成27）年12月に成分表2015年「炭水化物成分表編」が公表された。炭水化物成分表編は，これを改訂したものである。構成は，可食部100 g あたりの，本表：利用可能炭水化物および糖アルコールの成分値，別表1：食物繊維の成分値，別表2：有機酸の成分値，である。

5.1　収載食品

　収載食品の食品群別の食品数は表2-2（p.16）に示した。分析対象食品の選定は，成分表2020年本編の収載食品と同一あるいは同等の食品を分析試料とし，2つの成分値を同一食品の成分値として利用できるように整合性がとられている。

　本表の収載食品は，原則として炭水化物の含有割合が高い食品，日常的に摂取量の多い食品，原材料的食品および代表的加工食品とし，原材料的食品は実際の消費形態に近いものである。別表1の食物繊維については，食物繊維の成分値を決定したすべての食品（魚介類，肉類等の動物性食品において「(0)」とした食品を含む）を収載している。別表2の有機酸については，種々の情報から判断して，有機酸の含有量が多いと考えられる食品を中心に選定されている。

5.2　収載成分項目

(1)　利用可能炭水化物および糖アルコール

　利用可能炭水化物は，でん粉，ぶどう糖，果糖，ガラクトース，しょ糖，麦芽糖，乳糖およびトレハロースを収載し，糖アルコールは，ソルビトールおよびマンニトールが収載されている。あわせて，利用可能炭水化物（単糖当量）および利用可能炭水化物の合計量（質量）も収載されている。80％エタノールに可溶性のマルトデキストリン，マルトトリオース等のオリゴ糖類，イソマルトース，マルチトールは備考欄に記載されている。

　でん粉および二糖類のその単糖当量への換算係数は，FAO/INFOODS の指針(2012)を参考にして，でん粉および80％エタノールに可溶性のマルトデキストリンについては1.10，マルトトリオース等のオリゴ糖類については1.07とし，二糖類については1.05である。また，でん粉については，適用した分析法の特性から，でん粉以外の80％エタノール不溶性の多糖類（たとえば，デキストリンやグリコーゲン）も区別

せずに測定するため，食品によってはこれらの多糖類がでん粉として収載されている。成分項目名はFAO/INFOODSの指針に従って「でん粉」としているため，たとえば，きのこ類や魚介類に含まれるグリコーゲンはでん粉として収載されているが，きのこ類や生の魚介類がでん粉を含んでいることを示すものではない。

(2) 食物繊維

従来の分析法（プロスキー変法等）と新たな分析法（AOAC.2011.25法）では測定される食物繊維の成分が異なる。そこで，調査時期は異なるものの，両法による成分値をあわせて収載している。さらに，利用者がその目的に応じて値を参照できるように，従来法に基づく成分値として，「水溶性食物繊維」，「不溶性食物繊維」および「食物繊維総量」を，AOAC.2011.25法に基づく成分値として，「低分子量水溶性食物繊維」，「高分子量水溶性食物繊維」，「不溶性食物繊維」，「難消化性でん粉」，「食物繊維総量」の収載を行った。別表1では，食物繊維の収載値は，食品により両者あるいは一方の分析法の値である。なお，「難消化性でん粉」は「不溶性食物繊維」に含まれる内数として収載している。そこで，この値を利用可能炭水化物にあるでん粉量から差し引くことにより，易消化性でん粉量を計算できる。

(3) 有 機 酸

別表2に収載されている有機酸は，ギ酸，酢酸，グリコール酸，乳酸，グルコン酸，シュウ酸，マロン酸，コハク酸，フマル酸，リンゴ酸，酒石酸，α-ケトグルタル酸，クエン酸，サリチル酸，p-クマル酸，コーヒー酸，フェルラ酸，クロロゲン酸，キナ酸，オロト酸，ピログルタミン酸，プロピオン酸の22種類である。これらの有機酸は，カルボキシ基を1～3個もつカルボン酸である。

(4) 成分識別子

原則として，FAO/INFOODSのTagnameを用いている。Tagnameにはない成分識別子と説明は以下の通りである。別表1（FIB-IDF：AOAC.2011.25法による不溶性食物繊維，FIB-SDFP：AOAC.2011.25法による高分子量水溶性食物繊維，FIB-SDFS：AOAC.2011.25法による低分子量水溶性食物繊維，FIB-TDF：AOAC.2011.25法による食物繊維総量），別表2（OROTAC：オロト酸，PYROGAC：ピログルタミン酸）。

文　　　献

●参考文献

1）文部科学省：日本食品標準成分表2020年版（八訂），2020.
　　https://www.mext.go.jp/a_menu/syokuhinseibun/index.htm（2022年11月17日）

2）文部科学省：日本食品標準成分表2020年版（八訂）アミノ酸成分表編，2020.
　　https://www.mext.go.jp/a_menu/syokuhinseibun/index.htm（2022年11月17日）

3）文部科学省：日本食品標準成分表2020年版（八訂）脂肪酸成分表編，2020.
　　https://www.mext.go.jp/a_menu/syokuhinseibun/index.htm（2022年11月17日）.

4）文部科学省：日本食品標準成分表2020年版（八訂）炭水化物成分表編，2020.
　　https://www.mext.go.jp/a_menu/syokuhinseibun/index.htm（2022年11月17日）.

5）文部科学省：日本食品標準成分表2015年版（七訂），2015.
　　https://www.mext.go.jp/a_menu/syokuhinseibun/1365297.htm（2022年11月17日）.

6）Food and Agricultural Organization of the United Nations：Food energy‐methods of analysis and conversion factors. Report of a technical workshop. FAO Food and Nutrition paper 77, p. 3-6, 2003.

7）FAO/INFOODS：Guidelines for Converting Units. Denominators and Expressions. version. 1.0, 2012.

8）渡邊智子：日本食品標準成分表2020年版（八訂）の特徴と活用，栄養学雑誌，Vol. 79 No.5, p. 253-264，2021.

9）厚生労働省：日本人の食事摂取基準（2020年版）―「日本人の食事摂取基準」策定検討会報告書，https://www.mhlw.go.jp/stf/newpage_08517.html（2022年11月17日）.

はじめに

　社会に受け入れられる質の高い分析データを提供するためには，目的にあった信頼性のある分析法を使用しなければならない。信頼性のある方法とは，妥当性が確認された方法であり，新規に開発された方法では，妥当性の確認を行ってから使用する必要がある。また，妥当性が確認された方法を用いているからといって信頼性のある分析値を得られるかはわからない。同等の性能が得られるかの検証が必要である。また，分析試験室では内部質管理（内部精度管理）で真度と精度の確認を行い，さらに，その分析法を用いて，外部質査定（外部精度管理）である第三者機関による技能試験に参加して，良好な結果が得られることを確認することが重要である。

　ここでは，コーデックス食品委員会（Codex Alimentarius Commission, 以下，CAC）が，食品の輸出入に関係する試験所の条件として，ガイドライン（CAC/GL 27-1997）であげている①ISO/IEC 17025（試験所認定）の要求事項を満たしていること，②適切な技能試験に参加していること，③妥当性確認された方法を用いていること，④内部質管理を行っていること，を2～5で紹介する。これらの項目は，食品分析において，外部に分析値を報告する際に考慮する必要がある。

　文部科学省の「日本食品標準成分表」の作成に用いられる分析法は，分析依頼機関に，使用する測定法について，すでに室間共同試験によって妥当性確認された方法の使用および新規成分については，食品群ごとに代表的なマトリックスの食品を選定して，単一試験室による妥当性確認または検証として，繰返し分析による併行（あるいは中間）精度，定量限界，検出限界，検量線の直線範囲および添加回収試験の実施と結果の報告，内部質管理と参加した技能試験の結果報告を要求している。

1．分析法の妥当性確認（Method Validation）

　「妥当性確認とは，意図する特定の用途に対して個々の要求事項が満たされていることを調査によって確認し，客観的な証拠を用意すること（ISO/IEC 17025:2005）」であり，「意図する特定の用途」によって，要求事項とその優先度が異なってくる。目的が，サーベイランス（問題の程度を知る，または，実態を知るために調査すること）であるのか，モニタリング（矯正的措置をとる必要があるかどうかを決定するために，傾向を知ること）であるのか，あるいはコンプライアンス（経済上あるいは法律上の命令遵守を決めるため）であるのかによって，適用性，実用性あるいは信頼性（表1）のどれを優先させるかを考えなければならない。サーベイランスであれば，多数点の試料を分析する必要から，実用性の中の迅速性がもっとも要求されるだろうし，コンプライアンスの判定では，信頼性が最重要である。

表1　分析法の特性とその性能項目

適用性	試料の種類の範囲
実用性	経費効率，迅速性，訓練の制約，分析者の安全性／快適性
信頼性	選択性，検量線の直線性，真度，回収率，精度，範囲，検出限界，定量限界，感度，頑健性

　分析法の妥当性を確認するには，いくつかの方法があるが，複数の分析試験室が参加して行う共同試験によるものがもっとも有効である。これは，規制や規格にかかわる分析では，室間での再現性がもっとも重要な性能であることによる。均質性が担保された複数の試験材料が複数の分

析試験室に配付され，各分析試験室は決められた分析手順書に従って分析し，報告する。化学分析における定量分析の IUPAC（国際純正応用化学連合）などによる調和プロトコルでは，外れ値を報告した試験室を除いた有効なデータを出す試験室数は，8以上で，試験材料数は最低5である[1]。繰返し精度推定のための試験材料あたりの反復数は2で，2試料の濃度差が5％以内のユーデン対（試料ペア）や同じ試験材料をそれとわからないように2試料とする非明示反復が推奨されているが，食品の場合は非明示反復が多用されている。これに基づいた室間共同試験は，フルコラボ（full collaborative study）とよばれている。

室間再現性に関しては，AOAC INTERNATIONAL（以下，AOAC）によって実施された多くの室間共同試験の結果から，室間再現精度（室間相対標準偏差，RSD_R％で表す）は，分析対象試料の種類，分析対象成分や定量法にかかわらず，濃度の変数になり，次式（Horwitz 式とよばれる予測相対標準偏差（predicted relative standard deviation：PRSD））で示されることが報告されている[2]。

$$PRSD_R (\%) = 2C^{-0.1505} \cdots\cdots (1)$$

ここで，C は質量分率で，濃度100％では1，1％では0.01，1 ppm では10^{-6}を代入すればよい。

ただし，高濃度と低濃度については，Thompson によって次の修正式（2）が提案されている[3]。

$$PRSD_R(\%) = \begin{cases} 22 & C < 1.2\times10^{-7} \\ 2C^{-0.1505} & 1.2\times10^{-7} \leqq C \leqq 0.138 \\ C^{-0.5} & C > 0.138 \end{cases} \cdots\cdots (2)$$

この式（2）では，濃度が120 ppb 未満では，室間の相対標準偏差は22％の一定となり，120 ppb 以上，13.8％以下では，先の Horwitz 式と同じで，13.8％を超える濃度では質量分率の平方根の逆数となる（図1）。

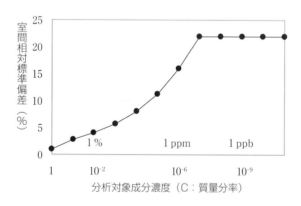

図1　Thompson による修正式のグラフ

CAC/GL 72により，次式（3）で示される室間共同試験で得られた相対標準偏差の Horwitz 修正式による予測相対標準偏差との比である HorRat（R）は，化学分析法の室間共同試験の評価に用いられ，0.5～2以内ならば，分析法は良好と判断される。

HorRat（R）＝
RSD_R（室間共同試験による観測値）/$PRSD_R$（Horwitz 修正式による予測値）$\cdots\cdots$（3）

また，繰返し精度については，CAC/GL 72により，次の式が提案され，HorRat（r）が0.3～

1.3であれば良好と判断される。

$$\text{HorRat (r)} = \text{RSD}_r/\text{PRSD}_R \cdots\cdots\cdots（4）$$

　しかし，室間共同試験によって妥当性が確認された方法が，必ずしも利用できるとは限らない。費用がかかる共同試験実施前の分析法の性能確認，共同試験のデータがないか共同試験の実施が現実的でない分析法の信頼性の提示，既存の妥当性が確認された分析法の適切な使用の確認には，単一試験室による分析法の妥当性確認が適当である[4]。しかし，単一試験室による分析法の妥当性確認では，文字通りで室間再現性は評価できないので，使用できるのはモニタリングまでである。

2．内部質管理（Internal Quality Control）

　試験所では，常に分析値の質について，その真度と精度の確認を行う必要がある。

　内部質管理では，真度の確認に認証標準物質を分析して分析値が認証値と一致するかをチェックすることがよく行われるが，認証標準物質をルーチンに用いるにはコストがかかるので，試験室で均質性を担保した管理物質を作製して用いることが行われる。適当な認証標準物質が入手できない場合は，試験室で管理物質を作製して用いるか，あるいは実際の分析試料で標準添加回収試験を行い，十分な回収率が得られることを確かめて，真度を確認する。ただし，添加は，分析の初期の段階で行うことが重要である。なお，添加する標準物質の化学形が試料に存在するものと必ずしも一致しないこと，内在するものと添加したものの存在状態が異なることが短所である。また，繰返し測定を行って，精度が良好かチェックする。

表2　濃度レベルにおける分析法の規準（CAC 手続きマニュアル[5]）

濃度レベル	最小適用範囲	LOD（≦ mg/kg）	LOQ（≦ mg/kg）	RSD$_R$（≦%）	回収率（%）
100 %				4	98〜102
≧ 10 %				6	98〜102
≧ 1 %	8.8〜 11　g/kg	1000	2000	8	97〜103
≧ 0.1 %	0.83〜 1.2　g/kg	100	200	12	95〜105
100 mg/kg	76〜 124 mg/kg	10	20	16	90〜107
10 mg/kg	6.6〜13.3 mg/kg	1	2	22	80〜110
1 mg/kg	0.52〜1.48 mg/kg	0.1	0.2	32	80〜110
100 µg/kg	30〜 170 µg/kg	0.01	0.02	44	80〜110
10 µg/kg	6〜 14 µg/kg	0.002	0.004	44	60〜115
1 µg/kg	0.6〜 1.4 µg/kg	0.0002	0.0004	44	40〜120

LOD：検出限界，LOQ：定量限界

3．技能試験（Proficiency Testing）への参加

　第三者機関による技能試験に参加することによって，試験所の出す分析値の信頼性を保証することができる。参加者は任意の方法で分析することができるので，新規分析法の場合は，有効性と能力を立証し，また，使用している方法の点検ができる。ISO/IEC 17043には，技能試験の供給者についての規格の詳細が示され，技能試験スキームの種類，実施方法，評価方法などが記述されている。技能試験の多くは試験所（分析所）間比較として行われる。

　付与された値（assigned value）からの偏りを表すzスコアの絶対値が，2以内であればその分析結果は「満足」，2より大きく3未満であれば「疑わしい」，3以上であれば「不満足」と判断される。

$$z = (x - X)/s \quad \cdots\cdots\cdots（5）$$

　ここで，x は参加者の結果，X は付与された値，s はスキームの要求事項を満たすように選ばれた適切なばらつきの推定値または規準で，ロバストな標準偏差や Horwitz 式の修正式によるものなどが用いられる。

4．ISO/IEC17025（試験所認定）の要求事項への適合

　試験所認定は，試験所において測定・試験されたデータの信頼性を確保するため，試験所が一定の基準（ISO/IEC17025，JIS Q17025）を満たし，特定の分野の試験を行う能力があることを第三者の認定機関が認定する制度である。

　ISO/IEC17025の要求事項は，品質システム（ISO9001）に関する要求事項（品質方針の表明，内部監査，経営者による見直し）に加えて，技術的能力に関する要求事項（不確かさの推定，測定器の校正と SI 単位へのトレーサビリティの現示，試験方法と妥当性確認（バリデーション），技能試験への参加，適切な要員，試験報告書）がある。

　認定（Accreditation）は，権威のある"機関"が，ある組織または個人が特定の職務を果たす能力のあることを，公式に認める手続きであり，官民を問わず，欧米の食品規制にかかわる試験所は ISO/IEC17025の試験所認定を取得している。政府機関であるから，そのデータが信頼されるのではなくて，試験所認定を取得し，信頼性確保の方策を行っていることによって，そのデータが信頼される。

5．サンプリング

　「日本食品標準成分表2010」の作成にあたって，5成分（ビオチン，クロム，モリブデン，セレンおよびヨウ素）の分析（2007〜2009（平成19 〜 21）年度）を，初年度は5ロットの個別分析を行い，そのばらつきを評価し，2年目からは，分析コストの点からも，基本的にコンポジット試料を用いた。コンポジット試料では，複数のロットを指定された割合（通常，等量）で混合した試料で通常3 〜 5ロットを用いている。ロットは主要産地別に購入する。以降は，試料のサンプリングに，これを踏襲している。

参考文献

1）Horwitz, W.: Protocol for the design, conduct and interpretation of method-performance studies, *Pure & Appl. Chem.*, 67（2），331-343, 1995.
2）Horwitz, W. et al: Quality assurance in the analysis of foods for trace constituents, *J. Assoc. Off. Anal. Chem.*, 63（6），1344-1354, 1980.
3）Thompson, M.: Recent trends in inter-laboratory precision at ppb and sub-ppb concentrations in relation to fitness for purpose criteria in proficiency testing, *Analyst*, 125, 385-386, 2000.
4）Thompson, M. et al: Harmonized guidelines for single-laboratory validation of methods of analysis, *Pure & Appl. Chem.*, 74（5），835-855, 2002.
5）CAC: 27th Procedural Manual, p.84, 2019.

食品成分の化学

1. 水　分

　地球上の生命は海で誕生したといわれ，実際，生物の基本的な構成単位である細胞の内部は水で満たされている。水は細胞内のみならず組織間，組織外を含め，生物体内で様々な物質を溶解し運搬する役目をもつ。また，体温調節も担い，生体内反応の場にもなっている。食品のほとんどは生物体を原料としているものであり，食品の味，物性，製造・加工過程に大きくかかわるとともに，保存と貯蔵を考えるうえで，水は非常に重要な役割を果たしている。

1.1　水の構造と性質

(1)　水の特異な性質

　我々にとって水はもっとも身近な溶媒である。液体の状態では**分子間力**といわれる分子間にはたらく引力でお互いを束縛しながら運動しており，気体では分子が自由に激しく運動しているためほとんど分子間力がない状態である。液体の水を加熱すると，運動状態が激しくなり，気体になろうとする分子が多くなる。これにより，水分子が気体になろうとして及ぼす圧力（蒸気圧）が高くなる。この蒸気圧が，大気によって押さえられる力，すなわち，大気圧と等しくなったときを沸騰といい，このときの温度を**沸点**という。液体から気体へと物質が変わろうとすることは，分子間力の束縛を逃れて自由になることである。そのため，分子間力が大きいと沸点は高くなる。どの物質にも，**ファンデルワールス力**という分子間力が存在し，その大きさは，分子量と相関していることが知られている。しかし，水の場合は水の分子量から想定できるファンデルワールス力に対して，大気圧条件下（1気圧 = 1.013×10^5 Pa）で沸点が100℃であることは異常に高く，これはのちに述べる**水素結合**が大きな影響を及ぼしている。

(2)　水の構造

　水は，水素（H）原子2つと酸素（O）原子ひとつが，H-O-Hの順で共有結合によりつながった，分子量18の小さな分子である（図3-1）。水分子の酸素原子を中心としたH-O-Hの結合は直線ではなく，104.5度の角度をもっている。

　電気陰性度は，HよりOのほうが高い。そのため，H-O間の共有結合の電子対は，酸素のほうに引きつけられて電荷が偏っている。その結果，Hは正（プラス）

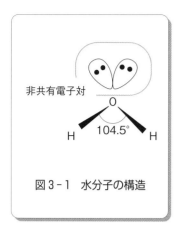

図3-1　水分子の構造

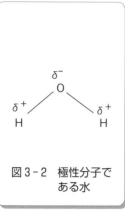

図3-2　極性分子で
ある水

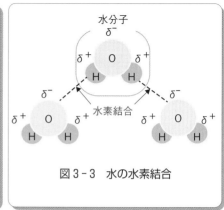

図3-3　水の水素結合

に，Oは負（マイナス）の電荷を帯びている。また，104.5度の結合角のためにこの電荷は打ち消されず，水分子は分子内で電荷に偏りがある**極性分子**である（図3-2）。この特性が水分子の化学的・物理的特徴の原因となっている。たとえば，水は，同じ極性分子を溶かして溶液とする性質がある。

（3）　水　素　結　合

　上記のように，わずかに正に帯電した水分子中の水素原子は，ほかの水分子の負に帯電した酸素原子と弱い結合を形成する。このような，水素原子を介して，電荷の偏りにより形成された分子間の弱い結合のことを**水素結合**という（図3-3）。水素結合の強さは共有結合の1/10程度ではあるが，水と同じ程度の分子量をもつ物質のファンデルワールス力に比べるとかなり大きい。液体，固体の状態の水は水分子同士が水素結合による相互作用をしている。

　水以外にも電気陰性度の大きい原子，たとえば窒素（N）や酸素（O），塩素（Cl）などのハロゲンも，これらに結合した水素原子を介して，同一分子内またはほかの分子内の電気陰性度の大きい原子と相互作用し結合を形成する。したがって，水分子同士だけではなく，生体内の分子，食品成分と水などあらゆる場面で水分子は水素結合を形成している。

（4）　固体・液体・気体の水

　氷は水分子が規則的に配列し，各分子が水素結合で強くつながった結晶状態である。結晶中の原子や分子は規則正しく並んで配列され，その位置で振動することはできるが，ほとんど移動することはないため，液体や気体よりも水分子の自由度は低い。氷の結晶は，水分子の酸素原子を正四面体の中心に置いた形をし，全体が水素結合で結ばれた構造をしているため，すき間が多くできてかなりかさばった状態となる（図3-4）。

　水素結合により結ばれた立体構造を形成している氷はすき間の多い構造をもち，液体の水よりも密度が低い。液体の水分子も氷と同じように水素結合をして存在するが，氷とは異なり，絶え間なく移動している。水が氷よりも体積が小さいのは，全体

がすき間の空いた立体として存在している
のではなく，ばらばらになったり，集合の
大きさが違う水分子の集まりとなったり
と，瞬間的に姿を変えつつ，全体としても
氷よりも密になっているからである。その
ため，氷が**融解**（固体から液体に変化）する
ときに，部分的に構造が壊れるため，水に
なると体積が減少する。氷は水に浮き，水
を含んだ食品を冷凍すると体積が増加する
ことからもその様子がうかがえるが，凍結
や乾燥など，食品の加工工程において水の
この性質は大きな影響を与えている。

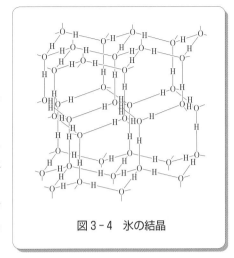

図 3-4　氷の結晶

　液体の水の蒸気圧は温度によって変化す
るが，圧力が増加すると水分子が気体になろうとして抵抗するための力も多く必要に
なり，沸点が上昇する。圧力鍋や高温加熱殺菌に用いられるオートクレーブなどで
は，圧力をあげて水の沸点を上昇させ，液体の状態のまま100℃以上の高温を保ち加
熱することができる。逆に，高地などで気圧が下がった状態では沸点は下降するた
め，高山の山頂などでは100℃以下で沸騰する。

1.2　食品中の水

　食品のほとんどが生物体を原料としているため，細胞などが存在して水を含む場合
がほとんどである。食品中の水は，その含量以外にどんな状態で存在するかで食品の
性質に大きく影響する。

(1)　結合水と自由水

　水には極性があり，正に帯電している部分には負に帯電している水分子中の酸素原
子が，負に帯電している部分には正に帯電している水分子中の水素原子が引きつけら
れる。そのため，分子内に電荷の偏りがある極性分子や，イオン性官能基がある分子
などは，その正負に応じて水分子中の酸素原子か水素原子と相互作用する。

　食品中の水は，大きく分けて**結合水**と**自由水**の状態に分類される（図3-5）。

　結合水は，食品の表面および食品成分と水分子が水素結合を形成し，水の運動性が
抑えられ束縛された状態の水のことをいう。表面では，食品成分を水が覆うようにし
て存在しており，これを**単分子層** mono molecular layer の水という。また，その周
りの層も単分子層よりは弱いが，その層中では水分子が束縛を受けている状態で，こ
れらを**多層吸着**の水という。自由水は，その層の外側にあり，水分子同士で水素結合
をしている状態で，食品に束縛されていない。そのため，蒸発や氷結がしやすく，移
動して様々な物質を溶解することができる。

　束縛された結合水は，流動性がなく，容易に取り出すことや取り除くことができな

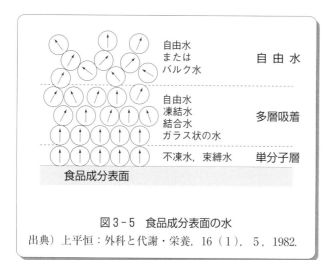

自由水
または
バルク水　　　　　　　　　自　由　水

自由水
凍結水
結合水　　　　　　　　　　多層吸着
ガラス状の水

不凍水，束縛水　　　　　　単分子層

食品成分表面

図 3-5　食品成分表面の水

出典）上平恒：外科と代謝・栄養，16（1），5，1982.

い。蒸発や氷結が起こりにくく，また物質をさらに溶解したりすることができないため，微生物の生育や酵素反応の場としては利用されない。一方，自由水は微生物の生育や酵素反応の場となる。よって，食品の保存性，すなわち，腐敗防止や，逆の微生物を利用する発酵などには，その食品の自由水と結合水の存在割合の調整が重要となってくる。

（2）　水　分　活　性

　同じ水分含量でも，保存性，貯蔵性が異なる場合がある。これは，食品中の水の存在状態の違いによるもので，自由水と結合水の含有割合がかかわってくる。そのための指標，自由水の存在割合を示す指標として，**水分活性** water activity（**Aw**）が用いられる。ある一定の温度における純水の蒸気圧（Po）に対する，その温度における密閉容器内での食品の蒸気圧（P）と定義されている。

水分活性 Aw ＝ P（食品の蒸気圧）/Po（純水の蒸気圧）

　これより，純水の蒸気圧は 1.00，無水物では 0，通常の食品では 0＜ Aw ＜1 となる。

　水溶液の蒸気圧は，溶液中の溶質の分子数が多くなる（濃度が高くなる）ほど，溶媒である水の分子数が減るため低下する。また，水溶液中で水の運動が束縛される（結合水になる）と蒸発しにくくなるため，蒸気圧は低下する。すなわち，濃度が高い場合や，結合水が増える場合では水分活性は低下する。

　食品を乾燥させたり，砂糖や食塩を加えたりすると，食品中の水溶液の濃度が高くなる。砂糖や食塩などを加えることにより，結合水が増加して自由水が少なくなるため水分活性が低下する。砂糖と食塩はどちらも水と相互作用して結合水をつくる。しかし，1 mol あたり砂糖は 348 g，食塩は 58.5 g であるため，同じ物質量でも食塩の方が砂糖よりも分子数が多くなり，水分活性を低下させる効果が高くなる。食品の保存に塩蔵が多いのは，食塩は水溶液中ではほぼ完全に電離しナトリウムイオン（Na^+）と塩素イオン（Cl^-）になるため，分子数がさらに 2 倍の数となり効果も高いからである。

（3）　食品の保存と水分活性

　ある食品に一定温度で水分を吸収（吸湿）させた場合，または，逆に食品を徐々に水分を失わせた場合（脱湿）に，水分量を縦軸，水分活性（相対湿度）を横軸にこれらの関係をプロットしたグラフを，**水分吸着等温線**という（図3-6）。これらは，2 つ

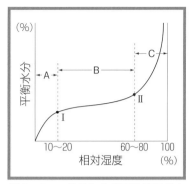

図3-6　一般的な水分吸着等温線と
　　　　3つの領域

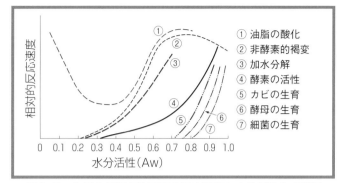

図3-7　食品の各種変性要因の反応速度と水分活性との関係

の屈曲点をもつ逆S字型を示すが，食品の性質により，また，吸湿と脱湿で異なる軌跡を示すため，食品中の水の状態を知る手段として使われている。図3-6で屈曲点Ⅰまでの水分量Aは単分子層の水，Ⅰ〜Ⅱ間の水分量Bが多層吸着の水とされる。

　水分活性と食品保存性の関係を図3-7に示した。食品の変質の要因うち，カビ，酵母，細菌など微生物の生育，酵素活性などは水分活性を低下させることで抑制される。それぞれある水分活性以下ではそれぞれ増殖できない。一方，脂質の酸化は，水分活性がごく低いとき，単分子層以下の水分量の場合は，逆に活性化され，0.3付近ではもっとも抑制されている。それ以上の水分活性では，水分活性が高くなるにつれて脂質酸化が起こりやすくなる。この理由は明らかではないが，食品成分が直接酸素にさらされるのを単分子層の水が妨げているとの説や，脂質酸化反応の触媒となりうる金属イオンのはたらきを抑制するからとの説などがある。

　乾燥，塩蔵，糖蔵などの食品保存は「水分活性を低くする」という共通の原理に基づいている。また，冷凍することで，低温における各成分の安定性のほかにも，自由水が凍り，相対的に結合水の割合が増加して水分活性が低下することで食品の保存性があがる。しかし，過度に乾燥したり冷凍したりすることにより，脂質が酸化されやすくなってしまう。そのため，真空包装，脱酸素剤の利用や魚体を氷で被うグレーズ処理などにより脂質酸化を防いでいる。

　主な食品の水分活性を表3-1に示す。通常，生鮮食品の水分活性は0.98以上を示し変質しやすく，冷蔵・冷凍保存が求められる。一方，乾燥食品の水分活性は0.6〜0.65以下を示し，冷蔵や冷凍をしなくても長期保存が可能である。水分活性がこの中間の0.65〜0.85を示す食品は**中間水分食品**intermediate moisture food（IMF）といわれる。この水分活性では，腐敗にかかわる多くの微生物の増殖が抑制されるため，冷蔵などをしなくとも比較的長期保存が可能な食品である。また，食感も良好で復水なしでも食べることができる。

表3-1　各種の食品および塩化ナトリウム，しょ糖溶液の Aw の概略値

Aw	NaCl(%)	しょ糖(%)	食　　品
1.00 ～ 0.95	0 ～ 8	0 ～ 44	新鮮肉，果実，野菜，シロップ漬の缶詰果実，塩漬の缶詰野菜，フランクフルトソーセージ，レバーソーセージ，マーガリン，バター，低食塩ベーコン
0.95 ～ 0.90	8 ～ 14	44 ～ 59	プロセスチーズ，パン類，高水分の干しプラム，生ハム，ドライソーセージ，高食塩ベーコン，濃縮オレンジジュース
0.90 ～ 0.80	14 ～ 19	59 ～ 飽和（Aw0.86）	熟成チェダーチーズ，加糖練乳，ハンガリアサラミ，ジャム，砂糖漬の果実の皮，マーガリン
0.80 ～ 0.70	19 ～ 飽和（Aw0.75）		糖蜜，生干しのいちじく，高濃度の塩蔵魚
0.70 ～ 0.60			パルメザンチーズ，乾燥果実，コーンシロップ
0.60 ～ 0.50			チョコレート，菓子，蜂蜜，ヌードル
0.40			乾燥卵，ココア
0.30			乾燥ポテトフレーク，ポテトチップス，クラッカー，ケーキミックス
0.20			粉乳，乾燥野菜，くるみの実

出典）J. A. Troller, J. H. B. Christian：食品と水分活性，学会出版センター，1981.

2. 炭水化物

　果物などに含まれるぶどう糖（グルコース）や果糖（フルクトース），砂糖と一般にいわれるしょ糖（スクロース），穀類やいも類に多い**でん粉**などは，糖質といわれもっとも重要なエネルギー源である。また，紙や綿の繊維である**セルロース**は木材などの構造物であるため，地球上にもっとも多く存在する有機物であるといわれる。これらは元素組成が $C_n(H_2O)_m$ で表されるため，炭水化物と名づけられた。しかしながら，この組成式にあわないものや，あっていても酢酸 $C_2(H_2O)_2$ や乳酸 $C_3(H_2O)_3$ のように炭水化物の性質を示さないものもある。そのためこの名称は厳密には正しいものではないとされているが，現在でも慣用的に用いられている。

　スクロースを加水分解するとグルコースとフルクトースが得られる。また，でん粉やセルロースを加水分解するとグルコースが得られる。しかし，グルコースやフルクトースは加水分解することができず，無理に分解すると炭水化物ではないものとなる。グルコースやフルクトースは，それ自体が炭水化物であり，また，多くの炭水化物の基本単位となっている。このようなものを**単糖** monosaccharide という。スクロースはグルコースとフルクトースが結合したものであり，二糖 disaccharide とよばれ，一般に 2 ～ 10 個程度の単糖が結合してできた糖を，**少糖** oligosaccharide という。また，でん粉やセルロースは多数のグルコースが結合したものであるが，このように多数の単糖が結合してできている炭水化物を，**多糖** polysaccharide という。

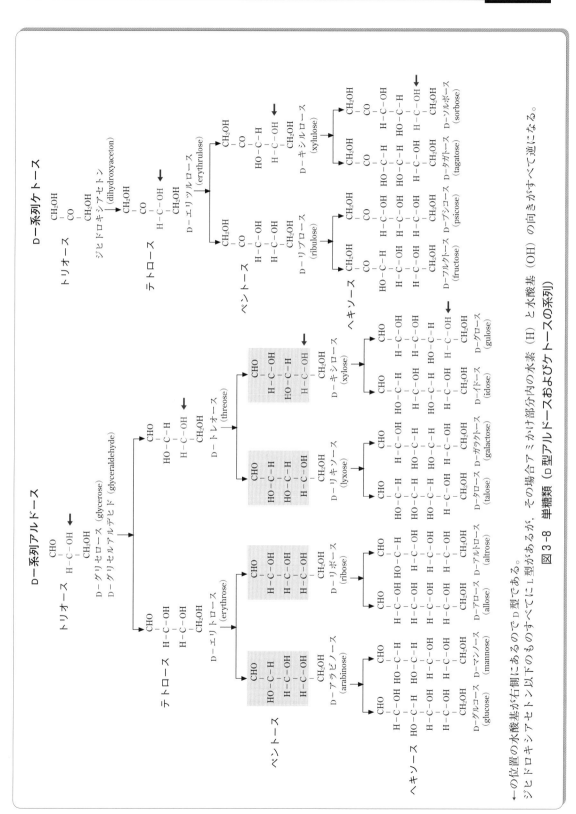

図 3-8　単糖類（D型アルドースおよびケトースの系列）

←の位置の水酸基が右側にあるので D 型である。
ジヒドロキシアセトン以下のものすべてに L 型がある が，その場合アミ かけ部分内の水素（H）と水酸基（OH）の向きがすべて逆になる。

2.1　単　糖　類

　単糖はほとんど無数に存在する少糖や多糖の構成単位となるもので，それ自体多くの種類がある。単糖は「多価アルコールのカルボニル誘導体」と定義されている。すなわち，1分子中にカルボニル基（>C＝O）と2つ以上のヒドロキシ基（-OH）を有する化合物である。カルボニル基は，炭素鎖の末端に位置してアルデヒド基となる場合と，端から2番目の炭素の位置でケトン基となる場合がある。この定義にあうもっとも簡単な単糖には，炭素数が3つの**グリセルアルデヒド**と**ジヒドロキシアセトン**がある。

　単糖類には多くの種類があるが，グリセルアルデヒドのようなアルデヒドとなっている**アルドース** aldose と，ジヒドロキシアセトンのようにケトンとなっている**ケトース** ketose の，2つの系統に大きく分類される。また，単糖類は炭素数によっても分類されており，炭素数3つの単糖を三炭糖（トリオース），4つのものを四炭糖（テトロース），5つのものを五炭糖（ペントース），6つのものを六炭糖（ヘキソース）という（図3-8）。

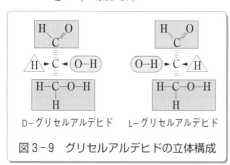

D-グリセルアルデヒド　　L-グリセルアルデヒド

図3-9　グリセルアルデヒドの立体構成

(1)　立体異性体

　炭素原子が4つの原子や基原子団と結合すると，正4面体構造をとり，空間を4等分する方向にそれらを配置して結合する。このとき，4つの原子や原子団がすべて異なるものであると，立体的に配置の異なる2つの構造が存在する。4つの異なる原子や原子団が結合した炭素原子を**不斉炭素原子** asymmetric carbon atom という。グリセルアルデヒドの2位の炭素原子は不斉炭素原子であり，2つの立体異性体が存在する（図3-9）。これらの異性体は同じ形であるが重ね合わせることができない実像と鏡像の関係にあるため，**鏡像異性体** enantiomer という。また，右手と左手の関係と同じであるので，**対掌体** antipode ともいわれる。単糖の立体異性体を区別して表すには，図3-9のようにカルボニル基を上に，第一級アルコール基（-CH_2OH）を下にして書き，紙面上に不斉炭素原子をおいて，上下の原子を紙面の奥，左右の原子を手前になるように投影して表示する。このような表し方を Fischer（フィッシャー）投影法という。このとき不斉炭素原子に結合するヒドロキシ基が右側にくるものを D 型，左側にくるものを L 型として区別している。したがって，図3-9の左側が D-グリセルアルデヒド，右側が L-グリセルアルデヒドである。

　アルドースでは四炭糖，五炭糖，六炭糖はそれぞれ2，3，4つの不斉炭素原子があり，結合するヒドロキシ基の向きの組み合わせにより，それぞれ $2^2＝4$（2組の鏡像体），$2^3＝8$（4組の鏡像体），$2^4＝16$（8組の鏡像体）の立体異性体が存在する。ケトースは四炭糖より立体異性体が存在し，不斉炭素原子数は炭素数の同じアルドースより1つ少ない。

　図3-8（p.43）にD型のアルドースおよびケトースを系列的に示した。立体異性体で鏡像体の関係にないものを**ジアステレオマー** diastereomer という。ジアステレオマー間では物理的・化学的性質が異なるため，それぞれに別々の名称がつけられている。一方，鏡像体はD，Lで区別される。複数の不斉炭素原子がある単糖では，カルボニル基よりもっとも離れた位置にある不斉炭素の立体配置をFischer投影法でグリセルアルデヒドと比較し，ヒドロキシ基の配置がD-グリセルアルデヒドと同じ右側であればD型，左側であればL型とする。鏡像異性体は，後に述べる光学的性質を除き，融点，沸点，溶解度などほとんどの物性は同じであるが，呈味性や機能性などの生物学的性質は異なることが多い。ぶどう糖はD-グルコースであるが，その鏡像体であるL-グルコースはぶどう糖ではない。また，D-フルクトースは果糖であるが，L-フルクトースは果糖ではない。また，複数の不斉炭素原子のうちの1つの立体配置のみが異なるジアステレオマーを**エピマー** epimer という。

　単糖類は光学活性物質であり，**旋光性**（平面偏光*を通すと，その偏光面を回転させる性質）を示す。偏光面を右に回転させる性質を右旋性（＋で表す），左に回転させる性質を左旋性（－で表す）と区別し，その回転角度を**旋光度**という。溶液の濃度1g/dL，光の通過距離10 cmの一定条件で測定した旋光度を比旋光度という。比旋光度は〔α〕測定温度（上）/偏光の波長（下）＝±α°として表す。鏡像体の比旋光度は，正負逆の同じ値を示す。立体異性体は旋光性が異なるので，光学異性体 optical isomer ともいわれる。

　　＊偏光：通常の光は様々な角度で振動する光の波の集合体であるが，ニコルプリズムなどの偏光子を通すとひとつの角度で振動する光が得られる。この光を平面偏光といい，その振動面を偏光面という。

(2) 環状構造

　これまで述べてきた単糖類の構造は鎖状構造とよばれるものである。しかし実際の単糖類は鎖状構造の状態にあるものはわずかであり，大部分は以下に述べる環状構造で存在する。また，水溶液ではそれらの平衡混合物として存在している。

　アルデヒドやケトンのカルボニル基はヒドロキシ基と反応して結合（それぞれヘミアセタール，ヘミケタールを形成）する。このため単糖類では分子内のヒドロキシ基と結合して環状構造となる。形成される環状構造はゆがみがない構造が安定であり，単糖類では6員環（ピラノース構造）または5員環（フラノース構造）が支配的である。たとえば，D-グルコースの水溶液では鎖状構造となっているものは全体の0.0025 %程度しかなく，大部分はカルボニル基と，5位のヒドロキシ基が結合してできる環状のピラノース構造となっている。また，わずかであるがフラノース構造のものも混在している（図3-10）。

　単糖が環状構造となるとき，鎖状構造でカルボニル基であった炭素原子にはヒドロキシ基がつき，あらたに不斉炭素原子となる。このため，ヒドロキシ基の配置により

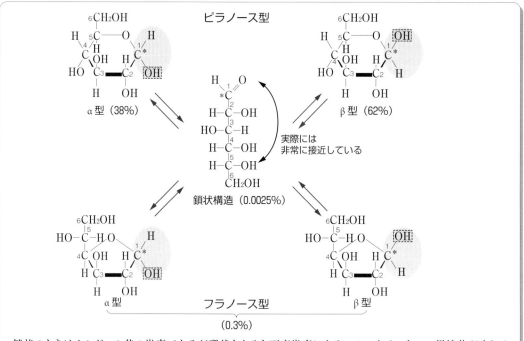

ピラノース型

α型（38%）

β型（62%）

鎖状構造（0.0025%）

実際には
非常に接近している

α型　　　　　　フラノース型　　　　　　β型
（0.3%）

*鎖状のときはカルボニル基の炭素であるが環状となると不斉炭素になる。このため αと β の異性体が生じる。
・　　：アノマー水酸基（グリコシド性水酸基）。この水酸基でほかの糖などと結合する。

図 3 - 10　D-グルコース（ぶどう糖）の環状構造

2つの異性体が存在する。この異性体を**アノマー** anomer といい，あらたにできたヒドロキシ基をアノマー水酸基あるいはグリコシド性水酸基という。また，アノマー水酸基の配置が，鎖状構造で D，L を決めるヒドロキシ基と同じである異性体を α 型，反対方向の異性体を β 型という。したがって，ペントースやヘキソースの水溶液では，鎖状構造，ピラノース構造の α 型と β 型，フラノース構造の α 型と β 型が平衡となって混在している。

　糖類の環状構造の表記には Fischer 投影法よりも Haworth（ハース）投影法や透視図がよく用いられる。Haworth 投影法では環を平面とみなし手前を太線で表す。環の中の酸素原子を右手奥とした場合には Fischer 投影法で右側に表示されたヒドロキシ基は下向きになり，左側のものは上向きとなる。

(3)　単糖類の性質

1)　還 元 性

　すべての単糖は還元性があり，フェーリング試薬と反応し赤褐色の亜酸化銅の沈殿を生じる。また，銀鏡反応陽性である。還元性は単糖の鎖状構造のアルデヒド基などに基づくものである。

2)　甘　　味

　ほとんどの単糖は甘味があり，特に D-フルクトース（果糖）はもっとも甘い糖類

である。甘味の強さは環状構造やアノマー異性体によって異なるため，水温などにより，それらの平衡状態が異なると，水溶液の甘味の強さも変化する。

(4) 単糖類の誘導体

表3-2に主な単糖とその誘導体の一覧を示す。

1) デオキシ糖　deoxysugar

D-2-デオキシリボース，L-ラムノース，L-フコースなど単糖類のヒドロキシ基の一部が水素と置換したものをいう。

2) アルドン酸　aldonic acid

単糖が酸化されて1位のカルボニル基がカルボキシ基となったもので，酸性糖である。

3) ウロン酸　uronic acid

6位がカルボキシ基となっている酸性糖である。環状構造をとることができ，多くのポリウロニドの構成成分となっている。

4) アミノ糖　aminosugar

単糖のヒドロキシ基がアミノ基で置換されたもので，塩基性を示す。環状構造をとり，キチンやグリコサミノグリカンなどの構成成分となる。

5) 糖アルコール　sugar alcohol

単糖が還元されてできる多価アルコールをいう。低エネルギー甘味料，虫歯になりにくい甘味料として用いられるものがある。ミオイノシトールは環状の多価アルコールであり，複合脂質のホスファチジルイノシトールの構成成分である。また，植物中には6リン酸エステルのフィチン酸 phytic acid として多く存在し，このカルシウム（Ca），マグネシウム（Mg），カリウム（K）などの混合塩が**フィチン** phytin である。フィチンは米ぬか（7～8 %），豆類，果実類に多く存在するが，水に難溶で消化・吸収されない。

2.2　少　糖　類

(1)　グリコシド結合

単糖類，アミノ糖類，ウロン酸類などが環状構造をとる際のアノマー水酸基は，ほかのヒドロキシ基やアミノ基などと縮合（水分子が取れて結合すること）してグリコシド glycoside を形成する。このため，アノマー水酸基をグリコシド性水酸基ともいう。α型のアノマー水酸基が結合したものをα-グリコシド，β型であるものをβ-グリコシドという。また，この糖がグルコースならばグルコシド，ガラクトースならばガラクトシドなどという。グリコシド結合により2つの糖が結合したものが二糖であり，3つの糖が結合したものを三糖 trisaccharide，10個程度までの糖が結合したものをまとめて少糖という。

糖以外の化合物（アルコール，フェノールなど）とのグリコシドを一般に**配糖体**といい，その糖でない部分を**アグリコン** aglycon という。植物に多いフラボノイドは配糖

表3-2　主な単糖とその誘導体

名　称	構　造　式	備　　考
D-キシロース xylose		キシランとして，わら，籾殻，木材に含まれる 4位のCのHとOHが逆のものがアラビノース
D-リボース ribose		分布量は少ないが，リボ核酸（RNA），種々の酵素など生物的に重要な物質の成分 2位のCのOH基がHになったものがデオキシリボース（デオキシリボ核酸（DNA）の成分）
D-グルコース glucose		別名ぶどう糖　果物，特にぶどうに20％，血中に0.1％存在 主な少糖類，セルロース，でん粉，グリコーゲンの成分でもっとも重要な単糖類 セルロース，でん粉を分解しつくる2位のHとOHが逆のものがマンノース（コンニャクマンナンの成分）
D-ガラクトース galactose		グルコースと結合して，乳糖中に存在 海藻中のガラクタンの成分
D-フルクトース fructose		別名果糖　水溶液（20℃）中では約80％がピラノース型，結合するときはフラノース型となる 果物，ハチミツなどに含まれる グルコースと結合してしょ糖（スクロース）をつくる ケトースの代表的な糖である
デオキシ糖 L-ラムノース rhamnose		デオキシヘキソース（メチルペントース），フラボノイド配糖体ケルセチンに存在 6-デオキシ-L-マンノース（2,4位のOHの配置が逆になったもの）がL-フコースfucose（6-デオキシ-L-ガラクトース），海藻多糖類の成分
アルドン酸 グルコン酸 gluconic acid		酸味料，豆腐の凝固剤

表3-2 つづき

名　称	構　造　式	備　考
ウロン酸 D-グルクロン酸 glucuronic acid D-マンヌロン酸 mannouronic acid D-ガラクツロン酸 galactouronic acid	 D-グルクロン酸　　D-マンヌロン酸 D-ガラクツロン酸	複合多糖類の成分 褐藻類の多糖類，アルギン酸の成分 ペクチン酸の成分
アミノ糖 D-グルコサミン glucosamine D-ガラクトサミン galactosamine	 D-グルコサミン　　D-ガラクトサミン	N-アセチルの形で，かに，えびのキチンの成分 その他ヒアルロン酸やヘパリンなどの多糖類中にもみられる コンドロイチン硫酸の成分
糖アルコール エリスリトール erythritol	CH2OH H-C-OH H-C-OH CH2OH	きのこ類，ワイン，しょうゆなどに含まれる 低カロリー甘味料
D-キシリトール xylitol	CH2OH H-C-OH HO-C-H H-C-OH CH2OH	キシロースを還元，低う蝕性甘味料
D-ソルビトール sorbitol	CH2OH H-C-OH HO-C-H H-C-OH H-C-OH CH2OH	干しかき（果実），果汁に存在，D-グルコースを還元，低う蝕性甘味料
D-マンニトール mannitol	CH2OH HO-C-H HO-C-H H-C-OH H-C-OH CH2OH	こんぶに存在，マンノースを還元
マルチトール maltitol		麦芽糖を還元，低カロリー甘味料

体のものが多く，そのほとんどはβ-グリコシドである。

(2) 二　糖　類

　２つのぶどう糖（D-グルコース）が結合する場合でも，グリコシド結合をするヒドロキシ基がα型か，β型か，相手グルコースの何位のヒドロキシ基と結合しているのかなど，その組み合わせにより多くの異性体が存在する。たとえば，α型のグルコースがもうひとつのグルコースの４位のヒドロキシ基と結合（α-1,4-結合）したものは麦芽糖（マルトース）であり，６位と結合したものはイソマルトース，α型の１位（アノマー位）同士で結合したものはトレハロースである。また，β型のグルコースが一方のグルコースの4位と結合したものはセロビオースである。異なる糖の組み合わせでも同様に多くの組み合わせが可能であり，二糖類だけでもその種類は莫大なものとなる。少糖類においては結合に関与していないアノマー水酸基が存在するものは還元性を示し，存在しないものは非還元性である。図3-11に代表的な二糖類の構造を示す。

1) 麦芽糖（マルトース）

　麦芽糖 maltose は，発芽種子，特に麦芽に多く含まれ，でん粉やグリコーゲンをアミラーゼ（でん粉加水分解酵素）で加水分解しても得られる。麦芽には強いアミラーゼ活性があり，でん粉を麦芽で分解して水飴がつくられる。麦芽糖は主要な甘味物質で，麦芽糖を還元すると低エネルギー甘味料のマルチトールが得られる。

2) しょ糖（スクロース）

　しょ糖 sucrose, saccharose は，サトウキビ（11 ～ 17 ％）やテンサイ（15 ～ 20 ％）の汁液に多く含まれ，砂糖の主成分である。α-D-グルコピラノースのアノマー水酸基とβ-D-フラクトフラノースのアノマー水酸基がグリコシド結合した，非還元

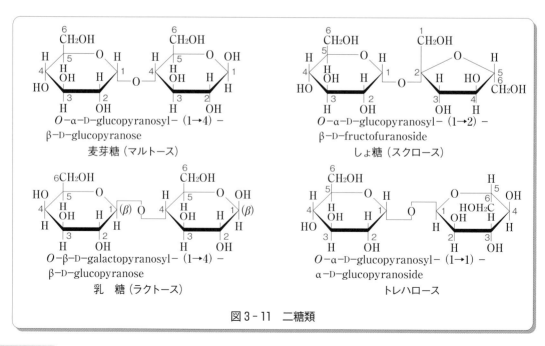

図 3-11　二糖類

糖である。温度変化のない強い甘味をもち，理想的な甘味料として大量に消費されている。加水分解されるとぶどう糖と果糖の等量混合物となるが，しょ糖は比旋光度が $[\alpha]_D^{20*} = +66.4$ であるのに対し，この混合物は $[\alpha]_D^{20} = -20$ と右旋性から左旋性に変化する。旋光度が左右反転することを転化というため，この混合物は**転化糖**ともいわれる。

   ＊Ｄ：D線。ナトリウム（Na）原子の発光スペクトル（Na ランプの光）。波長589.592nm と589.995nm の黄色の光，旋光度測定によく用いられる。

3）乳糖（ラクトース）

乳糖 lactose は，哺乳類の乳（人乳約7 %，牛乳約4.5 %）に存在する，β-D-ガラクトピラノースのアノマー水酸基が D-グルコースの4位ヒドロキシ基とグリコシド結合した還元糖である。消化酵素のラクターゼにより加水分解され吸収される。一部のヒトはこの酵素が分泌されない，あるいは活性が低いため，牛乳を飲んで下痢を起こしたりすることがある。このような症状を乳糖不耐症という。

4）トレハロース

トレハロース trehalose は，きのこ類，藻類などに存在する，α-D-グルコースのアノマー水酸基同士がグリコシド結合した非還元糖である。保水性が高く，たんぱく質やでん粉を安定に保つはたらきがある。

（3）その他の少糖類

1）ラフィノース，スタキオース

ラフィノース raffinose はしょ糖（スクロース）の D-グルコース部の6位にα-D-ガラクトースがグリコシド結合をしている非還元性三糖であり，しょ糖に次いで植物に広く存在している。特にマメ科植物の種子やテンサイに多い。また，スタキオース stachyose はそのガラクトース部の6位にさらにα-D-ガラクトースが結合している非還元性四糖であり，マメ科植物の種子などに存在する。これらは大豆オリゴ糖の主成分であり，ビフィズス菌を増殖させるビフィズス因子であり，整腸作用のある機能性成分として用いられている（図3-12）。

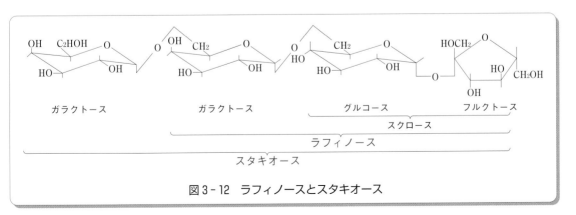

ガラクトース　　　　ガラクトース　　　　　グルコース　　　　フルクトース

スクロース

ラフィノース

スタキオース

図3-12　ラフィノースとスタキオース

2）フルクトオリゴ糖（フラクトオリゴ糖）

しょ糖の D-フルクトース部の 1 位ヒドロキシ基に β-D-フルクトースがグリコシド結合で数個結合した非還元少糖である（図3-13）。天然には，たまねぎ，ごぼう，はちみつなどに少量存在する。しょ糖に *Aspergillus niger* 由来の酵素 β-フルクトフラノシダーゼを作用させて生産されている。虫歯になりにくい非う蝕性であり，また難消化性のビフィズス因子でもあるため機能性食品に使用されている。

3）母乳のビフィズス因子

人乳には牛乳と比べ多くの少糖類が含まれており，糖質全体に対する割合では初乳で約2.4 %，成乳で1.2 ～ 1.3 %の含量である。これらの少糖は乳糖に D-グルコース，D-ガラクトース，N-アセチル-D-グルコサ

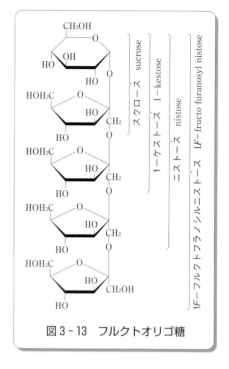

図 3 - 13　フルクトオリゴ糖

ミン，フコース，シアル酸などが結合したものであり，50種以上が知られている。母乳栄養児の腸内細菌叢が人工栄養児よりもビフィドバクテリウムに富むのは，これらの少糖類のビフィズス活性作用やたんぱく質のラクトフェリンの効果によるとされている。

4）シクロデキストリン

シクロデキストリン cyclodextrin は，通常 6 ～ 8 個の D-グルコースが α-1,4-結合で環状に結合したもので，でん粉に微生物の酵素シクロデキストリングルカノトランスフェラーゼを作用させて製造する。環の内側の部分が疎水性であり，疎水性の有機化合物を包摂することができる。このため香り成分の保持，悪臭物質のマスキング，脂溶性ビタミンやプロスタグランジンなどの安定化に用いられる。

2.3　多　糖　類

多糖類 polysaccharide, glycan は構造的に単一の単糖より構成されている**単純多糖**（**ホモグリカン** homoglycan）と，複数種の単糖よりなる**複合多糖**（**ヘテログリカン** heteroglycan）に分類される。また，機能の面より動植物の構造支持のはたらきをしている構造多糖とエネルギー貯蔵などの役割をする貯蔵多糖に分類される。多糖の名称は構成単糖の語尾 -ose を -an に変えてつけられる。たとえば，グルコースよりなる多糖はグルカン glucan，マンノース mannose よりなる多糖はマンナン mannan となる。

(1) 単純多糖（ホモグリカン）

1）でん粉

でん粉 starch は植物の貯蔵多糖であり，穀類，いも類，豆類などに存在するグルカンである。消化・吸収されるためヒトのエネルギー源としてもっとも重要なもののひとつである。

a. でん粉粒　じゃがいもや葛の根などをすりつぶして水にさらすと沈澱してでん粉を得ることができる。「澱粉」の名称の由来でもあるが，これは生でん粉がでん粉粒とよばれる密度の大きい（比重約1.65），結晶性の粒子となっているからである。でん粉粒の大きさや形は植物の種類により異なり，また同じ植物でも成熟度などによって異なっている（表3-3）。

表3-3　各種でん粉粒子の大きさと形状

種　　類	平均的大きさ (µm)	形　　状
大　麦・小　麦	25	扁豆形
とうもろこし	17	卵　形
米	7.5	多角形
そ　　　　ば	12.5	多角形
じゃがいも	45	卵　形
さつまいも	15	卵　形

b. アミロースとアミロペクチン　でん粉には約70℃の水で溶解する**アミロース**amylose と，溶解しない**アミロペクチン**amylopectin の2つの成分がある（図3-14）。アミロースは200〜20,000個の D-グルコースがα-1,4 グリコシド結合で直鎖状に結合したもので，約6分子で一巻きするらせん状の構造になっている。このらせんの内部はシクロデキストリンと同じように疎水性であり，脂質などの疎水性物質を包摂する機能がある。

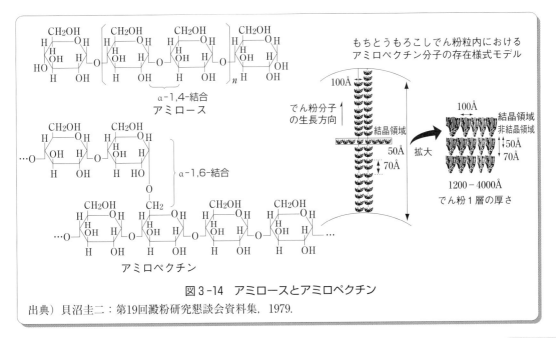

図3-14　アミロースとアミロペクチン

出典）貝沼圭二：第19回澱粉研究懇談会資料集，1979．

表3-4　でん粉中のアミロース含量

種　　類	アミロース（%）
米（も　　ち）	0
米（うるち）	17
タ　ピ　オ　カ	17
バ　　ナ　　ナ	20
じ　ゃ　が　い　も	20
とうもろこし（もち）	0
とうもろこし（うるち）	25
小　　　　麦	24
サ　　　　ゴ	27
ゆ　　　　　り	34

表3-5　でん粉の結晶化度

でん粉の種類	含水率法	比容積法	X線回折法*
セルロース	0.70	0.69	0.70
じゃがいも	0.32	0.34	0.24
さつまいも	0.42	0.45	0.30
タピオカ	0.45	0.47	0.31
小　麦	0.45	0.44	0.36
とうもろこし	0.45	0.42	0.35
もちとうもろこし	0.31	0.30	
も　ち　米	0.32	0.32	

＊ Wakelin 法で測定
出典）奈良省三：澱粉科学. 28（1），24-32，1981.

　アミロペクチンは多くのアミロース単位がα-1,6-結合で枝分かれした構造であり，10万〜100万個ものグルコースからなっている巨大分子である。アミロペクチン分子は18〜25個のグルコースよりなるアミロース単位が房状に多数分岐した構造をしていると推定されている。

　でん粉の呈色反応として知られるヨウ素でん粉反応は，α-1,4-鎖が長いほど青色（グルコース残基45個以上）が強く，短くなると紫色（35〜45個），赤色（20〜30個），褐色（12〜15個），無色（12個以下）となる。このためアミロースのヨウ素でん粉反応は青色を呈し，アミロペクチンは赤紫色を呈する。多くの植物でん粉はアミロース15〜30 %，アミロペクチン70〜85 %だが，もち米やもちとうもろこしなどのように，ほとんどアミロースを含まない（すなわちアミロペクチン100 %）ものや逆にアミロース含量が高い種類もある（表3-4）。

　でん粉粒はアミロースとアミロペクチンを主成分とし，水素結合で規則的に集合した結晶性の部分（ミセル）と非結晶性の領域が密に組み合わさって形成されている。結晶化度は植物の種類などによって異なるが，20〜40 %である（表3-5）。このミセル部分にはアミロペクチンの房状の外部鎖が2本絡み合い二重らせんを形成し配列されていると考えられている。また，非晶質の部分はアミロースやアミロペクチンの分岐部が少量の水和水を含んで，互いに水素結合で結びついていると考えられている。

　でん粉粒は微量成分として脂質を含んでいるが，その一部はアミロースと複合体を形成しており，でん粉の糊化や老化に大きな影響を及ぼしている（第6章157参照）。

2) グリコーゲン

　グリコーゲン glycogen は，動物体内に貯蔵さ
れる多糖類で，肝臓（5～6 %），筋肉（0.5～1.0
%），貝のかき（5～10 %）などに多いが，酵母
などの微生物にも含まれている。グリコーゲンの
構造はアミロペクチンに似ているが，α-1,6-結
合の分枝が非常に多く，アミロース単位の鎖長が
短い構造である。ヨウ素でん粉反応で赤褐色を呈
する。分子量は100万～1,000万で，分子の型は

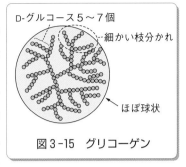

図 3-15　グリコーゲン

ほぼ球状である。このためミセル構造をつくらず水に分散してコロイド溶液とな
る。図3-15にグリコーゲンを示した。

3) セルロース

　セルロース cellulose は，植物の細胞壁の主成分であり，植物の骨格を形成する
多糖類で，300～15,000個の D-グルコースがβ-1,4-結合で直鎖状につながっている
（図3-16）。セルロース分子が40～50本平行に並び，これらが互いに水素結合して
繊維状のミセル構造を形成している。また，酢酸菌の産生するセルロースは特異な
物性をもったゲルとなり，デザート菓子のナタデココとして用いられる。

　ヒトにはセルロースを分解する酵素がないためセルロースを消化・吸収すること
ができない。しかし牛などの反芻動物では，第一胃に共生する微生物が，セルロー
スを分解するので，生じた D-グルコースをエネルギー源として利用することがで
きる。

　セルロース誘導体の**カルボキシメチルセルロース** carboxymethyl cellulose や**メ
チルセルロース** methyl cellulose は，水に溶け独特の粘性挙動を示すので，食品の
増粘剤，安定剤として用いられている。

4) デキストラン

　デキストラン dextran は，乳酸菌 *Leuconostoc mesenteroides* がしょ糖（スクロー
ス）を発酵してつくる多糖類である。主に D-グルコースがα-1,6-結合で重合し，
このほかにα-1,4，α-1,3-結合の分枝をもつ。発酵産物の平均分子量は約400万で
ある。デキストランの部分加水分解物（平均分子量7.5万）は代用血漿やアイスク
リームの増粘剤として用いられている。

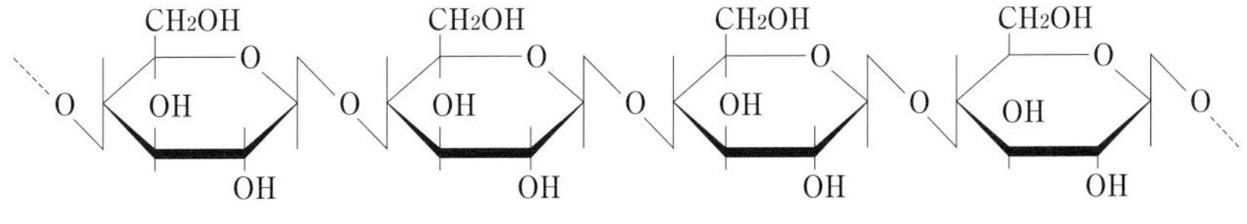

図 3-16　セルロースの構造

5) イヌリン

　イヌリン inulin は，ダリア，きくいも，ごぼうなどのキク科植物の塊茎，根に含まれる貯蔵多糖類で，スクロースを末端とし，これに D-フルクトースが20～30個，β-1,2-グリコシド結合で直鎖状につながっている。イヌリンは希酸や酵素イヌリナーゼ（カタツムリ，黒カビ，酵母菌などにより分泌される）により加水分解され，主に D-フルクトースを生じる。しかしヒトの消化酵素では，ほとんど分解されない。

6) その他のホモグリカン

　L-アラビノースからなる多糖で果実などに含まれるアラビナン arabinan や，稲わらやとうもろこしの芯などの細胞膜構成成分となっている D-キシロースが直鎖状につながったキシラン xylan など種々のホモグリカンが存在している。

(2)　複合多糖（ヘテログリカン）

1) コンニャクマンナン

　コンニャクマンナン konjak mannan は，こんにゃくいもの塊茎に含まれる多糖類で，D-グルコースと D-マンノースが　1：1.6の割合で含まれる**グルコマンナン** glucomannan である。D-マンノースと D-グルコースがβ-1,4-結合でつながった主鎖に，β-1,3-結合の枝分かれがある。

　コンニャクマンナンは水を多量に吸収して糊状になり粘度が増大するが，これを加熱して水酸化カルシウム（消石灰）のようなアルカリ性の塩類を加えると，カルシウムイオンの架橋ができてゲル化する。これを冷却し不可逆性の弾性ゲルとしたものがこんにゃくである。

2) 寒　　天

　寒天 agar は，テングサ，オゴノリ，エゴノリなど紅藻類海藻の細胞壁構成成分で，熱水で抽出される多糖類である。**アガロース** agarose（約70％）と**アガロペクチン** agaropectin（約30％）からなる。アガロースは，D-ガラクトースと，3,6-アンヒドロ-L-ガラクトースがβ-1,4-結合したアガロビオース単位が多数直鎖状に結合した中性多糖類である（図3-17）。一方，アガロペクチンはアガロビオース単位の直鎖に，硫酸基（3～10％），ピルビン酸（1％程度），D-グルコース（少量）が結合した酸性多糖類である。

　寒天は熱水に溶け，冷却するとゼリー状に凝固する（ゲル化）。これは加熱によ

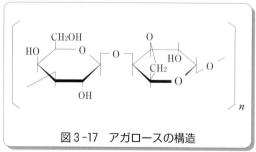

図3-17　アガロースの構造

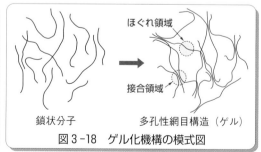

図3-18　ゲル化機構の模式図

り生じたランダム状態の分子が冷却により分子同士で二重らせんを形成して会合し，さらに会合したらせんが束になってゲルが強固になると考えられている（図3-18）。寒天は製菓用や微生物の培養基などに用いられる。

3）その他のヘテログリカン

植物ガムはヘテログリカンが多い。**アラビアガム** gum arabic は，マメ科植物 *Acacia senegal* の樹液に含まれる多糖類で，L-アラビノース（30 %），D-ガラクトース（37 %），D-グルクロン酸（14 %），L-ラムノース（11 %）で構成されている。グアーガム guar gum はマメ科植物グアの種子から得られ，ガラクトース：マンノース（1：2）からなる多糖類である。また，**カラヤガム** karaya gum はアオギリ科のカラヤゴムの樹液から得られ，ガラクトース，ラムノース，グルクロン酸などからなる多糖類である。いずれも水溶液の粘度が高いので糊剤，乳化安定剤などに用いられている。

海藻にも多くのヘテログリカンがある。**カラギーナン**（**カラゲナン**）carrageenan は紅藻類のスギノリ科ツノマタ属，スギノリ属などの熱水抽出物から得られる多糖類で，寒天と似た構造をしている。D-ガラクトース，3,6-アンヒドロ-D-ガラクトースおよび硫酸基よりなり，構造の違いにより κ（カッパ），λ（ラムダ），ι（イオタ）型などの種類がある。カラギーナンは寒天よりも低い温度で透明性の高いゲルをつくり，食品のゲル化剤や安定剤としてゼリー，ジャム，アイスクリームなどに用いられている。

（3） ポリウロニド

ポリウロニド polyuronide は，ウロン酸からなる多糖類で，ペクチンやアルギン酸などがある。

1）ペクチン

ペクチン pectin は植物組織に含まれる，D-ガラクツロン酸が α-1,4-結合で直鎖状に連なった基本骨格をもつ多糖類である。D-ガラクツロン酸以外にはアラビノース，ガラクトース，ラムノースなどを少量含んでいる。一般にペクチンといわれるものは**ペクチニン酸** pectinic acid のことであり，D-ガラクツロン酸のカルボキシ基が部分的にメチルエステル化してメトキシ基（CH_3O-）となっている（図3-19）。ペクチニン酸は水溶性である。一方，メトキシ基をまったく含まないものをペクチン酸 pectic acid という。

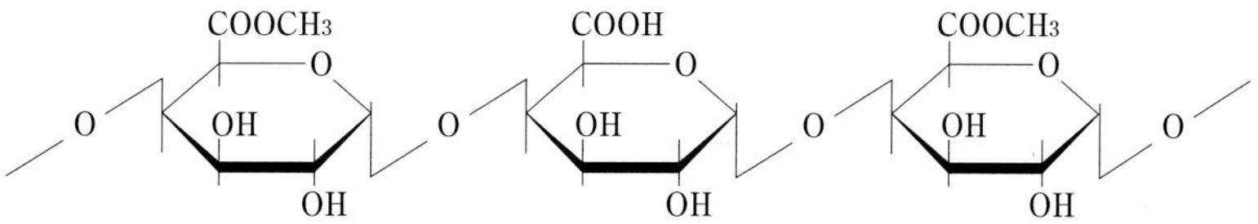

図3-19　ペクチンの構造

　野菜類，果実類，いも類などの成熟や調理，加工などによる物性の変化にはペクチンの変化が大きく関係する。

　ペクチンは植物の果実，茎，根などの細胞間中葉や細胞壁にセルロース，ヘミセルロース，リグニン，たんぱく質，無機質などと結合した水に不溶性の**プロトペクチン** protopectin として含まれている。プロトペクチンは水や希酸と加熱するか，酵素プロトペクチナーゼ protopectinase の作用により分解され水溶性のペクチンになる。植物では成熟に伴い自身のもつペクチン分解酵素の作用によりプロトペクチンが分解される。またペクチンがペクチンエステラーゼ pectin esterase で加水分解され，メチル基が除かれるとペクチン酸になる。果実が過熟の状態になるとメトキシ基が少なくなり，ペクチン酸が増加して果肉がやわらかくなる。

　ペクチンは，分子全体に占めるメチルエステル化されたガラクツロン酸の割合（エステル化度）が50％以上の**高メトキシペクチン** high methoxyl pectin と，50％未満の**低メトキシペクチン** low methoxyl pectin に分類されている。一般的に，自然に存在するペクチンは高メトキシペクチンであり，低メトキシペクチンは酸またはアルカリなどによる脱エステル処理により製造される。

　高メトキシペクチンは 1 ～ 2 ％濃度，pH 2.8 ～ 3.5の酸性下で，60 ～ 70 ％のしょ糖（スクロース）とともに加熱するとゲル化し，ゼリー状になる。ジャムやマーマレードはこの反応を利用して製造される。ゲル化は酸の添加でペクチンに残存するカルボキシ基の解離が抑制され，さらに糖の添加でペクチンからの脱水が起こるため，ペクチン分子間で水素結合が生じ，網状構造が形成されるためと考えられている。

　一方，低メトキシペクチンは酸や糖の添加ではゲル化せず，カルシウムイオン（Ca^{2+}），マグネシウムイオン（Mg^{2+}）のような二価の金属イオンの添加で，架橋しゲル化する。このゲルは熱に対して可逆的で，加熱するとゾル化し冷却すると再びゲル化する。このため低メトキシペクチンは低糖度のジャムやゼリーの製造に用いられる。

2) アルギン酸

　アルギン酸 alginic acid は，こんぶ，あらめなどの褐藻類の細胞壁に含まれる多糖類で，D-マンヌロン酸 mannuronic acid と L-グルロン酸 guluronic acid が構成成分である。アルギン酸分子は D-マンヌロン酸のみのブロック（平均重合度10 ～ 15）と L-グルロン酸のみのブロック（平均重合度15 ～ 20）および D-マンヌロン酸と L-グルロン酸の混合ブロック（平均重合度25 ～ 30）からなる。

　アルギン酸は水に溶けないが，アルギン酸ナトリウムは水に溶けて粘稠（ねんちゅう）な溶液になるので，アイスクリーム，ドレッシングなどの安定剤として利用されている。またアルギン酸ナトリウムを Ca^{2+} と反応させるとゲルを形成する。これは Ca^{2+} により架橋しゲル化するためと考えられており，人工イクラやかにかまなどのコピー食品の製造に利用される。

(4) アミノ糖を含む多糖類

1) キ チ ン

キチン chitin は，かに，えびなど甲殻類の甲羅や昆虫の外殻，きのこ類などの微生物菌体に含まれ，N–アセチル–D–グルコサミンがβ–1,4–結合で直鎖状につながった多糖類である。キチンを脱アセチル化したものが**キトサン** chitosan である。

2) グリコサミノグリカン

グリコサミノグリカン glycosaminoglycan は，動物の皮膚，腱，軟骨に含まれる粘質物質の成分である。アミノ糖のグルコサミンかガラクトサミンとウロン酸のD–グルクロン酸か L–イズロン酸の組み合わせの繰り返し構造に硫酸基が結合したものである。ヒアルロン酸 hyaluronic acid，**コンドロイチン硫酸** chondroitin sulfate，ヘパリン heparin などの粘質物質はグリコサミノグリカンが共有結合で少量のたんぱく質と結合したプロテオグリカン proteoglycan とよばれるものである。糖質が結合したたんぱく質は糖たんぱく質 glycoprotein といわれるが，これらもその分類に含まれる。コンドロイチン硫酸は動物の軟骨に乾燥重量の20 ～ 40 ％含まれている。

一般的な糖たんぱく質はたんぱく質に対し糖部分が少なく，たんぱく質に種々のオリゴ糖鎖が結合した構造であるが，これらにもアミノ糖が含有されている。多数の重要な生理作用をもつ糖たんぱく質が知られており，胃液や唾液に含まれ粘膜の保護作用をしている**ムチン** mucin もそのひとつである。

(5) 多糖類の機能と食品への利用

これまで述べてきたもの以外にも，自然界には多くの多糖類が存在し，食品加工に広く用いられている。多糖類はそれぞれ特異的な粘性挙動，ゲル化性，たんぱく質やでん粉，油脂などとの相互作用をもっており，多くの食品の製造や品質保持などに利用されている。その概要を表3-6に示す。

2.4 炭水化物（糖質と食物繊維）の栄養

(1) 糖質と繊維

炭水化物 carbohydrate は糖質と食物繊維を含んでいるが，両者の区分は必ずしも明確ではない。通常，ヒトが消化・吸収できる炭水化物を糖質としており，これには単糖類と，消化酵素により単糖に加水分解できるしょ糖（スクロース），麦芽糖（マルトース），乳糖（ラクトース）などの少糖類およびでん粉とグリコーゲンなどの多糖類が含まれる。多糖類の大部分は消化・吸収されず体内で利用できない**食物繊維**である。しかし，様々な生理機能を有することから，積極的な摂取が推奨されている（p.204参照）。

表3-6　多糖類の機能と食品への応用

機　能	多糖類	目　的	効　果	応　用
増粘性	ペクチン，カラギーナン，グアーガム，タマリンド キサンタンガム，グアーガム，カラヤガム	濃厚化 分散，懸濁	ボディ感付与	ジャム，ソース，飲料，スープ，ドレッシング ソース，チョコレートシロップ，ノンオイルドレッシング
ゲル化性	ペクチン，寒天，こんにゃく，カラギーナン，アルギン酸（ゼラチン）	ゲル化	ゲルテクスチャーの多様化	ジャム，プリン，ゼリー，こんにゃく，ババロア，アイシング
結晶生成防止	ローカストビーンガム，グアーガム，タマリンド アラビアガム　他多数	品質保持	氷結晶成長防止 糖結晶成長防止	アイスクリーム ガムシロップ，アイシング
水との結合性	グアーガム，キサンタンガム，アルギン酸　他多数 カラギーナン，グアーガム，ローカストビーンガム	乾燥速度調整	蒸散防止 保湿，保水性の付与	冷凍食品，ソーセージ ケーキ，たれ，佃煮
フィルム形成能力	グアーガム，キサンタンガム カラギーナン，アルギン酸，アラビアガム，ペクチン	コーティング カプセル化	つやの向上 香料の安定化	味付けのり，漬物，キャンディー 粉末香料
たんぱく質との反応性	カラギーナン，グアーガム，タマリンド，ペクチン カラギーナン，キサンタンガム，こんにゃく　他 カラギーナン，キサンタンガム	混濁，懸濁 結着 泡の保持	固形物の懸濁 弾力，保水性の向上 均一分散	ネクター，フルーツジュース，乳酸菌飲料 ハム，ソーセージ，ハンバーグ，パン，麺，かまぼこ ミルクセーキ，ホイップクリーム
でん粉との相互作用	カラギーナン，グアーガム，ジェランガム，こんにゃく キサンタンガム，グアーガム	品質保持 離型性改良 成型性改良	老化防止 われ防止	製菓，製パン，麺 グミキャンディー，スターチゼリー 米菓，せんべい
油脂との相互作用	キサンタンガム，アラビアガム，カラギーナン，CMC カラギーナン，ペクチン，キサンタンガム　他	乳化性 たんぱく反応	乳化安定性 乳化安定性	ドレッシング，コーヒー，クリーム，マーガリン チーズ，アイスクリーム，マヨネーズ，バタークリーム，チョコミルク

出典）西成勝好，矢野俊正編（大橋司郎）：食品ハイドロコロイドの科学，p.156，朝倉書店，1990．より一部改変

コラム	『日本食品標準成分表2020年版（八訂）』における炭水化物

　『日本食品標準成分表2020年版（八訂）』では，エネルギーの利用性の観点から炭水化物を細分化し，成分項目群「利用可能炭水化物」〔利用可能炭水化物（単糖当量）・利用可能炭水化物（質量計）・差引き法による利用炭水化物〕，食物繊維総量，糖アルコール，炭水化物（炭水化物＝100−（水分＋たんぱく質＋脂質＋灰分）とする従来の方法）に分けて成分値を収載している。

　利用可能炭水化物（単糖当量）および利用可能炭水化物（質量計）の算出には，成分表2020年版炭水化物成分表編に収載されている，でん粉，単糖類（ぶどう糖，果糖，ガラクトース），二糖類（しょ糖，麦芽糖，乳糖，トレハロース），80％エタノールに可溶性のオリゴ糖類（マルトデキストリン，マルトトリオース等）を用いている。利用可能炭水化物（単糖当量）は，これらの成分値を単糖に換算した量の総和である。分子量に基づき換算係数をそれぞれ適用している。利用可能炭水化物（質量計）は各成分値の総和であり，利用可能炭水化物の摂取量の算出に利用する。また，エネルギーを計算する際の計算式の選択に利用される（第2章 p.21参照）。

　差引き法による利用可能炭水化物は，以下の計算により求める。

　差引き法による利用可能炭水化物（g）＝100g−〔水分＋アミノ酸組成によるたんぱく質（この収載値がない場合には，たんぱく質）＋脂肪酸のトリアシルグリセロール当量として表した脂質（この収載値がない場合には，脂質）＋食物繊維総量＋有機酸＋灰分＋アルコール＋硝酸イオン＋ポリフェノール（タンニンを含む）＋カフェイン＋テオブロミン＋加熱により発生する二酸化炭素等〕g

　食物繊維総量の内訳は，成分表2020年版炭水化物成分表編の別表1食物繊維成分表に収載されている。食物繊維の分析法としては，水溶性食物繊維と不溶性食物繊維を分別定量できるプロスキー変法（酵素−重量法）が従来用いられてきたが，コーデックス委員会（国際食品規格委員会）の定義法となっている AOAC.2011.25法（酵素−重量法・液体クロマトグラフ法）が新しく採用された。この分析法では，従来法では定量できなかった大豆オリゴ糖などの低分子量の難消化性水溶性炭水化物や難消化性でん粉等の一部を定量することができる。食物繊維成分表には，2つの分析法による成分値が併記されている。

エネルギー供給源としての炭水化物

　炭水化物はヒトのもっとも重要なエネルギー源である。このうち，単糖は直接吸収されるが，少糖や多糖は消化酵素により単糖に加水分解され吸収される。糖質の化学的燃焼熱は1gあたり3.74〜4.20 kcalであるが，生理的燃焼熱は消化吸収率や体内酸化速度などが異なり，若干の違いがある。

　糖アルコールのエネルギーはソルビトールなどでは糖質とあまり変わらないとされるが，マルチトールは消化・吸収されず，また，エリスリトールは吸収されても代謝されないためかなり低いとされている。しかし，消化・吸収されないこれらの物質や食物繊維も，腸内微生物による発酵を受け，低分子脂肪酸や有機酸となり，吸収されてある程度エネルギー源となる。また，糖アルコールはインスリン非依存性であり，糖尿病の治療食としても利用されている。

　成分表2020年版では，FAO/INFOODSの推奨する方法に準じたエネルギー計算法を適用している。成分項目群「利用可能炭水化物」については，成分値の確からしさを評価した結果等に基づき，利用可能炭水化物（単糖当量）あるいは差引き法による利用可能炭水化物のどちらを用いるかを決めている。炭水化物のエネルギー換算係数は第2章表2-3を参照とする。

3. 脂　　質

　脂質 lipid は，たんぱく質，炭水化物と並び，体内でエネルギー源として利用される重要な栄養素である。一方，栄養以外の機能として，細胞膜の主要な構成成分，生理活生物質の前駆体としてのはたらきももつ。油脂（グリセリド），リン脂質，ステロールなどの総称で，エーテル，クロロホルム，アセトン，ヘキサンなどの有機溶媒には可溶で，水には溶けにくい性質をもつ化合物である。

　多くの脂質は，脂肪酸とグリセリンが**エステル結合**しており，水酸化ナトリウム，水酸化カリウムなどのアルカリとともに加熱すると，エステル結合が加水分解され，石けん（脂肪酸ナトリウム）とグリセリンが生成される。この反応を**ケン化**とよんでいる。しかし，ステロール，脂溶性ビタミン，カロテンなどのように，脂質でもケン化を受けないものや，ケン化されても水に溶けないものも存在し，それらを**不ケン化物**とよぶ。

表3-7　主な脂肪酸の種類

分　類		系　統　名	炭素数：二重結合数	融点（℃）
飽和脂肪酸	短　鎖	酪　酸	4：0	−7.9
		ヘキサン酸	6：0	−3.4
	中　鎖	オクタン酸	8：0	16.7
		デカン酸	10：0	31.6
	長　鎖	ラウリン酸	12：0	44.2
		ミリスチン酸	14：0	53.9
		パルミチン酸	16：0	63.1
		ステアリン酸	18：0	69.6
		アラキジン酸	20：0	77.5
不飽和脂肪酸	長鎖 一価	パルミトレイン酸	16：1	−0.1
		オレイン酸	18：1 (*n*-9)	13.4
		エライジン酸（*trans*）	18：1 (*n*-9)	46.5
		エルカ酸	22：1 (*n*-9)	33.8
	多価	◎リノール酸	18：2 (*n*-6)	−5.1
		◎α-リノレン酸	18：3 (*n*-3)	−11.0
		γ-リノレン酸	18：3 (*n*-6)	−11.0
		○アラキドン酸	20：4 (*n*-6)	−49.5
		○イコサペンタエン酸*	20：5 (*n*-3)	−54.1
		○ドコサヘキサエン酸	22：6 (*n*-3)	−44.3

◎，○は必須脂肪酸，○はリノール酸，リノレン酸から生体内で合成される。
＊　以前はエイコサペンタエン酸とよばれていたが，IUPAC，学術用語集（化学編），日本化学会，日本油化学会ではイコサペンタエン酸というよび方を採用している。

3.1 脂 肪 酸

(1) 脂肪酸の種類と構造

　脂質の主要な構成成分である脂肪酸 fatty acid は，様々な種類が存在しており（表3-7），脂質の性質やはたらきを決定する基本的な物質である。脂肪酸は，炭素（C），酸素（O），水素（H）の３種原子で構成されており，炭素原子が鎖状につながった炭化水素の末端には，カルボキシ基（−COOH）がある。その炭化水素に炭素原子間の二重結合をまったく含まない脂肪酸を**飽和脂肪酸**，１つ以上の二重結合を有するものを**不飽和脂肪酸**という。不飽和脂肪酸の中でも，二重結合を１つ有するものは一価不飽和脂肪酸 monoenoic fatty acid（モノエン脂肪酸，MUFA），２つ有するものは二価不飽和脂肪酸 dienoic fatty acid（ジエン脂肪酸），３つ有するものは三価不飽和脂肪酸 trienoic fatty acid（トリエン脂肪酸）などに分類される。また，二重結合の数が２つ以上のものを総称して，多価不飽和脂肪酸 polyunsaturated fatty acid（ポリエン脂肪酸，PUFA）とよぶ。

　天然に多く存在する脂肪酸の構造は，ほぼ直鎖状で，分枝鎖，環状構造をもつものもあるが，ほとんどみられない。また，炭素数は偶数個のものが一般的であり，炭素数２〜６の脂肪酸を**短鎖脂肪酸**，８〜10の脂肪酸を**中鎖脂肪酸**，12以上の脂肪酸は**長鎖脂肪酸**に分類される。ただし，炭素数12のラウリン酸は本来は長鎖脂肪酸であるが，中鎖脂肪酸に分類されることもあり，その境界は曖昧である。一般に，炭素数が多くなるにしたがって融点は高くなる。不飽和脂肪酸は，炭素数が同じ場合でも，二重結合の数が多くなるほど融点は低くなる。

　不飽和脂肪酸の二重結合の立体配置は，水素原子が二重結合をはさんで同じ側に結合している**シス型**と，反対側に結合している**トランス型**が存在し（図3-20），天然に存在する脂肪酸の多くはシス型である。しかし，牛などの反芻動物では，胃の中に存在する微生物のはたらきによって，トランス脂肪酸がつくられるため，牛肉や牛乳などにも微量含まれている。

図 3 − 20　シス型，トランス型脂肪酸の構造

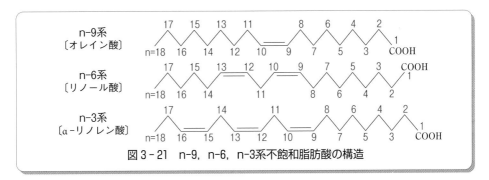

図 3 − 21　n-9，n-6，n-3系不飽和脂肪酸の構造

また，常温で液体の植物油や魚油から，固体の油脂を製造する際の水素添加により一部トランス脂肪酸がつくられる。

(2) 必須脂肪酸

不飽和脂肪酸は，カルボキシ炭素を１位として数え，もっとも離れた二重結合の位置が，炭素数 n より９少ないものを n-9系不飽和脂肪酸（オレイン酸系列），６少ないものを n-6系不飽和脂肪酸（リノール酸系列），3少ないものを n-3系不飽和脂肪酸（α-リノレン酸系列）と分類している（図3-21）。

n-6系，および n-3系不飽和脂肪酸は，ヒトの体内では合成することができず，食事から摂取しなければならないことから，**必須脂肪酸** essential fatty acid とよぶ。必須脂肪酸が欠乏すると，皮膚の異常，成長障害などを起こす。

3.2　脂質の分類

脂質は単純脂質，複合脂質，誘導脂質の３つに分類される。**単純脂質** simple lipid は脂肪酸とアルコール類からなる脂質，**複合脂質** complex lipid は単純脂質にリン酸や糖質などが結合している脂質，**誘導脂質**は単純脂質や複合脂質が加水分解されてできた脂溶性の化合物や不ケン化物が含まれる（表3-8）。

表3-8　脂質の分類

分　類	名　　称		構成成分	
単純脂質	油脂（グリセリド）			グリセリン
	ロウ（ワックス）			高級脂肪酸アルコール
	ステロールエステル			ステロール
複合脂質	リン脂質	グリセロリン脂質	脂肪酸＋	グリセリン＋リン酸＋塩基
		スフィンゴリン脂質		スフィンゴシン＋リン酸＋塩基
	糖脂質	グリセロ糖脂質		グリセリン＋糖
		スフィンゴ糖脂質		スフィンゴシン＋糖
誘導脂質	ステロール			
	炭化水素			
	脂溶性ビタミン			
	脂溶性色素			

3.3　単純脂質

(1) 油脂（グリセリド）

グリセリド glyceride は，三価のアルコールの一種であるグリセリン（グリセロール）と脂肪酸がエステル結合したものの総称で，一般に油脂といわれているものは，**トリグリセリド（トリアシルグリセロール）**を主成分としており，グリセリンに３分子の脂肪酸が結合している。多くの種類が存在し，それぞれの油脂は，様々な脂肪酸で

表 3 - 9　植物油脂の脂肪酸組成

脂肪酸総量100g あたりに含まれる脂肪酸（g）

分類		食用油脂	飽和脂肪酸									不飽和脂肪酸							
			C4:0 酪酸	C6:0 ヘキサン酸	C8:0 オクタン酸	C10:0 デカン酸	C12:0 ラウリン酸	C14:0 ミリスチン酸	C16:0 パルミチン酸	C18:0 ステアリン酸	C20:0 アラキジン酸	C16:1 パルミトレイン酸	C18:1 n-9 オレイン酸	C22:1 n-9 エルカ酸*	C18:2 n-6 リノール酸	C18:3 n-3 α-リノレン酸	C20:4 n-6 アラキドン酸	C20:5 n-3 イコサペンタエン酸	C22:6 n-3 ドコサヘキサエン酸
植物油脂	植物油	サフラワー油（ハイリノール）	-	-	-	0	0	0.1	6.8	2.4	0.3	0.1	-	0	75.7	0.2	0	0	0
		サフラワー油（ハイオレイック）	-	-	-	0	0	0.1	4.7	2.0	0.4	0.1	-	0	14.2	0.2	0	0	0
		大豆油	-	-	-	0	0	0.1	10.6	4.3	0.4	0.1	-	0	53.5	6.6	0	0	0
		綿実油	-	-	-	0	0	0.6	19.2	2.4	0.3	0.5	-	0	57.9	0.4	0	0	0
		ごま油	-	-	-	0	0	0	9.4	5.8	0.6	0.1	-	0	43.6	0.3	0	0	0
		なたね油	-	-	-	0	0.1	0.1	4.3	2.0	0.6	0.2	-	0.1	19.9	8.1	0	0	0
		米ぬか油	-	-	-	0	0	0.3	16.9	1.9	0.7	0.2	-	0	35.0	1.3	0	0	0
		とうもろこし油	-	-	-	0	0	Tr	11.3	2.0	0.4	0.1	-	0	54.9	0.8	0	0	0
		落花生油	-	-	-	0	0	Tr	11.7	3.3	1.5	0.1	-	0.1	31.2	0.2	0	0	0
		オリーブ油	-	-	-	0	0	0	10.4	3.1	0.4	0.7	-	0	7.0	0.6	0	0	0
	植物脂	やし油	0	0.6	8.3	6.1	46.8	17.3	9.3	2.9	0.1	0	-	0	1.7	0	0	0	0
		パーム油	-	-	-	0	0.5	1.1	44.0	4.4	0.4	0.2	-	0	9.7	0.2	0	0	0
動物油脂	動物油	魚油（まいわし、生）	-	-	-	0	0.1	6.7	22.4	5.0	0.7	5.9	-	1.8	1.3	0.9	1.5	11.2	12.6
		魚油（くろまぐろ、天然・赤身・生）	-	-	-	-	-	2.7	19.2	9.4	0.2	3.6	-	4.4	1.1	0.4	2.2	3.6	16.0
		魚油（さんま、皮つき・生）	-	-	-	0	Tr	7.7	11.6	1.8	0.2	3.5	3.5	21.6	1.4	1.3	0.5	6.7	10.2
	動物脂	牛脂	0	0	0	0	0.1	2.5	26.1	15.7	0.1	3.0	-	0	3.7	0.2	0	0	0
		豚脂	-	-	-	0.1	0.2	1.7	25.1	14.4	0.2	2.5	-	0	9.6	0.5	0.1	0	0
		無発酵バター（有塩）	3.8	2.4	1.4	3.0	3.6	11.7	31.8	10.8	0.2	1.6	-	0	2.4	0.4	0.2	0	0
加工油脂		マーガリン（有塩）	0	0.1	0.5	0.5	4.8	2.3	15.1	6.4	0.4	0.1	50.6	0	15.7	1.6	0	0	0

*『日本食品標準成分表2020年版（八訂）脂肪酸成分表編』においては、エルカ酸（22:1）としては、ドコセン酸（22:1）として掲載されている。

出典）文部科学省：日本食品標準成分表2020年版（八訂）脂肪酸成分表編，2020.

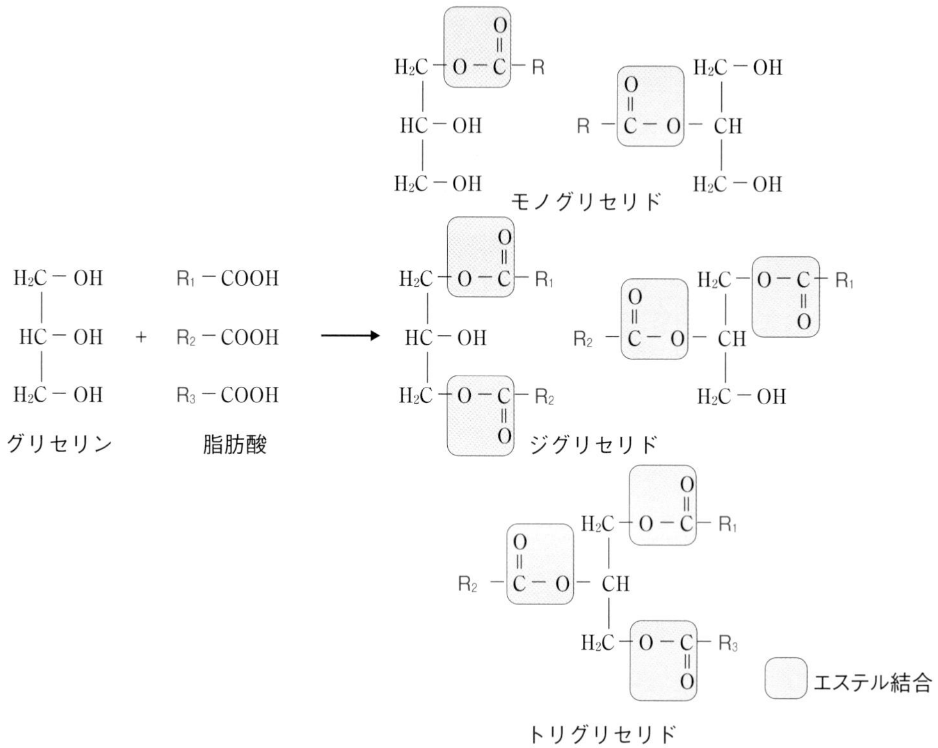

図 3 - 22　グリセリドの構造

構成されている（表3-9）。油脂の物理・化学的性質は，3つの脂肪酸の種類と組み合わせに大きく影響され，植物油脂では，構成されている脂肪酸の割合が不飽和脂肪酸の方が高いため常温で液体の「油Oil」となり，動物油脂では，逆に飽和脂肪酸の割合が高いため固体の「脂Fat」となるものが多い。また，1分子の脂肪酸と結合しているものや，2分子の脂肪酸と結合しているものもあり，それぞれモノグリセリド（モノアシルグリセロール），ジグリセリド（ジアシルグリセロール）とよぶ（図3-22）。

(2)　ロ　　ウ

　ロウ wax は，アルコール類のうち，通常炭素数の多い長鎖の高級脂肪族アルコールと脂肪酸がエステル結合したものであり，植物の葉や果実の表皮などに存在し，動物の皮膚を保護するための成分として見出された。しかし，ヒトでは消化することができないため，エネルギーとして利用されず栄養価値は低い。アブラソコムツやバラムツに含まれており，消化できないため食すと下痢を起こす。

(3)　ステロールエステル

　動物や植物由来のステロール（誘導脂質）は，そのままの形（遊離型）やステロイド骨格の3位のヒドロキシ基に脂肪酸とエステル結合したステロールエステル sterol ester として存在している。

3.4 複合脂質

　複合脂質は，脂肪酸とアルコール以外に，リン酸，糖質，窒素化合物などが結合したものである。リン酸を含んでいるものをリン脂質，糖質を含んでいるものを糖脂質とよぶ。

(1) リ ン 脂 質

　リン脂質 phospholipid は，アルコールの部分がグリセリンである**グリセロリン脂質**と，スフィンゴシンである**スフィンゴリン脂質**とに分けられる。スフィンゴシンは，18個の炭素をもつ長鎖アミノアルコールで，スフィンゴシンに脂肪酸が結合したものをセラミドという。

　グリセロリン脂質の基本構造となるホスファチジン酸は，グリセリンに2分子の脂肪酸とリン酸が結合している。このリン酸部にコリン，エタノールアミン，セリン，イノシトールが結合したものが，それぞれレシチン（ホスファチジルコリン），セファリン（ホスファチジルエタノールアミン），ホスファチジルセリン，ホスファチジルイノシトールである。レシチンは，だいずや卵黄に多く含まれており，マヨネーズをつくるときに利用されている。また，代表的なスフィンゴリン脂質として，脳や神経に多く含まれる成分のスフィンゴミエリンは，セラミドにリン酸とコリンが結合している（図3-23）。

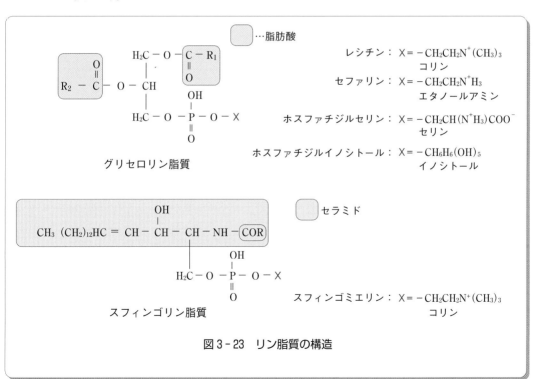

図 3 - 23　リン脂質の構造

(2) 糖 脂 質

　糖脂質 glycolipid もリン脂質と同様，**グリセロ糖脂質**と**スフィンゴ糖脂質**とに分け

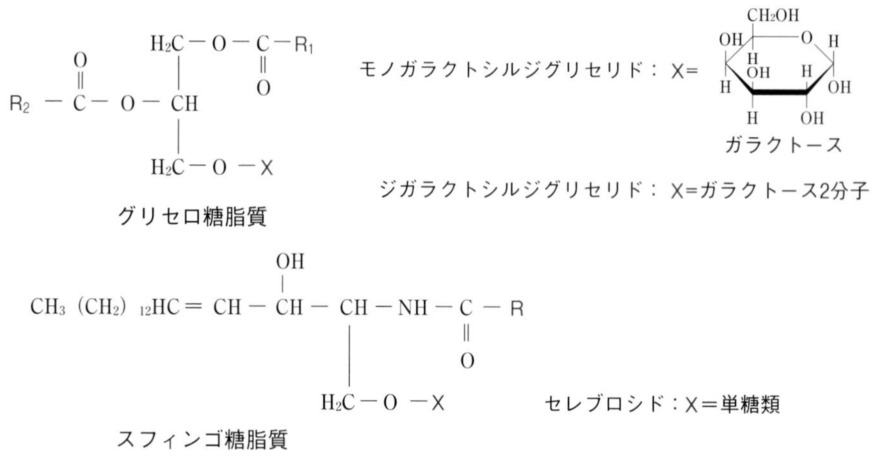

$$H_2C-O-C-R_1$$

モノガラクトシルジグリセリド：X=

ガラクトース

ジガラクトシルジグリセリド：X=ガラクトース2分子

グリセロ糖脂質

$$CH_3(CH_2)_{12}HC=CH-CH-CH-NH-C-R$$

$$H_2C-O-X$$　　セレブロシド：X=単糖類

スフィンゴ糖脂質

図3-24　糖脂質の構造

られ，グリセロ糖脂質は，グリセリンに2分子の脂肪酸と糖が結合しており，スフィンゴ糖脂質は，セラミドに糖が結合した構造をもつ。

　グリセロ糖脂質には，糖としてガラクトースが結合しているモノガラクトシルジグリセリドやジガラクトシルジグリセリドがあり，葉緑体の重要な成分である。また，単糖類がセラミドに結合したセレブロシドは，スフィンゴ糖脂質の一種であり，脳や神経に多く含まれる（図3-24）。

3.5　誘導脂質
(1)　ステロール

　ステロール sterol は，3つの6員環と1つの5員環がつながった構造のステロイド骨格を基本構造にもち，3位の炭素にヒドロキシ基が結合した化合物の総称である（図3-25）。

　動物にもっとも多く存在するステロールは**コレステロール**であり，卵やレバーなどに多く含まれている（図3-25，表3-10）。ヒトにおいても，細胞膜の構成成分，体内で合成されるホルモンや胆汁酸の材料，紫外線による体内でのビタミンDの合成にかかわるなど，重要なはたらきをしている。ただし，必要以上にコレステロールが増えると，血管壁に沈着し動脈硬化を起こして，心筋梗塞や脳梗塞を発症させる。

　植物に存在する**植物ステロール**（フィトステロール）には，β-シトステロール，スチグマステロール，カンペステロールなどがある。きのこ類や酵母などの菌類にはエルゴステロールが含まれており，紫外線を照射することによりビタミンDに変化する（図3-25）。

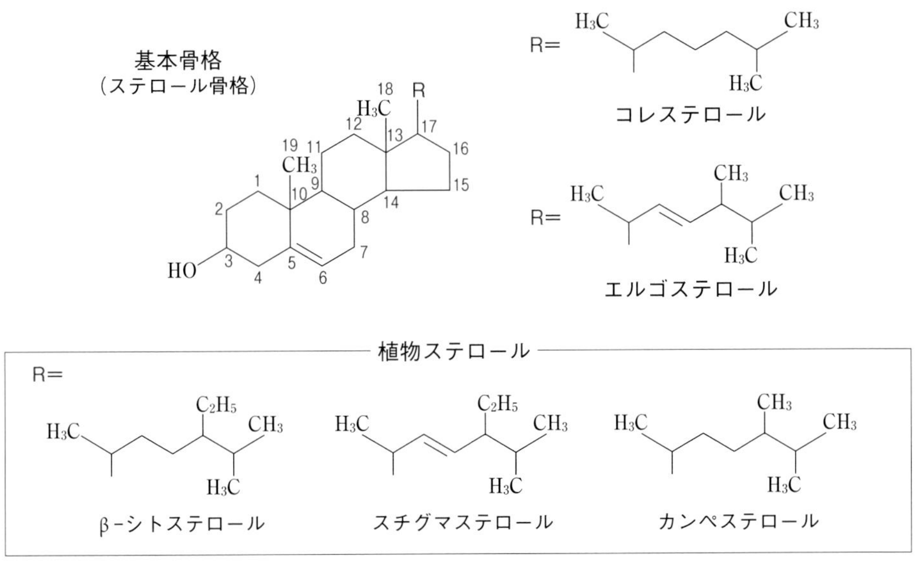

図 3 - 25　ステロールの構造

表 3 - 10　食品中のコレステロール含量（可食部100g あたり）

食　　品	コレステロール (mg)	食　　品	コレステロール (mg)
〈魚介類〉		〈肉　類〉	
天然くろまぐろ（赤身）	50	和牛肉（サーロイン，脂身つき）	86
まだこ（生，ゆで）	150	ぶた肉〔大型種肉〕（ロース，脂身つき）	61
するめいか（生）	250	若どり肉（もも，皮つき）	89
かに（がざみ）	79	牛肝臓（生）	240
すじこ	510	豚肝臓（生）	250
あさり（生）	40	鶏肝臓（生）	370
〈乳　類〉		〈卵　類〉	
普通牛乳	12	鶏卵全卵（生）	370
		鶏卵卵黄（生）	1200
		鶏卵卵白（生）	1

出典）文部科学省：日本食品標準成分表2020年版（八訂），2020.

(2)　炭 化 水 素

　動植物より採取される炭化水素 hydrocarbons の代表的なものにスクワレンがあげられ，深海さめ類の肝臓に含まれる肝油から精製される。

3. 6　脂質の酸化

　油脂が劣化してくると，変色を起こしたり，味が変化したり，不快なにおいを生じたりするなど，酸敗（変敗）とよばれる状態となり品質が低下する。この酸敗の主な

原因は，油脂に含まれている不飽和脂肪酸の酸化によるものであり，空気中の酸素，熱，光，酵素，重金属イオンなどが作用することで，種々の機構によって酸化反応が進行する。不飽和脂肪酸の二重結合は，水素が引き抜かれやすくなっているため酸化を受けやすく，酸化反応による最初に生成される物質は，通常過酸化物である脂質**ヒドロペルオキシド**である（第6章参照）。

3.7　油脂の利用と化学

油脂は，脂肪酸組成により性質が異なるが，それぞれの油脂の性質を完全に把握することは困難である。そこで，化学的性質や物理的性質を評価し，油脂の種類判別や品質判定を行うことが必要である。これらの性質を表す数値には，油脂本来の特徴を示す特数と，油脂の劣化度など油脂の品質面における度合いを示す変数がある（表3-11）。

(1)　油脂の化学的性質

1)　ケン化価

ケン化価 saponification value（SV）とは，油脂1gをケン化するのに要する水酸化カリウム（KOH）のmg数のことで，構成されている脂肪酸の分子量の大き

表3-11　油脂の性質を表す指標

特数	ケン化価	脂肪酸の分子量の大きさ どちらも1g ■ グリセリン ― 脂肪酸 大 ← 脂肪酸の分子量 → 小 小 ← ケン化価 → 大
	ヨウ素価	不飽和脂肪酸の二重結合の数 どちらも100g $-\overset{\mid}{C}=\overset{\mid}{C}-$　　$-\overset{\mid}{C}-\overset{\mid}{C}-$ I_2（ヨウ素）　　I_2（ヨウ素） 付加できる　　付加できない 多 ← 二重結合数 → 少 大 ← ヨ ウ 素 価 → 小
	ライヘルト・マイスル価	短鎖脂肪酸含量が多いほど高い
	ポレンスケ価	中鎖脂肪酸含量が多いほど高い
変数	過酸化物価	油脂の鮮度・精製度の指標となり，新鮮な油脂ほど数値が低い
	酸　　　価	
	カルボニル価	
	チオバルビツール酸価（TBA価）	

さを表す。分子量が大きい，すなわち，長鎖脂肪酸が多い油脂の場合，1 g 中の
mol 数が少なくなるため，ケン化の際に消費される KOH の消費量が少なくなり，
ケン化価は小さくなる。

2) ヨウ素価

ヨウ素価 iodine value（IV）とは，油脂100 g に付加するヨウ素の g 数のことで，
不飽和脂肪酸の二重結合の数の多さを表す。ヨウ素は，油脂の不飽和脂肪酸の二重
結合に付加する性質をもつため，付加されたヨウ素の量から二重結合の数を知るこ
とができる。ヨウ素価が高い油脂ほど二重結合の数が多い。植物油脂ではヨウ素価
100以下を**不乾性油**（落花生油，オリーブ油など），100 ～ 130を**半乾性油**（綿実油，ご
ま油など），130以上を**乾性油**（大豆油など）に分類される（表3-12）。

3) ライヘルト・マイスル価，ポレンスケ価

ライヘルト・マイスル価 Reihert-Meissel value とは，脂肪試料5 g を水蒸気蒸留
し得られる，水に可溶な揮発性脂肪酸（C_4, C_6）を中和するのに要する0.1N 水酸

表3-12　食用油脂の物理化学的性質

分　類	名　　称	ケン化価	ヨウ素価	ライヘルト・マイスル価	屈　折　率	融　点 凝固点℃
乾性油	大　豆　油	188～196	114～141	—	$1.4720～1.4750^{25}$	−7～−8
半乾性油	綿　実　油	191～198	101～117	0.4～1	$1.4722～1.4768^{20}$	4～−6
	ご　ま　油	187～193	103～112	1.2	$1.473～1.476^{20}$	−3～−6
	な　た　ね　油	171～179	97～107	0.2～0.4	$1.471～1.476^{20}$	0～−12
	米　　油	180～196	91～107	—	$1.471～1.474^{20}$	−5～−10
	とうもろこし油	191～194	115～130	0.3～2.5	$1.473～1.476^{20}$	−10～−15
不乾性油	落　花　生　油	190～195	80～99	0.5～1.6	$0.915～0.921^{15}$	−3～0
	オ　リ　ー　ブ　油	190～195	80～85	0.3～0.6	$0.914～0.929^{15}$	0～6
植　物　脂	や　し　油	253～258	8～10	5.5～9.0	$1.4477～1.4497^{40}$	20～28
	パ　ー　ム　油	196～207	34～59	0.5～2.0	$1.4531～1.4594^{40}$	27～50
動　物　油	い　わ　し　油	194～196	180～187	—	$1.4775～1.4808^{40}$	
	た　ら　肝　油	181～189	145～165	0.2～2.1	$1.4741～1.4868^{20}$	
	鯨　　油	188～195	92～157	0.7～2.4	$1.4727～1.4729^{30}$	
動　物　脂	牛　　脂	190～200	32～47	0.25～0.5	$1.454～1.4614^{40}$	35～50
	豚　　脂	193～200	46～66	0.3～1.0	$1.4577～1.4609^{40}$	28～48
	羊　　脂	192～198	31～47	—	$1.4550～1.4588^{40}$	44～55
	バ　タ　ー	218～235	25～47	26～33	$1.4445～1.4570^{40}$	28～38

出典）日本油脂化学協会：油脂化学便覧，丸善，1990．より一部改変．

化カリウムエタノール溶液の mL 数をいい，短鎖脂肪酸含量を表す。同様に，水蒸気蒸留し得られる，水に不溶な揮発性脂肪酸（$C_8 \sim C_{12}$）を中和するのに要する 0.1N 水酸化カリウムエタノール溶液の mL 数をポレンスケ価 Polenske value といい，中鎖脂肪酸含量を表す。

4) 酸　価

酸価 acid value（AV）とは，油脂 1 g に含まれる遊離脂肪酸を中和するのに要する水酸化カリウムの mg 数のことである。油脂の鮮度や精製度の目安として用いられる。揚げ物などの調理，長期間の貯蔵などにより，油脂の酸敗が進行してくると，加水分解により遊離脂肪酸が生成され，酸価は増加する。

5) 過酸化物価

過酸化物価 peroxide value（POV）とは，油脂 1 kg あたりに含まれる過酸化物の mg 当量数のことである。脂質ヒドロペルオキシドなどの過酸化物は，酸化が開始される初期の段階で，酸素が不飽和脂肪酸の二重結合に結合し生成される。新鮮な油脂の過酸化物価は 0 に近い数値を示す。

6) カルボニル価

カルボニル価 carbonyl value（CV）とは，油脂 1 kg に含まれるカルボニル化合物の mg 当量数のことで，油脂の酸化の進行度合いにより高くなる。酸化が初期段階よりさらに進むと，過酸化物が分解され，カルボニル化合物が生成される。

7) チオバルビツール酸価

チオバルビツール酸価 thiobarbituric acid value（TBA 価）とは，油脂の過酸化物から生成されるマロンジアルデヒドをチオバルビツール酸と反応させて，生じた赤色色素を比色定量し，油脂 1 g あたりの吸光度（532 nm）で表したものである。油脂の酸敗の状態を判断するために用いられる。

(2)　油脂の物理的性質

1) 比　重

比重 specific gravity は構成されている脂肪酸の種類により異なるが，食用油脂の比重は，15℃で0.91 ～ 0.95の範囲にあり，水と比べて小さい。分子量の大きい脂肪酸含量が増えると減少するが，不飽和脂肪酸含量が増えるにつれて増加する。

2) 屈 折 率

屈折率 refractive index も，構成されている脂肪酸により変化する。油脂の屈折率は，分子量が大きい脂肪酸や不飽和脂肪酸含量が増えると上昇し，酸化が進行することによっても上昇する。

3) 粘　度

粘度 viscosity は，温度が上昇するにつれて低下するが，高温で使用続けると，酸化が進行し増加する。

4) 発 煙 点

発煙点 smoke point は，油脂を加熱し温度が上昇した際に，油脂の表面から発煙

が連続的に発生しはじめる温度のことで，通常は200℃以上である。油脂の発煙点は，酸化が進行すると低下する。

(3)　固形脂の性質

1) 可　塑　性

外からある一定以上の力を加えて変形させると，元の形に戻らないような性質を可塑性 plasticity という。マーガリンのように，冷蔵庫の温度から室温の温度までの温度変化があったとしてもペースト状で，可塑性を示す温度の幅が広い。これを可塑性範囲が広いという。これに対し，チョコレートなどのように体温よりも少し低い温度でも，すぐに溶けてしまうような状態のものを可塑性範囲が狭いという。

可塑性である状態のバター，ラード，マーガリン，ショートニングのような固形状の油脂（固形脂）は固体の脂肪と液体の油が混ざった状態である。トリグリセリドの融点が低いものから高いものまで混在している場合には可塑性の範囲は広くなり，融点が近似しているものだけの場合は狭くなる。

固体脂指数（SFI）とは，ある油脂が所定温度で固体脂と液体油をどのような割合で含むかを固体脂の百分率 ％で表した値をいう。SFI が0を示すときは，液体油の状態で，40以上になると硬い固形脂となる。SFI の変化を示す曲線より，ココアバターのようなものは，30℃付近からほかの油脂と比べて急激に SFI が下落していることから，すばやく溶けてしまう油脂であることがわかる（図3-26）。

2) 多　　　形

固形脂には，固化条件，温度処理によって異なる結晶構造がみられる。これを多形 polymorphism 現象という。油脂の主成分であるトリグリセリドの結晶構造には，代表的な多形としてα，β′，β型の3種類があげられる（図3-27）。油脂を加熱し急冷するとα型の結晶が得られる。α型の結晶をさらにゆっくり加熱し冷却するとβ′型の結晶となり，β′型の結晶をゆっくり加熱し冷却するとβ型の結晶となる。α型の結晶は，分子が不規則に配列しており，もっとも融点が低く不安定な多

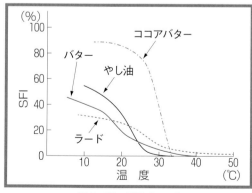

図3-26　SFIカーブ

出典）柳原昌一：食用固型油脂，建帛社，1975.

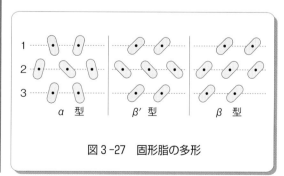

図3-27　固形脂の多形

形である。反対に，β型の結晶は，分子が規則的に配列しており，もっとも融点が高く安定な多形である。β′型の結晶は，α型とβ型の結晶の中間に位置する多型であり，中間の融点を有している。ラード，マーガリン，ショートニングのような食用固体脂では，β′型の結晶が多いものが良質である。

チョコレートの原料であるココアバターは，様々な結晶構造を有しており，αのⅠ型，Ⅱ型，β′のⅢ型，Ⅳ型，βのⅤ型，Ⅵ型の，融点，密度，結晶形などが異なる6タイプに分類される。この中で良質の品質を与えるのは，βのⅤ型の結晶のみである。βのⅥ型では，チョコレートが白く変色したり，まだらな状態になるファットブルーム現象（ブルーミング）が起こる。この現象を抑えるため，融解と再結晶化を繰り返して均一な結晶構造にそろえるテンパリング tempering（調温）処理を行う。

3）ショートニング性

ビスケットやクッキーなどに配合されている固形脂が，もろく砕けやすい性質を与えることをショートニング shortening 性という。小麦粉に油脂を混ぜて生地をこねると，油脂がグルテンの組織形成を阻害し，もろく砕けやすい食感を与える。この油脂として，バターやラードが利用されるが，その代用として開発されたものがショートニングである。

4）クリーミング性

バターのような固形脂と砂糖，小麦粉を混ぜ撹拌したときに，空気を大量に混ぜ込むことのできる性質をクリーミング creaming 性という。このバターのクリーミング性を利用してつくられたものが，バターケーキである。

（4）食用油脂の加工

1）水素添加

加圧された反応容器内で，ニッケルなどの触媒存在下で，水素と油脂を反応させることにより，油脂中の不飽和脂肪酸の二重結合に水素を付加することを**水素添加** hydrogeneration という。水素添加により油脂の二重結合が減少するため，融点は上昇し，液状であった油脂を半固形状や固形状の油脂にすることができる。このような工程で製造された油脂を**硬化油** hardened oil という。硬化油は，十分に脱臭して，マーガリン，ショートニング，石けんなどの原料として利用されている。

常温で液体である植物油や魚油は，不飽和脂肪酸を多く含むため融点が低く，酸化されやすいため劣化しやすい。そこ

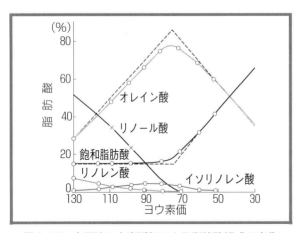

図3-28　大豆油の水素添加による脂肪酸組成の変化

ラードの場合　　　　　　モノ，ジグリセリド製造の場合

図 3 -29　エステル交換

で，水素添加により硬化油にすることで，不飽和脂肪酸が減少するため保存性が向上する（図3-28）。しかし，その際，一部不飽和脂肪酸の異性化が起こり，トランス脂肪酸がつくられることがある。

2）エステル交換

　油脂を適当な条件下で触媒（ナトリウムメトキシド，水酸化ナトリウムなど）や酵素を利用して反応させると，トリグリセリド中の構成している脂肪酸の配位を同一の油脂，あるいは他の油脂との交換が起こり，分子種組成を変化させることができる。この反応を**エステル交換** transesterification という。

　エステル交換には，融点以上で反応させるランダム型，融点以下で反応させるダイレクト型がある。油脂のエステル交換により，望ましい物理的特性を得ることができる。たとえば，ラードはトリグリセリド中の構成している脂肪酸にパルミチン酸とステアリン酸の組み合せのものが多いため，クリーミング性が低いという欠点がある。エステル交換でこれらの組み合せを減らすことによって，クリーミング性などの物性が改善し，製菓，製パン用のショートニングに利用されている。また，油脂にグリセリンを混合してエステル交換すると，モノグリセリドやジグリセリドを製造することができる（図3-29）。

3）乳　　化

　リン脂質や糖脂質のような複合脂質は，油や有機溶媒には可溶で，水には溶けにくい疎水性（あるいは親油性）の脂肪酸部分と，反対に，水には可溶で，油や有機溶媒には溶けにくい親水性のリン酸や糖質部分で構成されている。そのため，リン脂質や糖脂質は1つの分子内に，疎水性と親水性の両方の性質をもち，これらの分子を総称して**両親媒性分子**とよぶ。両親媒性分子は，生体では細胞膜の基本構造である脂質二重層として，食品では乳化 emulsification 剤として利用される。そのほかの乳化剤として，モノグリセリド，しょ糖脂肪酸エステル，ソルビタン脂肪酸エステル，胆汁酸やある種のたんぱく質がある。

　水と油を混ぜた場合，しばらく時間が経つと分離するが，乳化剤が存在すると分離しにくくなり，均一な溶液となる。このような溶液を**乳濁液（エマルション）**といい，このような作用を乳化作用とよぶ。マヨネーズは，酢と油が乳化されてクリーム状になっているが，これはマヨネーズをつくるときに加える卵黄の中に多く含まれているレシチンが乳化剤としてはたらいているからである（第7章参照）。

3.8　脂質の栄養

(1)　エネルギー供給源としての脂質

　脂質のエネルギーは，アトウォーター Atwater のエネルギー換算係数では，1 g あたり 9 kcal であり，炭水化物やたんぱく質（4 kcal）の 2 倍以上である。したがって，有効なエネルギー源ではあるが，脂質からのエネルギー過剰摂取は，肥満や循環器疾患などの健康リスクを高めることから，脂質の摂取は食生活において注意する必要がある。「日本人の食事摂取基準（2020年版）」では，脂肪エネルギー比率の目標量を，1 歳以上の男女ともに 20 ～ 30 ％としている。

(2)　必須脂肪酸の供給

　n-6系不飽和脂肪酸（リノール酸系列），n-3系不飽和脂肪酸（α-リノレン酸系列）は，ヒトの体内では合成することができず，食事から摂取しなければならない必須脂肪酸である。n-6系不飽和脂肪酸のリノール酸からはアラキドン酸，n-3系不飽和脂肪酸のα-リノレン酸からはイコサペンタエン酸やドコサヘキサエン酸が生合成される。アラキドン酸とイコサペンタエン酸は，様々な生理的，薬理的な作用を有する**イコサノイド**とよばれるプロスタグランジン，トロンボキサン，ロイコトリエンなどの生理活性物質を生成する。イコサノイドは，血圧の制御，血小板凝集の制御，アレルギー反応や炎症など多くのメカニズムにかかわっており，必須脂肪酸を摂取することは非常に重要である。

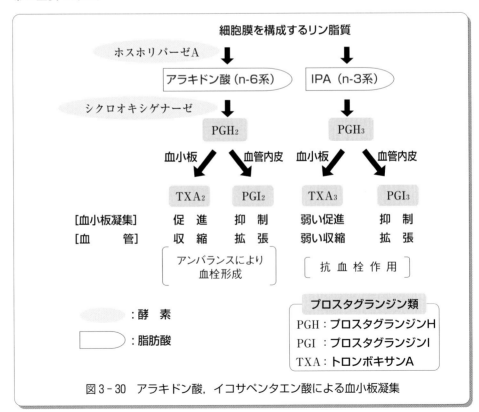

図 3 - 30　アラキドン酸，イコサペンタエン酸による血小板凝集

　n-6系不飽和脂肪酸と n-3系不飽和脂肪酸からは，異なったイコサノイドを生成するため，身体にも異なる影響を与えることが明らかとなっている。たとえば，アラキドン酸から生成されたトロンボキサンA_2は血小板を凝集し，血管内皮でアラキドン酸から生成されたプロスタグランジンI_2は血小板凝集を抑制する。一方，イコサペンタエン酸より生成されたトロンボキサンA_3も血小板を凝集するが，その凝集能はトロンボキサンA_2と比べて弱い。血管内皮でイコサペンタエン酸から生成されたプロスタグランジンI_3は，プロスタグランジンI_2と同程度に血小板凝集を抑制する（図3-30）。その結果，体内での血液の固まる頻度が低くなる。これらのことより，魚やアザラシなどイコサペンタエン酸を多く含む食事をしているイヌイットの人々には，心筋梗塞，狭心症などの虚血性心臓疾患や動脈硬化症などの血管病変の罹患者が少ないと考えられている。

4. たんぱく質

　生き物をつくる組織や，それをつくる細胞の乾燥重量のうち，大部分はたんぱく質である。構造をつくる素材というだけではなく，細胞の機能のほとんどすべてを担っている。たとえば，酵素があることで様々な生化学反応が可能になり，チャネルやポンプにより物質の輸送が調節されている。そして，それぞれのたんぱく質が機能性を発揮するには，立体構造が重要な役割を果たしている。

　食品のほとんどが生物由来であり，そのなかに含まれるたんぱく質は栄養的な役割以外にも，調理加工への影響，酵素反応などの食品成分変化に多くかかわっている。

4.1　アミノ酸

(1)　アミノ酸の構造

　アミノ酸は1つの分子の中に**アミノ基**（$-NH_2$）と**カルボキシ基**（$-COOH$）をもつ化合物である。カルボキシ基は水に溶けると解離して水素イオンを生成する酸である。また，アミノ基は水に溶けたときに水酸化物イオンを生成する塩基でもある。つまり，アミノ酸には1つの分子のなかに酸と塩基両方となり得る官能基をもっており，このような物質を両性化合物という。

　たんぱく質は，アミノ酸が多く連なった重合体である。たんぱく質の性質を知るためには構成単位であるアミノ酸についても学ぶ必要がある。アミノ酸のなかでも，炭素（C）にカルボキシ基，アミノ基，水素，そして側鎖といわれる部分をもつ，α-アミノ酸がたんぱく質の構成要素である。それぞれのα-アミノ酸の違いは側鎖部分の違いであり，側鎖は（R）で示されている（図3-31左）。α-アミノ酸のα位の炭素は，カルボキシ基，アミノ基，水素，側鎖の異なる4種が結合しているため，側鎖（R）がHであるグリシン以外はα位の炭素原子を不斉炭素原子とする。そのため，立体異性体であるL型アミノ酸とD型アミノ酸が存在する（図3-31右）。生体のたんぱく質

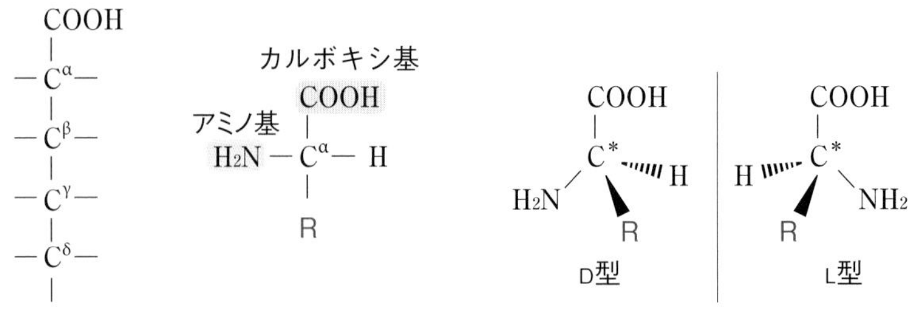

図 3 - 31　アミノ酸の構造

を構成しているアミノ酸は，グリシン以外，すべてが L 型である。アミノ酸は天然に700種以上もあることが確認されているが，生体のたんぱく質を構成しているアミノ酸は約20種である（図3-32）。食品中の機能性成分 γ-アミノ酪酸（GABA）は γ-アミノ酸の一種である。

　D 型と L 型では生体に対する応答が異なり，たとえば，味が異なることなどが知られている。D 型アミノ酸は，近年，分析技術の発展により微量でも検出できるようになり，乳酸菌や腸内細菌による産生が確認されたり，疾患によってはマーカーとなり得る可能性などが示唆されつつある。

(2)　アミノ酸の性質と分類

1）等 電 点

　両性電解質であるアミノ酸は，水に溶けると解離し，アミノ基が NH_3^+，カルボキシ基が COO^- の正と負の両方の電荷をもつ，両性イオン（双生イオン）として存在する。pH の変化によりアミノ酸中のイオン化状態は図3-33のように変化する。酸性溶液中，つまり低い pH では H^+ が増えるため，$-COO^-$ の電荷が打ち消され，アミノ基のみが電離し $-NH_3^+$ となる。逆にアルカリ性溶液の高い pH では，$-OH^-$ が増えるため，NH_3^+ は減少する。また，側鎖が解離する場合は，溶液の pH に伴い解離状態が変化する。適当な pH のもとでは正負の電荷が等しくなり，みかけ上，電荷をもたなくなる。このときの pH を等電点とよび，等電点（pI）は各アミノ酸に固有の値である。

2）アミノ酸の分類

　分類方法はいくつかあるが，ここでは等電点，親水性によるそれぞれ分類法を述べる。

　等電点により中性，酸性，塩基性に分類ができ，等電点は側鎖のもつ官能基によって変わる。カルボキシ基を側鎖にもつものを**酸性アミノ酸**（等電点は pH 3 付近），アミノ基を側鎖にもつものを**塩基性アミノ酸**（等電点は pH 9 ～ 10），側鎖にこれらのような解離性の官能基をもっていないアミノ酸を**中性アミノ酸**（等電点は

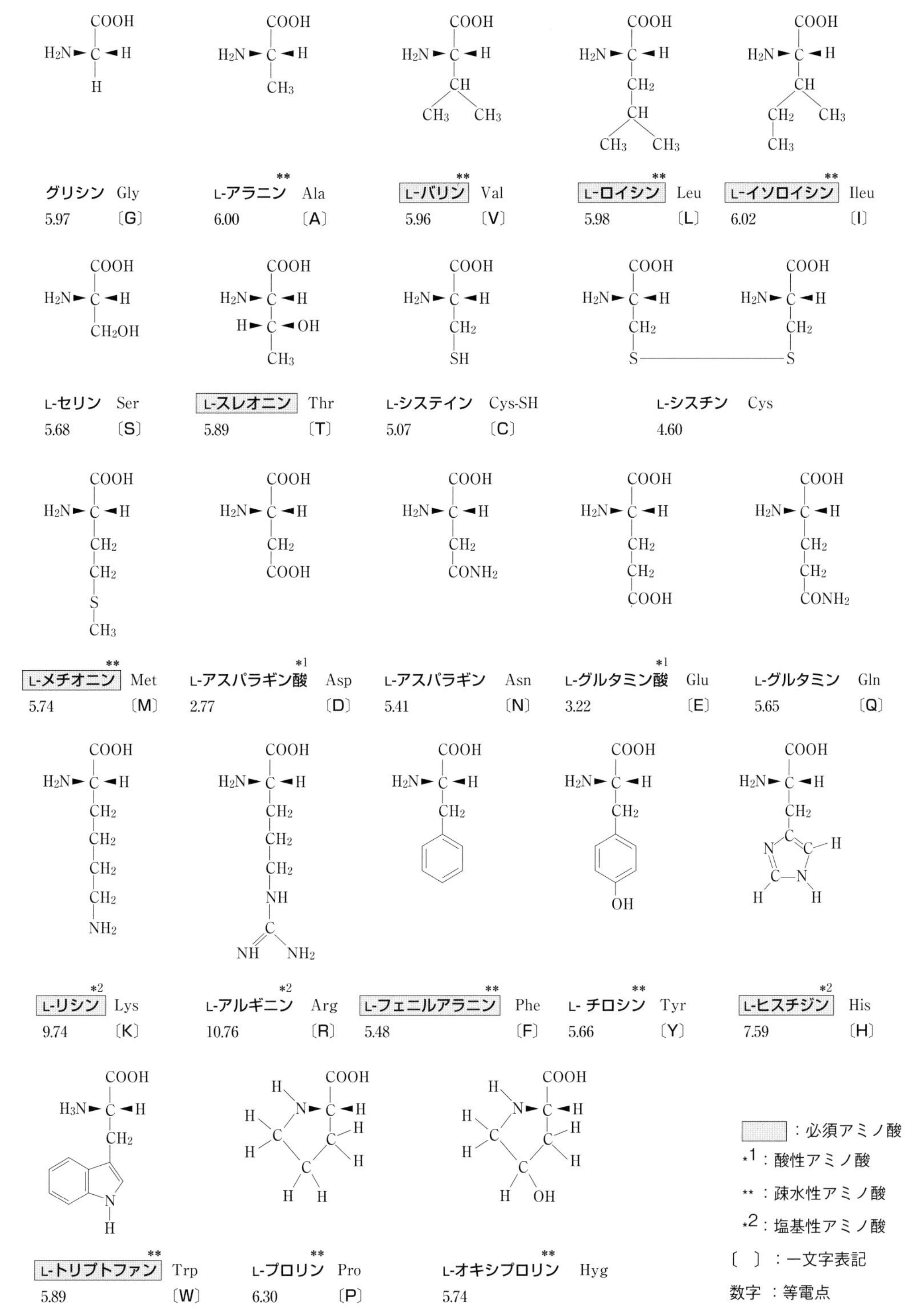

グリシン Gly
5.97 〔G〕

L-アラニン [**] Ala
6.00 〔A〕

L-バリン [**] Val
5.96 〔V〕

L-ロイシン [**] Leu
5.98 〔L〕

L-イソロイシン [**] Ileu
6.02 〔I〕

L-セリン Ser
5.68 〔S〕

L-スレオニン Thr
5.89 〔T〕

L-システイン Cys-SH
5.07 〔C〕

L-シスチン Cys
4.60

L-メチオニン [**] Met
5.74 〔M〕

L-アスパラギン酸 [*1] Asp
2.77 〔D〕

L-アスパラギン Asn
5.41 〔N〕

L-グルタミン酸 [*1] Glu
3.22 〔E〕

L-グルタミン Gln
5.65 〔Q〕

L-リシン [*2] Lys
9.74 〔K〕

L-アルギニン [*2] Arg
10.76 〔R〕

L-フェニルアラニン [**] Phe
5.48 〔F〕

L-チロシン [**] Tyr
5.66 〔Y〕

L-ヒスチジン [*2] His
7.59 〔H〕

L-トリプトファン [**] Trp
5.89 〔W〕

L-プロリン [**] Pro
6.30 〔P〕

L-オキシプロリン [**] Hyg
5.74

☐ : 必須アミノ酸
*1 : 酸性アミノ酸
** : 疎水性アミノ酸
*2 : 塩基性アミノ酸
〔 〕: 一文字表記
数字 : 等電点

図3-32 たんぱく質に含まれるアミノ酸

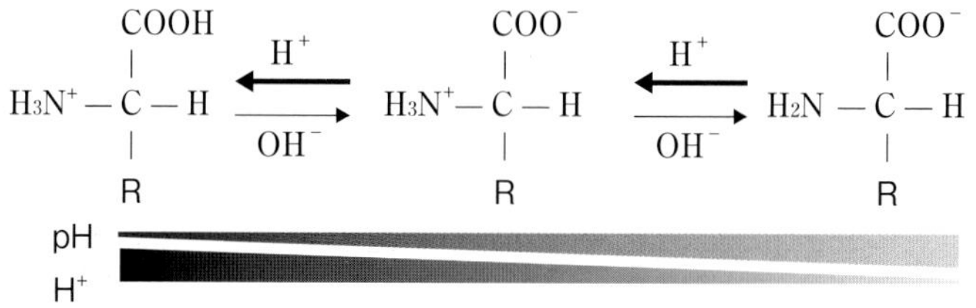

$$\begin{array}{ccccc}
\text{COOH} & & \text{COO}^- & & \text{COO}^- \\
| & & | & & | \\
\text{H}_3\text{N}^+-\text{C}-\text{H} & \underset{\text{OH}^-}{\overset{\text{H}^+}{\longleftrightarrow}} & \text{H}_3\text{N}^+-\text{C}-\text{H} & \underset{\text{OH}^-}{\overset{\text{H}^+}{\longleftrightarrow}} & \text{H}_2\text{N}-\text{C}-\text{H} \\
| & & | & & | \\
\text{R} & & \text{R} & & \text{R}
\end{array}$$

図 3 - 33　pH の変化とアミノ酸のイオン変化状態

pH5 ～ 6）という。

　親水性，疎水性という分類は，側鎖にヒドロキシ基，カルボキシ基，アミノ基のような親水性官能基の有無，炭化水素鎖のような疎水性の高い部分をもっているかによって分類される。親水性官能基をもつものは**親水性アミノ酸**とよぶ。炭化水素鎖の側鎖をもつバリン，ロイシン，イソロイシン，フェニルアラニンのようにベンゼン環をもつアミノ酸は疎水性が強いため，これらは**疎水性アミノ酸**という。一般に，親水性アミノ酸は水に溶けやすく疎水性アミノ酸は水に溶けにくい。

3) アミノ酸の検出反応

　アミノ酸は水に溶けて無色のものが多く，検出には各種の呈色反応が用いられる。一般的なアミノ酸検出には，**ニンヒドリン反応**が用いられる。この反応は，アミノ酸にニンヒドリンを加えて加熱することで赤紫色や黄色などに発色する。ペーパークロマトグラフィー，薄層クロマトグラフィー（TLC）などでの発色試薬としても，アミノ酸自動分析計によるアミノ酸の定量などにも用いられている。特定のアミノ酸の検出反応では，チロシンの検出にはミロン反応，アルギニンの検出には坂口反応などが用いられる。

(3)　遊離アミノ酸

　互いに結合した状態でたんぱく質などの構成要素として存在しているアミノ酸を**結合アミノ酸**といい，ほかのものと結合せずに遊離状態で存在するアミノ酸を**遊離アミノ酸**という。

　アミノ酸はそれぞれ異なる味をもち，食品中に存在する遊離アミノ酸はその食品の味をつくり出す重要な成分である。たとえば，L-グルタミン酸はこんぶのうま味成分，グリシンや L-アラニンはえびの甘味を示すことが知られている。発酵食品などは，微生物により食品成分中のたんぱく質が分解され遊離アミノ酸となり，それにより複雑な味が生み出され，それを我々は活用している。

　天然には，生体のたんぱく質を構成するアミノ酸以外にも多くのアミノ酸が存在している。これらのアミノ酸は，生体内では遊離アミノ酸または結合アミノ酸として存在しており，代謝の重要な中間体，神経伝達物質，血圧や血漿コレステロール濃度を

β−アラニン	$H_2N-CH_2-CH_2-COOH$	パントテン酸の構成分子
γ−アミノ酪酸 （GABA）	$H_2N-CH_2-CH_2-CH_2-COOH$	神経伝達物質，血圧降下作用
L−オルニチン	$H_2N-CH_2-CH_2-CH_2-\underset{\underset{NH_2}{\vert}}{CH}-COOH$	尿素生成の中間体
タウリン	$H_2N-CH_2-CH_2-SO_3H$	イカ，タコなどに存在 コレステロール低下作用
テアニン	$CH_3-CH_2-NH-CO-CH_2-CH_2-\underset{\underset{NH_2}{\vert}}{CH}-COOH$	玉露のうま味
トリコロミン酸	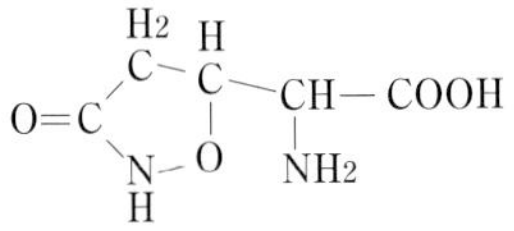	ハエトリシメジのうま味
ニコチアナミン	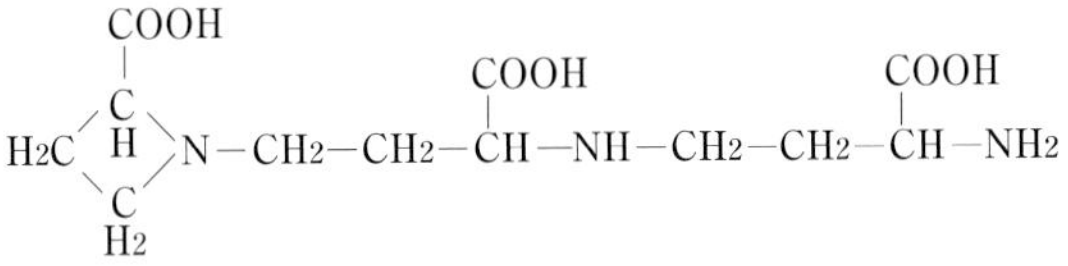	植物の鉄代謝，血圧降下作用

図 3-34　たんぱく質以外から分離された天然アミノ酸

下げるなどの生理活性物質などとなっている。ほかにも食品としては，うま味物質，ネギ属などの香り成分の前駆体，有毒物質などである。これらの例を図3-34に示す。

4.2　ペプチドとたんぱく質

(1)　ペプチド結合とペプチド

アミノ酸のカルボキシ基と別のアミノ酸のアミノ基が脱水縮合してできる化合物を**ペプチド**といい，このときできる結合を**ペプチド結合**という（図3-35）。ペプチド結合をつくった後のアミノ酸には，それぞれアミノ基とカルボキシ基が存在するため，それらにさらにアミノ酸が結合してペプチド結合を形成することができる。

アミノ酸が2つ結合したものを**ジペプチド** dipeptide，3つ結合したものを**トリペプチド** tripeptide，数個結合したものを**オリゴペプチド** oligopeptide，多数結合したものを**ポリペプチド** polypeptide といい，たんぱく質はポリペプチドである。

オリゴペプチドの性質はアミノ酸に似ており，種々の呈味を示す。みそ，しょうゆ，チーズなど発酵食品には，遊離アミノ酸以外にも微生物が産生する酵素によりたんぱく質が加水分解されて生じた様々なペプチドが含まれ，その味を複雑かつ味わい深くしている。また，アスパラギン酸とフェニルアラニンのメチルエステルであるアスパルテーム aspartame は人工甘味料として使われている。

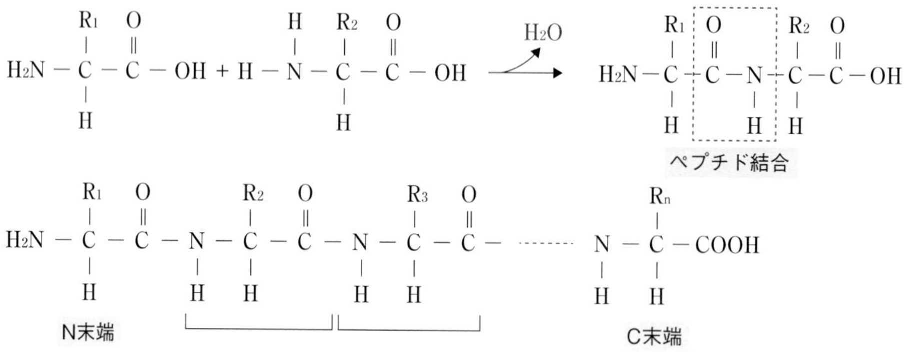

図 3-35　ペプチド結合とたんぱく質の一次構造

　天然には多くの生理活性をもつペプチドが存在し，これも遊離アミノ酸と同様，生体内で多くのはたらきを担っている。

(2)　たんぱく質の構造

　たんぱく質は数十〜数千個のアミノ酸がペプチド結合したポリペプチドである。ただし，ポリペプチドとなった後に形成する立体構造がたんぱく質の機能を決める。たんぱく質の構造は4段階あり，一次構造，二次構造，三次構造，四次構造とよばれる（図3-36）。

1) 一次構造

　たんぱく質を構成するアミノ酸の配列順序をアミノ酸配列といい，たんぱく質の**一次構造** primary structure という。この構造にかかわる結合はペプチド結合である（図3-35）。

2) 二次構造

　ペプチド結合は，自由な回転が束縛されており，アミノ酸とアミノ酸の間で取り得る構造にも制限があるため角度が存在する。また，ペプチド結合のイミノ基（−NH）とカルボニル基（>C=O）が水素結合を形成し，これらが**二次構造** secondary structure とよばれる立体構造である（図3-37）。ポリペプチドがどのような二次構造をとるかは，アミノ酸がどのような順番で結合しているか（一次構造）により決まる。この構造にかかわる結合は，ペプチド結合間の水素結合であり，側鎖はほとんど関与しない。

　アミノ酸がいくつもつながっていき，ペプチド結合間でなすアミノ酸の角度が同じ方向であればそのペプチドはらせん状につながっている。これを α**ヘリックス構造** α helix structure とよぶ。このらせん構造では約3.6個のアミノ酸で右回りに一巻きしている。この内部では，ペプチド結合のカルボニル基が4つ先のイミノ基と水素結合を形成し，らせん構造が安定化されている。

　一方，交互に曲がるようにつながりジグザグになった構造を，β**シート構造**また

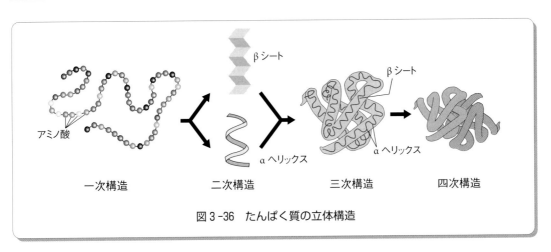

図3-36　たんぱく質の立体構造

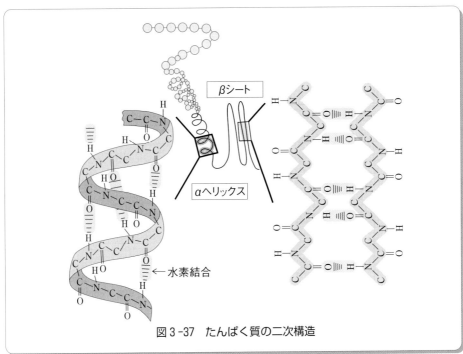

図3-37　たんぱく質の二次構造

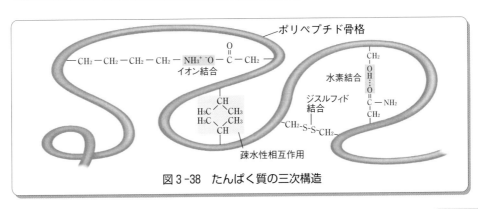

図3-38　たんぱく質の三次構造

はβ**構造**βstructure という。２本以上のポリペプチド鎖が平行あるいは逆平行に並び，互いのカルボニル基とイミノ基が水素結合で結びついている。

二次構造にはαヘリックス構造，βシート構造のほかにも，一定の構造をとらないランダムコイル構造 random coil structure なども存在する。

3) 三次構造

二次構造のαヘリックス構造，βシート構造，ランダムコイル構造が組み合わさり立体的な形を形成したものをたんぱく質の**三次構造** tertiary structure という。その結果，球状や繊維状といった様々な立体構造をすることができる。この三次構造には，ポリペプチド鎖の側鎖間の結合が関与し，イオン結合，水素結合，疎水結合（疎水性相互作用），ジスルフィド結合の４つの結合様式がかかわる（図3-38）。イオン結合は，側鎖内に解離基をもつアミノ酸の側鎖同士で形成される。水素結合は，電荷の偏りがある側鎖同士等で形成される。疎水結合は，疎水性部位をもつ側鎖同士がたんぱく質内部に集まって形成され，外側には親水性アミノ酸が多く集まり水和されている。ジスルフィド結合はシステイン同士で形成される。

4) 四次構造

多くのたんぱく質は，三次構造を形成した複数のポリペプチド鎖が水素結合や静電的相互作用により会合し，より大きなものとなっている。これを，たんぱく質の四次構造 quaternary structure という。たとえば，血液中の赤血球に存在するたんぱく質のヘモグロビンは，α，βの２種のポリペプチドがそれぞれ２つずつ会合した巨大分子がある。これら四次構造を形成するポリペプチド鎖のことを**サブユニット** sub unit という。

(3) たんぱく質の性質

1) 等 電 点

たんぱく質を構成するアミノ酸の側鎖には，アミノ基，カルボキシ基があるため，たんぱく質も両性化合物でありそれぞれ固有の等電点をもつ（表3-13）。たんぱく質が水に溶解した状態で pH を変化させると等電点では電荷が打ち消されるため，水和量が少なくなり不安定で，もっとも溶解度が低くなるため沈殿を形成しやすくなる。このように等電点でたんぱく質を沈殿させることを**等電点沈殿**という。この例としては，牛乳が乳酸によって酸性となりカゼインが沈殿してできるヨーグルトがある。

表3-13　たんぱく質の等電点

たんぱく質	等電点
卵アルブミン	4.7〜4.9
血清アルブミン	4.88
ヘモグロビン	6.79〜6.83
ゼ ラ チ ン	4.80〜4.85
カ ゼ イ ン	4.6
エ デ ス チ ン	5.5〜6.0
プ ロ タ ミ ン	12.0〜12.4
ト リ プ シ ン	5.0〜8.0

2) 塩溶と塩析

たんぱく質の水溶液に塩類を加えると，塩の濃度が低い状態ではたんぱく質の溶解度を増加させる塩溶効果が起こる。さらに塩濃度を増加させると，逆にたんぱく質の溶解性が下がり，沈殿する。これを**塩析**という。たんぱく質の種類により沈殿

表3-14　単純たんぱく質と複合たんぱく質の分類

	属	溶 解 性	特 性	名 称	備 考
単純たんぱく質	アルブミン albumin	水, 塩類溶液, 酸, アルカリに可溶	熱により凝固 $(NH_4)_2SO_4$飽和で沈殿	卵アルブミン 乳アルブミン 血清アルブミン ロイコシン レギュメリン	卵白 牛乳 血清 小麦 大豆, 小豆
	グロブリン globulin	水に不溶 塩類溶液, 酸, アルカリに可溶	熱により凝固 $(NH_4)_2SO_4$1/2飽和で沈殿	卵グロブリン ミオシン エデスチン グリシニン	卵黄 筋肉 大麻種子 大豆
	グルテリン glutelin	水, 中性塩溶液に不溶 希酸, アルカリに可溶		グルテニン オリゼニン	小麦 米
	プロラミン prolamin	水, 中性塩溶液に不溶 希酸, アルカリに可溶	70〜90%エタノールに可溶	ツェイン グリアジン ホルデイン	とうもろこし 小麦 大麦
	アルブミノイド albuminoid (硬たんぱく質)	水, 塩類溶液, 酸, アルカリに不溶	普通の溶媒に不溶, 酸などに作用されない	フィブロイン ケラチン エラスチン コラーゲン (ゼラチン)	絹糸 角, 爪, 毛, 蹄 靱帯, 羽毛 骨, 爪, 蹄 コラーゲンの誘導体
	ヒストン histon	水, 希酸, 濃アルカリに可溶, 希アンモニアに不溶	熱で凝固しない塩基性のたんぱく質	グロビン チムスヒストン	血球 脳腺
	プロタミン protamin	水, アンモニア溶液に不溶	熱で凝固しない強塩基性のたんぱく質	サルミン スツリン クルペイン スコンブリン	さけ精液 ちょうざめ精液 にしん さば精液
複合たんぱく質	核たんぱく質 nucleoprotein	水・希酸に不溶, 希アルカリに可溶	核酸を含む	ヌクレイン クロマチン	細胞核 魚類精液
	糖たんぱく質 glycoprotein	水・希アルカリに可溶	粘性をもち, アミノ糖を含む	プロテオグリカン ムコイド	軟骨 粘液腺, 水晶体
	リンたんぱく質 phosphoprotein	希アルカリに可溶	リン酸をエステル型で含みエステラーゼによって分解される	カゼイン ビテリン	牛乳 卵黄
	色素たんぱく質 chromoprotein		有色で, 希酸により色素部を分離する	ヘモグロビン ミオグロビン ヘモシアニン フィコエリスリン フィコシアン	血球 筋肉 無脊椎動物 海藻 海藻
	リポたんぱく質 lipoprotein		複合脂質を含む	レシトプロテイン	細胞質

出典）菅原龍幸他：食品学総論, 建帛社, 1987. を一部改変

する際の塩濃度が異なるため，塩析はたんぱく質の精製や分離によく利用される。その際は塩として硫酸アンモニウムを用いることが多く，硫安沈殿とよばれる。

3）変　　性

たんぱく質は加熱，凍結，脱水，撹拌などの物理的作用，酸やアルカリ，金属イオンなどの化学的作用により，立体構造のうち一次構造は変化せず，二次構造から四次構造が崩れ，形質が変化する。これを，**たんぱく質の変性** denaturation という（第6章参照）。

（4）　たんぱく質の分類

1）構成成分の違いによる分類

たんぱく質はポリペプチド鎖だけからできている**単純たんぱく質**と，ポリペプチド鎖と炭水化物や脂質などの非たんぱく性成分が結合した**複合たんぱく質**に分類される。単純たんぱく質は溶解性や熱，形態などで分類され，複合たんぱく質は，ポリペプチド鎖でない非たんぱく性成分部分により分類される（p.85表3-14）。

2）形態の違いによる分類

たんぱく質は形態の違いにより，**繊維状たんぱく質** fibrous protein と**球状たんぱく質** globular protein に分けられる。

繊維状たんぱく質のひとつであるα-ケラチンの例は，髪の毛，羊毛，爪，皮革があり，これらはαヘリックス構造をしている。絹のたんぱく質であるフィブロインやクモの糸，鱗のたんぱく質はβ-ケラチンである。哺乳動物の結合組織，腱，皮膚，角膜に含まれるコラーゲンは，哺乳動物の体の全たんぱく質の1/4を占めるといわれる。これを長時間加熱して変性させたものがゼラチンである。コラーゲンは約1/3がグリシン，残りがプロリンとオキシプロリンおよびその他のアミノ酸によりなる繊維状たんぱく質である。コラーゲンはアミノ酸3個で一巻きの左巻きらせん構造をとり，この3本が絡み合い右巻きの三重らせん構造を形成している（図3-39）。これらは互いのポリペプチド鎖の間で水素結合を形成した安定な構造と

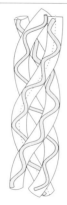

左巻きポリペプチド鎖3本が集まり右巻き超らせん構造をつくる。鋼やワイヤーロープも反対にねじれた繊維をより合わせてつくる。各ヘリックスは3.3残基で1回転，ピッチ10.0 Å（ポリプロリンⅡは1回転3.0残基，ピッチ9.4Å，コラーゲン3本らせんは1周りごとにGly-X-Y10回で，ピッチ86.1 Å。

＊ⓒby Irving Geis.

図3-39　コラーゲンの3本鎖らせん

出典）田宮信雄他訳：ヴォート生化学，東京化学同人，1992.

なっている。筋肉たんぱく質であるミオシンも繊維状たんぱく質に分類される。

　水や塩類溶液に溶けるたんぱく質を球状たんぱく質という。球状たんぱく質はα
ヘリックスやβシート構造をしたペプチド鎖が、ランダムコイル構造をはさんで折
りたたまれて組み合わさり、全体として一定の立体的な形になったものである。例
としては、アルブミン、グロブリンなどがあり、様々な食品に含まれている。ま
た、酵素にも球状たんぱく質が多い。

3) 機能の違いによる分類

　植物の身体を支える成分が炭水化物であるセルロースなどであるのに対し、哺乳
動物や魚の体構造を支えているのはたんぱく質である。体表面の皮膚、毛髪、爪、
鱗などはケラチンやコラーゲンなどの繊維状たんぱく質であり、体内の構造は筋肉
のミオシンやコラーゲンなど強い強度をもつ繊維状たんぱく質で構成されている。
骨格をつくる骨はコラーゲン繊維とリン酸カルシウムで形成されている。

　酵素は生物体内でのあらゆる代謝反応を担う触媒の役目をもつたんぱく質である
(p.91参照)。血液中にあり肺から体内の各細胞に酸素を運搬するはたらきをもつた
んぱく質はヘモグロビンである。動物、植物どちらにおいてもたんぱく質は生体と
して機能するために重要な役割を果たしている。たんぱく質の機能別分類と役割を
表3-15に示す。

4) 食品中のたんぱく質

　食品はほとんどが生物体由来のものであり、多くの種類のたんぱく質を含んでい
る。表3-16に代表的な食品の主なたんぱく質の組成を示しているが、これ以外にも
無数のたんぱく質が含まれ、少量しか含まれない場合でも種々の場面で食品に影響

表3-15　たんぱく質の機能別分類と役割

機能分類	役割	例
構造たんぱく質	生体構造の形成	ケラチン（爪，髪，皮膚），コラーゲン，エラスチン
貯蔵たんぱく質	栄養の貯蔵	カゼイン（牛乳），オボアルブミン（卵），グロブリン（大豆），グルテリン（小麦）
輸送（運搬）たんぱく質	酸素の運搬・貯蔵，電子伝達	ヘモグロビン（血液），ミオグロビン（筋肉），リポたんぱく質（脂質），トランスフェリン
酵素	生体物質の合成・分解・酸化反応などの触媒作用	ペプシン，トリプシン，アミラーゼ，リパーゼ，リボヌクレアーゼ（すべて消化酵素） TCA回路での合成
ホルモン	代謝調節	インスリン（膵臓），グルカゴン（膵臓）
収縮たんぱく質	筋収縮	アクチン，ミオシン（筋肉）
防御たんぱく質	生体防御	免疫グロブリン，フィブリノーゲン，トロンビン
核たんぱく質	遺伝物質の発現調整	リボソーム，ヒストン（染色体），プロタミン（精子）

※オボアルブミンは卵アルブミンともいう

表3-16　食品たんぱく質の組成　　　　　　　　　　　　　　　　　　　（%）

大　豆		小　麦		卵　白	
グリシニン	36.5	アルブミン＋グロブリン	15.4	オボアルブミン	54
β-コングリシニン	27.8	グリアジン（プロラミン）	38.4	オボトランスフェリン	12〜13
（7Sグロブリン）		グルテニン（グルテリン）	31.8	オボムコイド	11
γ-コングリシニン	6.2			（トリプシンインヒビター）	
（7Sグロブリン）				オボムシン	3.5
塩基性7Sグロブリン	3.0			グロブリンG2	4.0
トリプシンインヒビター	2.9			グロブリンG3	4.0
（2Sグロブリン）				リゾチーム，アビジン	3.4
				オボインヒビター	1.5
				（トリプシンインヒビター）	
牛　乳		畜　肉			魚　肉		
カゼイン		筋原線維	55	(100)	筋原線維		65〜70
α_{si}	37.6	ミオシン		(55)	ミオシン		
β	25.1	アクチン		(20)	アクチン		
κ	12.5	トロポミオシン		(5)	パラミオシン		
γ	3.1	トロポニン		(3)	トロポミオシン		
		α-アクチン		(2)	筋形質		20〜30
		コネクチン		(5)			
乳　清		筋形質	30		肉基質		3〜5
β-ラクトグロブリン	9.4	ミオグロビン			コネクチン		
α-ラクトアルブミン	3.8	ヘモグロビン			コラーゲン		
		肉基質	15		エラスチン		
		コラーゲン			エラストイジン		
		レティキュリン					
		エラスチン					

する。たとえば，酵素は食品の成分変化に関係し，貯蔵，加工，調理などのあらゆる場面で，栄養，嗜好性などの品質に影響する。

4.3　たんぱく質の栄養

(1)　必須アミノ酸

　身体を構成しているたんぱく質は約20種のアミノ酸を材料としている。ヒトは，20種のアミノ酸のうち，9種類のアミノ酸を自分自身でつくり出すことができないため，食物として外から摂取して取り込む必要がある。これらの9種類のアミノ酸を**不可欠アミノ酸**または**必須アミノ酸**という。たんぱく質の栄養的な役割は，エネルギー供給源以外に，必須アミノ酸を供給することである。その栄養価はいかに効率よく必須アミノ酸を供給できるかにより決定される。ほかの動物では，それぞれが生合成できるアミノ酸が変わるため，たとえば，トリではヒトにとっての必須アミノ酸9種とグリシンが必須アミノ酸となる。ヒトで必須アミノ酸が欠乏することにより，クワシオルコルのような栄養障害が発生する。

(2)　たんぱく質の栄養評価

　たんぱく質の栄養評価には，生物学的手法と化学的手法がある。

　生物学的手法では，試験動物の体重増加率から求める，**たんぱく質効率** protein efficiency ratio（PER）と**正味たんぱく質比** net protein ratio（NPR）がある。ほかにも，吸収された窒素と尿中に排泄された窒素から試験たんぱく質の体内利用率を求める**生物価** biological value（BV），生物価に消化率を乗じた**正味たんぱく質利用率** net protein utilization（NPU）がある。

　たんぱく質効率は摂取たんぱく質1gあたりの試験動物の体重増加量で表され，正味たんぱく質比はこのときの体重増加量から無たんぱく質食摂取時の体重増加量との差を求めたものである。生物価と正味たんぱく質利用率は次式で表される。

$$生物価＝体内保留窒素量/吸収窒素量×100$$

$$\left[\begin{array}{l} 吸収窒素量＝摂取窒素量－（たんぱく質食糞中窒素量－無たんぱく質食糞中窒素量）\\ 体内保留窒素量＝吸収窒素量－（たんぱく質食尿中窒素量－無たんぱく質食尿中窒素量）\end{array} \right]$$

$$正味たんぱく質利用率＝生物価×消化率＝体内保留窒素量/摂取窒素量×100$$

　一方，化学的手法では，食品たんぱく質の必須アミノ酸組成を測定し，それをヒト必須アミノ酸必要量のパタンと比較して求められる。この方法で求められた算定値は一般的に**化学価** chemical score（ケミカルスコア）とよばれるものである。

　最初のケミカルスコアは1957年にFAOにより提案されたもので，ヒトの必須アミノ酸必要量についての多くの研究に基づいた比較たんぱく質を設定し，このアミノ酸パタンとの比較により栄養価を算出するものでたんぱく価（プロテインスコア）とよばれた。続いて，アミノ酸評点パタンや計算法が異なる卵価，ヒト乳価などが提案された。その後，FAO/WHOが1973年に提案したアミノ酸評点パタンによる化学価は**アミノ酸スコア**とよばれ，1985年ついで2007年にFAO/WHO/UNUにより改良されたアミノ酸パタンが提案され現在に至る（UNU:国連大学）（表3-17）。

表3-17　アミノ酸評点パタン

アミノ酸　略号	たんぱく質当たりの必須アミノ酸（mg/gたんぱく質）								
	1973（FAO/WHO）	1985（FAO/WHO/UNU）		2007（WHO/FAO/UNU）					
	一般	就学前児童	成人	0.5歳	1〜2歳	3〜10歳	11〜14歳	15〜18歳	成人
His	—	19	15	20	18	16	16	16	15
Ile	40	28	15	32	31	31	30	30	30
Leu	70	66	21	66	63	61	60	60	59
Lys	55	58	18	57	52	48	48	47	45
SAA（Met＋Cys）	35	25	20	28	26	24	23	23	22
AAA（Phe＋Tyr）	60	63	21	52	46	41	41	40	38
Thr	40	34	11	31	27	25	25	24	23
Trp	10	11	5	8.5	7.4	6.6	6.5	6.3	6
Val	50	35	15	43	42	40	40	40	39

表3-18　食品たんぱく質の生物学的評価とアミノ酸スコア

食　品	生物価	正味たんぱく質利用率	たんぱく質効率	アミノ酸スコア（第一制限アミノ酸）		
				'73評点パタン	'85評点パタン	'07評点パタン
精白米	64.0	57.2	2.18	65　（Lys）	61　（Lys）	81　（Lys）
小麦粉	52.0		0.6	41　（Lys）	39　（Lys）	46　（Lys）
とうもろこし：全粒	59.4	51.1	1.12	32　（Lys）	31　（Lys）	38　（Lys）
そ　ば	76.6	64.6		92　（Leu）	100	100
じゃがいも	66.7			68　（Leu）	73　（Leu）	100
大　豆	72.8	61.4	2.32	86　（SAA）		100
キャベツ	39.9	35.2		50　（Leu）	53　（Trp）	89　（Leu）
牛　乳	84.5	81.6	3.09	100	100	100
全　卵	93.7	93.5	3.92	100	100	100
牛　肉	74.3	66.9	2.30	100	100	100
鶏　肉	74.3			100	100	100
豚　肉	74.0			100	100	100
魚　肉	76.0	79.5	3.55	100	100	100

表3-19　食品群のアミノ酸スコア（アミノ酸評点パタン2007
（WHO/FAO/UNU）3～10歳）

食品群	食品数	アミノ酸スコア（平均）
穀　類	41	56
いも類	4	84
豆　類	21	98
種実類	10	82
野菜類	44	80
果実類	21	58
魚介類	87	97
肉　類	38	94
卵　類	4	100
乳　類	12	100

＊アミノ酸成分表2010【第1表】収載食品

　　アミノ酸スコアの算定方法は対象の食品の各必須アミノ酸含量（mg/gN）を表3-17のアミノ酸評点パタンの各アミノ酸の数値（mg/gN）で除して％を求め，そのもっとも低い値をアミノ酸価と定義している。この値が100より低いアミノ酸は制限アミノ酸であり，低いものより順に第一制限アミノ酸，第二制限アミノ酸という。

　　表3-18にいくつかの食品の生物価，正味たんぱく質利用率，アミノ酸スコアを示す。アミノ酸スコアは生物学的評価法の値とほぼ一致しており，たんぱく質の栄養価をほぼ正しく評価できるものである。

（3）　食品たんぱく質の栄養価

　　主な食品群のアミノ酸スコアを示したものが表3-19である。一般に，植物性食品のアミノ酸スコアは低く，動物性食品は高い。よって，複数の食品を同時に食べること

で互いに不足している必須アミノ酸を補うことができる。実際，我々はいくつもの食品を組み合わせた献立の食事をしており，ある食品たんぱく質の栄養価が低くてもほかの食品により欠点を補うことができる。このような効果を**補足効果**という。

4.4 酵　　素

　酵素は生体内の反応に対して触媒としてはたらくたんぱく質である。化学反応が起こるためには活性化エネルギーを超えるためのエネルギーが必要となるが，酵素により無機触媒を用いるときよりも低いエネルギーで反応を進行させることができる（図3-40，表3-20）。酵素の触媒としての特徴は，温和な条件で反応を効率よく進めることができること，ある酵素はある特定の対象物質・基質に対してのみ作用する，いわゆる**基質特異性**を有することである。

　酵素は，基質と相補的に結合するため，非常に高い選択性があり，特定の基質に対して特定の反応しか触媒しない。たとえば，でん粉を加水分解する酵素をアミラーゼといい唾液内にも存在するが，この酵素がたんぱく質を加水分解することはない。酵素に厳密な基質特異性があることは，生命を維持するための無数の反応をコントロールするために必要不可欠である。しかしながら，酵素の基質特異性には非常に厳密な場合と比較的緩やかな場合とがある。厳密なものとしては，チーズを製造するときに用いるキモシンまたはレンニンは牛乳に含まれるたんぱく質のひとつであるκ-カゼインのアミノ酸配列のうち，フェニルアラニン（105番目）とメチオニン（106番目）の間のペプチド結合に対してしか作用せず加水分解が起こらず，非常に厳密な基質特異性をもつ。これに対し，消化酵素のひとつであり胃に存在するペプシンは種々のたんぱく質の様々な箇所を加水分解する。

(1) 酵素の名称と分類

　酵素の名称は，基質や触媒する反応の語尾にアーゼ（-ase）をつけたものが慣用的に用いられることが多いが，IUBMB（International Union of Biochemistry and

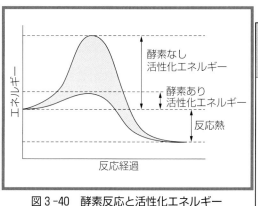

図3-40　酵素反応と活性化エネルギー

表3-20　非酵素反応と酵素反応における活性化エネルギー比較

反　　　応	触　　　媒	活性化エネルギー (cal/mol)
H_2O_2の分解	コロイド状白金	11,700
	カタラーゼ	＜2,000
カゼインの加水分解	H^+（酸加水分解）	20,600
	トリプシン	12,000
しょ糖の加水分解	H^+（酸加水分解）	25,600
	β-フルクトフラノラーゼ	10,000
α-メチルグルコシドの加水分解	H^+（酸加水分解）	32,600
	β-グルコシダーゼ	12,200

Molecular Biology）の酵素委員会が定めた触媒反応の種類により系統的に整理され酵素命名法が制定されている。

　酵素の名称は系統名 systematic name と常用名 recommended name を併記し，さらに系統的に分類するための EC 番号（酵素番号）が設定されている。EC1 〜 EC7までの 7 つに分類され，酸化還元酵素 oxidoreductase（EC1），転移酵素 transferase（EC2），加水分解酵素 hydolase（EC3），脱離酵素（リアーゼ）lyase（EC4），異性化酵素 isomerase（EC5），合成酵素（リガーゼ）ligase（EC6），輸送酵素 translocase（EC7）の 7 群に大別され，さらに各群はサブクラス，サブ-サブクラスに細分化され系統的に分類されている。

(2)　酵素補因子

　酵素の中にはたんぱく質部分のみで活性を示し反応を触媒するものもあるが，多くの酵素では，活性化するためにたんぱく質以外の**補因子** cofactor を必要とする（図3-41）。補因子のうち酵素反応に不可欠な有機化合物を**補酵素** coenzyme という。また，金属イオンの多くは種々の酵素の補因子となっている。酵素はこれら補因子と複合体を形成することで活性をもつ。補因子を除去したたんぱく質部分を**アポ酵素** apoenzyme といい，酵素-補因子複合体を**ホロ酵素** holoenzyme という。

　補酵素には NAD（ニコチンアデニンジヌクレオチド）や TPP（チアミンピロリン酸）などがあるが，これらはそれぞれ水溶性ビタミンのナイアシンおよびチアミンから生成するものである。このように補酵素には水溶性ビタミンが主要部を構成している場合が多い。ビタミンが我々にとって生きていくために必要不可欠なのは，これが関係している。また，金属イオンでは二価または三価のものが補因子となる場合が多い。

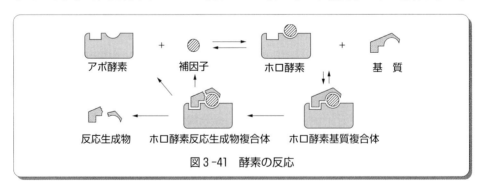

図 3 -41　酵素の反応

(3)　酵素の触媒作用

　酵素が触媒する反応は，まず，酵素（E）と基質（S）が結合し，酵素-基質複合体 enzyme-substrate complex（ES）をつくる。ついで基質が反応生成物（P）に変化し，酵素反応生成物複合体（EP）となり，最後に反応生成物が酵素から遊離する。

$$E + S \rightarrow ES \rightarrow EP \rightarrow E + P$$

　酵素の触媒反応は，酵素の**活性中心** active center で起こる。活性中心は，酵素たんぱく質のアミノ酸配列では離れた位置に存在するアミノ酸が，立体構造を取る際に

空間的に近接することにより形成され，特定の立体配置を有している。また，活性中心の形成に酵素補因子を必要とするものである。酵素–基質複合体を形成するには，基質はこの立体配置に適合するものだけが選択され，基質特異性が生じる。

活性中心領域にあって，触媒反応を行う部位を触媒サイト catalytic site，酵素と基質の結合に関与する部位を結合サイト binding site という。

(4) 酵素の特性

1) 最適（至適）温度

一般に化学反応は温度が高くなるほど反応速度が増大する。しかし，酵素反応の場合は，ある温度でまでは温度の上昇につれて反応速度が増加するが，ある温度以上では低下する（図3-42左）。この理由は，酵素の本体がたんぱく質であるため，ある温度以上では熱による変性を受けて活性を失うためである。この酵素反応が最大となる温度は酵素により様々であり，この温度を**最適（至適）温度**という。果実類や野菜類の加工の際に褐変やビタミンの破壊を防ぐためにブランチング処理をすることで，加熱により酵素を不活性させ，食品の保存温度を調整することによりある程度反応を抑制したり促進したりできる。

2) 最適（至適）pH

酵素の本体はたんぱく質であるため，pH が変化すると酵素分子内の側鎖のアミノ基やカルボキシ基など解離基のイオン化状態が変化し活性に影響を与える。また解離基のこれらの変化は酵素の立体構造にも影響を与える。各酵素にはもっとも高い活性を示す pH があり，これを**最適（至適）pH**という（図3-42右）。多くの酵素の最適 pH は中性付近であるが，酸性やアルカリ性側に最適 pH をもつ酵素もある。

3) 賦活剤（活性剤）

酵素反応の際に，少量の二価の金属イオン（Mg^{2+}，Ca^{2+}，Zn^{2+}，Mn^{2+} など）や有機物（還元型グルタチオンなど）を添加すると，酵素作用が活発になる場合がある。このように酵素活性を高める物質を，**賦活剤**または**活性剤** activator という。

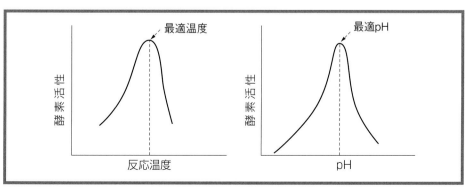

図 3-42　酵素の最適温度と最適 pH

4) 酵素阻害

酵素に重金属やキレート材を添加すると，賦活剤とは逆に酵素反応を阻害する。また酵素に基質類似物を加えると，酵素-基質類似物複合体をつくり，酵素反応を遅らせたりする。このような物質を阻害剤という。

酵素阻害 enzyme inhibition には，可逆的阻害と非可逆的阻害がある。可逆的阻害は，何らかの方法により結合した阻害剤を酵素から取り除くことにより活性を回復できるものをいう。また，非可逆的阻害とは阻害剤が共有結合などで結合し，永久的に活性を取り戻せないような阻害のことをいう。

可逆的阻害には，競争的阻害 competitive inhibition，非競争的阻害 non-competitive inhibition，不競争的阻害 uncompetitive inhibition の3タイプがある。**競争的阻害**（**拮抗的阻害**）は阻害剤と基質が似た構造をもつ。そのため，酵素の活性中心に基質が結合するのと競り合って阻害剤が結合し生じる阻害である。この際に，基質濃度が高ければ阻害効果は小さく，基質濃度が低いと阻害効果は大きくなる。一方，**非競争的阻害**は阻害剤が酵素や酵素-基質複合体と可逆的に結合することで生じる阻害であり，阻害剤の濃度に依存するため基質濃度を高めても阻害はなくならない。**不競争的阻害**では，阻害剤が酵素-基質複合体とのみ可逆的に結合して阻害するため，基質濃度を高めても阻害はなくならない。

非可逆的阻害は，熱などにより酵素たんぱく質が変性することで活性を阻害する場合，阻害物質が酵素の活性部位に関与するアミノ基などに非可逆的に共有結合を形成して阻害する場合などがある。

(5)　酵素の種類

酵素は7群に大別でき，それぞれの酵素についての詳細は下記のとおりである。

1) 酸化還元酵素（オキシドレダクターゼ，EC1群）

水素原子や酸素原子および電子の移動を伴う反応，つまり，酸化還元反応や脱水素反応に関係する酵素である。酵素的褐変反応である植物性食品の黒ずみに関与するポリフェノールオキシダーゼ，カット野菜のビタミンCを減少させるアスコルビン酸酸化酵素，脂質の酸化に関係し，野菜の青臭い香りの生成にも関与するリポキシゲナーゼなどがこれらの例である（表3-21）。

2) 転移酵素（トランスフェラーゼ，EC2群）

ある化合物の官能基（メチル基，カルボキシ基，アルデヒド基，ケトン基など）をほかの化合物に転移させる酵素である。チアミナーゼ，ヘキソキナーゼ，トランスグルタミナーゼなどがある。チアミナーゼは，ビタミン B_1（チアミン）のチアゾール基をピリジンなどの塩基と交換し，ビタミン B_1 の活性を失わせる。またトランスグルタミナーゼは水産錬製品の保水性の改良など食品工業に用いられている。

3) 加水分解酵素（ヒドロラーゼ，EC3群）

グリコシド結合，エステル結合，ペプチド結合などの加水分解反応に関与する酵素である。カルボヒドラーゼ，エステラーゼ，プロテアーゼなどがあり，消化・吸

表 3 -21　酸化還元酵素

酵　素　名	反　　応	備　　考
ポリフェノールオキシダーゼ （チロシナーゼ, カテコール オキシダーゼ, フェノラー ゼ　　など）	OH─OH $\xrightarrow{\frac{1}{2}O_2}$ O=O ＋ H_2O ポリフェノール類 $\xrightarrow{酸化}$ 着色物質	果実類, 野菜類の褐変 じゃがいも, りんご, マッシュ ルームなどに含まれる
グルコースオキシダーゼ	D-グルコース $\xrightarrow{O_2}$ グルコノラクトン ＋ H_2O_2	食品中の微量の酸素やグルコー スの除去 *Penicilliumnotatum* などのカビ に含まれる
アスコルビン酸オキシダーゼ	L-アスコルビン酸 $\xrightarrow{O_2}$ デヒドロアスコル ビン酸	キャベツ, きゅうり, にんじん, じゃがいもなどに含まれる
アルコールデヒドロゲナーゼ	$CH_3CH_2OH + NAD^+ \rightleftharpoons CH_3CHOH$ ＋ $NADH + H^+$	エチルアルコールとアセトアル デヒド間の酸化還元 酵母, 高等植物, 肝臓に含まれる
リポキシゲナーゼ （リポキシダーゼ）	$-CH=CH-CH_2-CH=CH-$ $\xrightarrow{O_2}$ 過酸化物 上記構造をもつ脂肪酸やその他の物質	豆類, 穀類に存在し, におい成 分の生成や変色に関係する

収やでん粉糖の製造, チーズ製造など食品加工にも関係が深い（表3-22）。
　　カルボヒドラーゼは糖類や配糖体のグリコシド結合を加水分解する酵素でアミラーゼ, セルラーゼ, ラクターゼ, マルターゼ, スクラーゼ, ペクチナーゼなどがある。**エステラーゼ**は様々な種類のエステルを, 酸とアルコールに加水分解する酵素で, リパーゼ, ホスファターゼなどがある。**プロテアーゼ**はたんぱく質やペプチドのペプチド結合を加水分解する酵素で, トリプシン, キモトリプシン, パパイン, ブロメリン, アミノペプチターゼなどがある。

4）脱離酵素（リアーゼ, EC4群）

　　基質中の C-C 結合, C-O 結合, C-N 結合, C-S 結合などを非加水分解的に切断する反応に対する酵素で, 反応生成物は二重結合が生じる。また逆に二重結合に付加反応を起こす場合もある。デカルボキシラーゼ, アルドラーゼ, フマラーゼなどがある。ネギ属植物中の C-S リアーゼはにんにくやたまねぎなどの含硫香気成分発生の原因となる。

5）異性化酵素（イソメラーゼ, EC5群）

　　基質を異性化させる反応に関与する酵素である。例としては, **乳酸ラセマーゼ**,
グルコースイソメラーゼなどがある。乳酸ラセマーゼは D-乳酸, L-乳酸の相互変換を触媒する酵素で, グルコースイソメラーゼは D-グルコースを D-フルクトースに異性化する反応を触媒する。この反応による D-グルコースと D-フルクトースの混合物を異性化糖といい, 砂糖より安価なため清涼飲料水などによく用いられる。

表 3 -22　主な加水分解酵素

酵 素 名	反　　　応	備　　　考
α-アミラーゼ	でん粉のα-1,4結合を無差別に加水分解 　→デキストリン，麦芽糖を生成	唾液，膵液，麦芽，こうじカビなどに含まれる でん粉の糖化に利用
β-アミラーゼ	でん粉を非還元性末端よりマルトース単位で加水分解 　→デキストリン，麦芽糖を生成	大豆，小麦，麦芽，さつまいもなどに含まれる 麦芽糖の製造に利用
グルコアミラーゼ （γ-アミラーゼ）	でん粉のα-1,4結合とα-1,6結合を加水分解 　→ぶどう糖を生成	カビ（*Asp. niger* など）に含まれる ぶどう糖の製造に利用
セルラーゼ	セルロースのβ-1,4結合を加水分解 　→セロビオースを生成	カビ，きのこに含まれる 植物細胞壁の消化，セルロースの糖化に利用
インベルターゼ	しょ糖→ぶどう糖＋果糖	カビ，酵母などに含まれる 転化糖の製造に利用
ラクターゼ	乳糖→ぶどう糖＋ガラクトース	カビ，酵母，細菌，小腸の消化液などに含まれる 無乳糖牛乳の製造に利用
ナリンギナーゼ	ナリンギン→プルニン＋ラムノース	カビに含まれる 夏みかん果汁の苦味除去
ヘスペリジナーゼ	ヘスペリジン→ヘスペレチン 　　　　　＋グルコース，ラムノース	カビに含まれる うんしゅうみかん缶詰の白濁防止
ミロシナーゼ	からし油配糖体→からし油	アブラナ科植物の種子，茎，葉 からしの辛味発現
ペプシン	たんぱく質のポリペプチド鎖の加水分解 　→プロテオース，ペプトンを生成	胃液に含まれる
キモシン	凝乳酵素，κ-カゼインのN末端より105番目のフェニルアラニンと106番目のメチオニン間のペプチド結合を切断 　→パラ-κ-カゼイン＋マクロペプチド	仔牛の第4胃から得られる チーズの製造
カテプシン	たんぱく質，ペプチドの加水分解 　→プロテオース，ペプトンを生成	肝臓，膵臓などに含まれる 肉の熟成
パパイン	たんぱく質のポリペプチド鎖の加水分解 　→アミノ酸	パパイヤの果実に含まれる　　｜ ビールの
フィシン		いちじく乳汁に含まれる　　｜ 混濁防止
ブロメリン		パインアップルに含まれる　　｜ 食肉の軟化
アクチニジン		キウイフルーツに含まれる
リパーゼ	トリグリセリド＋H_2O 　⇄グリセリン＋脂肪酸	動物の膵臓，植物種子 こうじカビに含まれる 消化剤（パンクレアチン） 脂肪酸の製造，チーズ香，バター香の製造
ATPアーゼ	$ATP + H_2O$ 　⇄ADP＋無機リン酸＋エネルギー	筋肉に含まれる
AMPデアミナーゼ	$AMP + H_2O$ 　⇄5'IMP＋NH_3	筋肉に含まれる イノシン酸の製造

ATP：アデノシン三リン酸，ADP：アデノシン二リン酸，AMP：アデノシン一リン酸，5'IMP：5'-イノシン一リン酸

6) 合成酵素（リガーゼ，EC6群）

ATP（アデノシン三リン酸）の分解を伴う結合の生成反応を担う酵素である。ATP中の高エネルギーリン酸結合（ピロリン酸結合）を切断し，その際発生したエネルギーを利用して2つの分子を結合させる反応に関与する。たとえば，アスパラギン酸合成酵素，アセチルCoA合成酵素などがある。

7) 輸送酵素（トランスロカーゼ，EC7群）

酵素反応に伴い，分子やイオン等を生体膜を越えて移動する能動輸送体が分類される。

5. 灰分と無機質

灰分とは日本食品標準成分表では，直接灰化法で食品を550℃で燃焼したあとの残った灰のことをさす。この灰の中には金属元素や鉱物といった意味をもつミネラル（無機質）が含まれている。食品の無機質は糖質，たんぱく質，脂質を構成する元素の酸素（O），炭素（C），水素（H），窒素（N）以外の元素のことである。無機質は糖質，たんぱく質，脂質，ビタミンを加えた五大栄養素のひとつである。16種類の無機質がヒトでは必要である。ヒトで必要とされる量は他成分と比較して少ないが，欠乏症と過剰症があり，食品から適切な量を摂取する必要がある。また，体内での無機質の量は恒常性により維持するシステムがある。

5.1 灰　　分

直接灰化法で食品を燃焼したあとには灰の量を灰分という。この灰の中はミネラルが酸化物や炭酸塩などの形で残ったものである。必須ミネラルの中の硫黄や塩素は燃焼により失われる。炭素など有機物が不完全燃焼のため，灰の中に残ることもある。したがって，食品中の無機組成と灰分の無機組成は厳密には一致しない。灰分の測定は容易であり，食品中のおおよその無機質量を知るためには簡便である。

5.2 無機質（ミネラル）

ミネラルは人体の構成や代謝調節に必要な栄養素であり，16種類ある。体内で多く含まれるものを**主要ミネラル**，微量（10 g以下）存在するものを**微量ミネラル**という。硫黄，塩素，コバルトを除いた13種類のミネラルについては『日本人の食事摂取基準（2020年版）』で示されている（表3-23）。『日本食品標準成分表2020年版（八訂）』には，これら13種類の成分値が収載されている。ミネラルの測定は直接灰化法で得られた灰から調製した試料を，原子吸光度計で定量する。リンはバナドモリブデン酸吸光度法またはモリブデンブルー吸光度法で測定する。

表3-23　ミネラルの分類

分　類	ミネラル
多量ミネラル ［5元素］*	ナトリウム，カリウム，カルシウム，マグネシウム，リン，（硫黄），（塩素）
微量ミネラル ［8元素］*	鉄，亜鉛，銅，マンガン，ヨウ素，セレン，クロム，モリブデン，（コバルト）

＊　（　）の元素を除いた数字。この3種は『日本人の食事摂取基準（2020年版)』，『日本食品標準成分表2020年版（八訂)』に収載されていない。

(1)　多量ミネラル

1) ナトリウム（Na）

　生体中で，ナトリウム sodium の約50 %は細胞外液に，約40 %はリン酸カルシウムと結合して骨中に，約10 %が細胞内液に存在している。細胞外液に含まれる陽イオンの90 %がナトリウムイオン（Na^+）である。ナトリウムは細胞外液の浸透圧や体液量の維持，酸・塩基平衡の調節に関与している。ナトリウムは植物性食品には少なく，動物性食品に多く含まれているが，必要な栄養素としては**食塩**（塩化ナトリウム：NaCl）から得ている。長期のナトリウムの過剰摂取は高血圧発症の原因となることが知られている。食塩の1日あたりの摂取量として3〜5 gが血圧の上昇に影響を及ぼさないといわれている。しかしながら日本では伝統的に食塩を多用する調理法が多く，3〜5 gの摂取目安を維持することは困難であると考えられている。1日あたりの食塩摂取量の目安として，日本高血圧学会のガイドラインでは6 g未満，厚生労働者が示す『日本人の食事摂取基準（2020年版)』では，成人で男性7.5 g未満，女性6.5 g未満となっている。血圧に対する食塩の作用は Na^+ によるものである。ナトリウム量を**食塩相当量**に換算して示すことにより，ナトリウム摂取量を判断するのに便利であると考えられるため，『日本標準食品成分表2020年版（八訂)』で食塩相当量は，原子吸光光度法等で求めたナトリウム量に2.54を乗じて算出される（第2章 p.25参照)。ナトリウム欠乏症（低ナトリウム血症）は，通常の食事ができていれば発症することはない。多量の発汗や嘔吐，下痢等で体内の水分とともにナトリウムを失った場合に，水分のみを補給した際にナトリウム欠乏症は起こりやすい。

　NaCl は食塩として塩味の調味料だけでなく，浸透圧の作用を利用する保存食品，魚肉すり身に加えて増粘効果など様々な用途で利用されている。またナトリウム塩は水によく溶けるため，グルタミン酸ナトリウムやアルギン酸ナトリウム，重曹の成分である炭酸水素ナトリウムなどの食品添加物としてもよく利用されている。中華麺の製造に用いられるかん水は，炭酸ナトリウムや炭酸カリウムなどの混合物である。麺に独特のコシや色調を与える効果がある。

2) カリウム（K）

　カリウム potassium は体内で約98 %が細胞内液に存在している。体液の浸透圧を

決める重要な因子である。酸・塩基平衡の維持，細胞内外の電位差の維持にはたらくことで神経や筋肉（骨格筋，心筋）の活動に関与する。カリウムは尿中へのナトリウムの排出を促すことで，高血圧の予防に効果がある。植物性食品に多く含まれており，通常の食事がとれていれば，欠乏症は発症することはない。ただし，下痢，多量の発汗，利尿薬の服用によりカリウム欠乏（低カリウム血症，不整脈）を発症することがある。腎機能が低下すると，カリウム排出不全が起こり，高カリウム血症となる。筋収縮ができなくなり重篤な場合には心停止を起こすことがある。カリウムを栄養成分として含む栄養機能食品では，過剰摂取を回避するために，錠剤，カプセルの形状は禁止されている。『日本人の食事摂取基準（2020年版）』では，高血圧などの生活習慣病予防の観点から，1日あたりのカリウム摂取目安量は，成人の男性で2,500 mg 以上，女性で2,000 mg 以上となっている。食塩摂取に制限がある場合に用いられる塩味調味料には，塩化カリウムが使われている。塩化カリウムには苦味があり，ポリグルタミン酸を加えることにより苦味を抑えている。

3）カルシウム（Ca）

体内のカルシウム calcium の99％は骨および歯に含まれ，残りの1％は血液や細胞内のたんぱく質と結合して存在している。骨の中のカルシウムは**ヒドロキシアパタイト結晶**や**リン酸カルシム**である。また細胞内と細胞外では，大きなカルシム濃度の差がある。細胞は刺激に応じてカルシウムイオン（Ca^+）濃度を変化させることによって，筋肉の収縮，神経細胞の興奮，血液凝固，免疫反応，酵素の活性化など，多様な機能を調節している。

血中カルシウム濃度は8.5 ～ 10.4 mg/dL 程度の範囲に厳密に維持されている。血中カルシウム濃度が低下すると副甲状腺から副甲状腺ホルモンの分泌が増加し，腎臓での活性型ビタミン D_3 が生成され，カルシウムの吸収・再吸収が促進される。副甲状腺ホルモンが骨吸収という骨からのカルシウム溶出を起こし，血中カルシウム濃度が維持される。このように骨は血中カルシウム濃度を維持するための貯蔵庫の役割としても重要である。体内では骨へのカルシウムの沈着が起こる骨形成と骨吸収による骨代謝が3か月程度のサイクルで行われている。成長期では骨形成が骨吸収を上回り骨量が増加する。男性は50代，女性は閉経後から骨吸収が骨形成を上回り骨量は減少する。「日本人の食事摂取基準（2020）」の1日の摂取推奨量は，男性で18 ～ 29歳は800 mg，30 ～ 74歳は750 mg，75歳以上は700 mg，女性で15 ～ 74歳は650 mg，75歳以上は600 mg となっている。カルシウムは過剰摂取により，高カルシウム血症を引き起こす危険性があるため，摂取上限量として男女ともに18歳以上は1日2,500 mg となっている。体内へのカルシウムの吸収率は食品によって異なる。牛乳や乳製品のカルシウムの吸収率は30 ～ 40 ％と優れている。ビタミンDや**カゼインホスホペプチド（CPP）**，乳酸はカルシウム吸収に役立つ。ほうれんそうに多いシュウ酸や穀類に多いフィチン酸はカルシウムと不溶性塩を形成するため，カルシウムの吸収を阻害する。

　カルシウムは食品添加物として，凝固剤，栄養強化，pH 調整などの目的でも使用されている。凝固剤では，豆腐には**硫酸カルシウム**や**塩化カルシウム**，こんにゃくには**水酸化カルシウム**が用いられている。また，**乳酸カルシウム**は，低メトキシペクチンを利用した低糖度ジャムや増粘剤のアルギン酸ナトリウムの凝固に使用されている。

4）マグネシウム（Mg)

　体内のマグネシウム magnesium の50 〜 60 ％は骨に存在している。残りは筋肉や脳，神経に存在する。マグネシウムは細胞内液に多く存在しており，細胞外液には非常に少ない。マグネシウムは多くの酵素の補因子としてはたらくため，様々な生命現象に関与する。また，骨形成に必要であり，リン酸カルシウムの骨への沈着作用の調節を行う。さらに，カルシウムと拮抗して筋収縮制御，血管拡張による血圧低下などのカルシウムの調節作用をもつ。マグネシウムの血中濃度は厳密に制御されていて，欠乏時は腎臓での再吸収および骨から溶出される。マグネシウムは尿中へ排出されるため，通常の食事では過剰症は起こらないが，欠乏により，低マグネシム血症をまねき，吐き気，嘔吐，筋肉の痙攣などの症状が起こる。

　マグネシウムは，葉緑体に含まれる色素のクロロフィルに含まれている。

　豆腐の凝固剤として利用されるにがりは，主成分が塩化マグネシウムであり，海水を煮詰めて塩化ナトリウムを取り除いたものである。

5）リン（P)

　リン phosphorus は体内でカルシウムに次いで多く存在する。体内のリンの80 ％はカルシウムやマグネシウムと結合してリン酸カルシウムやリン酸マグネシウムとして歯や骨を形成している。そのほかは，核酸，ATP，リン脂質などの構成物質となっている。リンは多くの食品に含まれていることから，通常の食事がとれていれば欠乏症は起こらない。リンの過剰摂取はカルシウム吸収阻害，副甲状腺機能亢進症を引き起こすことがある。

　また，リンは食品原料に含まれるリンのほかに，カルシウムやナトリウムなどと結合した様々な**リン酸塩**が食品添加物として利用されている。リン酸ナトリウム類は食肉結着剤，かんすいの原料などに，リン酸カルシウム類は発酵補助剤やベーキングパウダー酸性剤などに用いられる。

（2）　微量ミネラル

1）鉄（Fe)

　体内の鉄 iron の65 ％は赤血球のヘモグロビン，3 〜 5 ％が筋肉のミオグロビン，0.3 ％が鉄含有酵素に存在している。これらの生体内ではたらいている鉄を**機能鉄**という。残りの約30 ％の鉄はフェリチンなどの鉄結合性たんぱく質に存在する**貯蔵鉄**である。赤血球に含まれる鉄は，末梢組織に酸素を運搬する。鉄欠乏は鉄欠乏性貧血により倦怠感，息切れ，頭痛，認知機能低下がみられる。通常の食事摂取では過剰症は起こらない。

　食品中の鉄には，肉や魚などのヘモグロビン，ミオグロビンのヘム色素となっているものを**ヘム鉄**，植物性食品に含まれる鉄を**非ヘム鉄**という。ヘム鉄は吸収率が20〜40％と高く，非ヘム鉄はフィチンやポリフェノールと結合して不溶性となり，吸収率は5％程度とよくない。非ヘム鉄の吸収は動物性たんぱく質，ビタミンCによって促進され，フィチン酸，タンニン，シュウ酸によって抑制される。

　野菜などに含まれるアントシアニン系の色素はpHによって色調が変化するが，鉄イオンなどの金属イオンが存在すると安定した色となる。色止めとして，なすの漬物に鉄釘を入れたり，黒豆の煮物を鉄鍋でつくる，などがあげられる。食肉に含まれるミオグロビンはヘム鉄を含み酸化の状態により赤色から暗赤色へと変化する。ミオグロビンのヘム鉄に加工肉食品に含まれる亜硝酸ナトリウムから発生した一酸化窒素が結合するとピンク色をしたニトロソミオグロビンとなる。

2）亜鉛（Zn）

　体内の亜鉛 zinc の95％は細胞内に存在している。生命活動に重要な200種類以上の酵素や転写因子の補因子となっている。亜鉛欠乏は皮膚炎，性腺発達障害，味覚障害，創傷治癒遅延，慢性下痢などが起こる。味覚障害においては，味蕾細胞は寿命が短く新陳代謝が活発で，多くの亜鉛を必要とするため，亜鉛が不足すると正常に新陳代謝が行われず**味覚障害**が生じる。一方，長期間の亜鉛を含むサプリメントの大量摂取は，銅や鉄の吸収障害が起こることがある。

3）銅（Cu）

　銅 copper は，体内では筋肉・骨に約50％，肝臓に約10％が存在しており，**スーパーオキシドジスムターゼ**（SOD）などの酵素の補因子としてはたらく。血液中に含まれる銅の50〜60％は鉄代謝に関与するセルロプラスミンと結合している。銅の欠乏症は，鉄投与に反応しない貧血，白血球や好血球の減少，骨異常，毛髪脱色などがみられる。また軟体動物や甲殻類の体液の酸素の運搬役は銅結合たんぱく質であるヘモシアニンである。そのためこれらの生物の体液は青色をしている。

4）ヨウ素（I）

　体内のヨウ素 iodine の70〜80％は甲状腺に存在している。**甲状腺ホルモン**のチロキシン，トリヨードチロニン，モノヨードチロキシンなどの構成成分である。慢性的なヨウ素欠乏により甲状腺機能低下症や甲状腺腫が起きる。ヨウ素の過剰摂取では甲状腺機能亢進症，甲状腺腫が生じる。こんぶ，わかめなどの海藻にヨウ素が多く含まれているため日本人には欠乏症は起こりくい。海藻を食べない海外地域では，ヨウ素添加塩が一般的に利用されている。

5）セレン（Se）

　セレン selenium は，生体内で生じる活性酸素種を消去する酵素である**グルタチオンペルオキシダーゼ**の構成成分である。セレノメチオニンやセレノシステインとしてアミノ酸と結合してたんぱく質を形成している。藻類，魚介類，肉類，卵黄に豊富に含まれており，通常の食事で不足することはない。食品中のセレン濃度は土

壌および飼料中のセレン含有量と比例する。このため土壌の低セレン地域である中国東北部では心筋症が生じる克山病（ケシャン病），中国北部やシベリアの一部では骨代謝異常を示すカシン・ベック病が報告されている。

6）クロム（Cr）

　生体内でクロム chromium は，インスリンの効果を高めるオリゴペプチドであるクロムジュリンに結合した形で存在している。クロムが結合していないクロムジュリンではインスリンの増強効果がないことから，クロムが欠乏するとインスリン感受性が減少し糖代謝が低下する。自然界に存在するほとんどは三価クロムであり，人工的に産生される六価クロムは強い酸化作用があり人体には有毒である。

7）モリブデン（Mo）

　モリブデン molybdenum は，生体で酸化還元反応にかかわるキサンチンオキシダーゼやアルデヒドオキシダーゼの補因子としてはたらいている。食品では穀類，豆類，種実類に多く含まれ，通常の食事で欠乏することはない。また，ほかの重金属より比較的毒性が低いため，過剰症が問題となることはほとんどない。

8）マンガン（Mn）

　マンガン manganese は，生体内で様々な臓器器官に分布している。ミトコンドリア内に特に多く存在しており，重要な抗酸化酵素のマンガンスーパーオキシドジスムターゼ（MnSOD）の構成成分である。また，ほかの多くの酸化還元酵素，加水分解酵素，脱水素酵素，転移酵素の補因子としてはたらている。植物性食品に多く含まれ，通常の食事で欠乏することはない。

6. ビタミン

　ビタミンは生体に必須の栄養成分の五大栄養素のひとつである。ビタミンはごく少量で様々な代謝の調節因子としてはたらくことができる有機化合物である。生体内でビタミンは合成されず，合成されたとしても必要量には満たないことから食べ物を介して摂取することが必要である。ごく少量ではたらく代謝調節因子としてはホルモンも知られているが，これらは体内で合成される。ヒトでは13種類の有機物がビタミンとして認められている。ビタミンは溶解性の違いから 4 種類の**脂溶性ビタミン**と 9 種類の**水溶性ビタミン**に分けられる。水溶性ビタミンは体外に排出されやすいが，脂溶性ビタミンは尿に溶けにくく排出されずに脂肪組織や肝臓などに貯蔵される。食品から摂取する必要のあるビタミンは，摂取不足による欠乏症を引き起こす。また脂溶性ビタミンは過剰摂取すると体内に蓄積され過剰症を引き起こすことがある。

　個々のビタミンは，単一の化合物ではなく複数の化合物の集まり（群）であるものもある。それぞれのビタミンの名称はビタミン活性をもつ化合物群のことであり，化学名でよぶ機会もあるが，栄養などの面での説明をしやすいため，現状はビタミン名を使用することが一般的である。

6.1 脂溶性ビタミン

　脂溶性ビタミンは，A，D，E，Kの4種類である。ビタミンAとビタミンDは食品に含まれているビタミンそのものもあるが，体内でビタミンに変換される**プロビタミン**というものが存在する。

(1)　ビタミンA

　ビタミンAの化学名は，代表的な成分名の**レチノール**が用いられている。ビタミンAは官能基の違いにより，レチノール，レチナール，レチノイン酸などに分類される（図3-43）。ビタミンAは脂溶性であり，レバー，うなぎ，バター，チーズ，鶏卵など動物性の食品に多く含まれる。植物はビタミンAをもたないが，緑黄色野菜にはビタミンAの供給源となるプロビタミンAが存在する。**プロビタミンA**とは，植物などに含まれるカロテノイド色素のα-カロテン，β-**カロテン**，γ-カロテン，クリプトキサンチンなどである（図3-44）。小腸や肝臓に存在する開裂酵素（切断酵素）により，ビタミンAへと変換される。理論的には1分子のβ-カロテンから2分子のビタミンAが生成されるが，実際の変換効率は50％であり，1分子のビタミンAが生成される。また，α-カロテンやβ-**クリプトキサンチン**のプロビタミンAの作用は，β-カロテンの1/2と考えられている。

　ビタミンAは分子内に多くの二重結合をもつため酸化されやすい。特に熱，光，

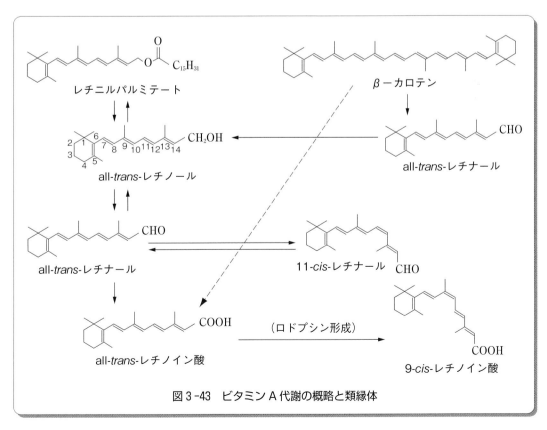

図3-43　ビタミンA代謝の概略と類縁体

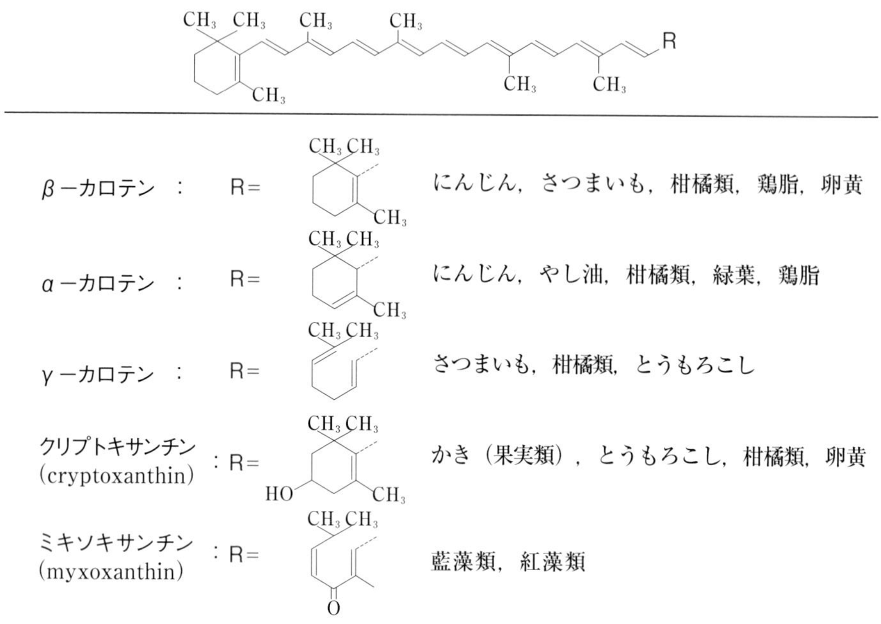

図 3-44　プロビタミン A

重金属イオン，酸化酵素存在下では非常に不安定である。また，プロビタミン A で
あるカロテン類も酸化や熱に対して不安定である。食品中のビタミン A およびカロ
テン類は，油脂とともに小腸から体内へ吸収される。したがって，野菜からビタミン
A を摂取する場合，生野菜のままでは吸収率は 10 ％以下であるが，油炒めでは吸収
率 20 ～ 30 ％，最大で 60 ％程度まで増加するといわれている。

　『日本食品標準成分表2020年版（八訂）』では，各食品に含まれるレチノール，α-
カロテン，β-カロテン，β-クリプトキサンチン含有量および**レチノール活性当量**，
β-カロテン当量が収載されている。β-カロテン当量とは，α-カロテンとβ-クリプ
トキサンチンのプロビタミン A 作用は1/2なので，食品中のこれらの含有量に1/2を
乗じた値と食品中のβ-カロテン含有量の合計である。レチノール活性当量とは，β-
カロテンの吸収率はビタミン A の1/6とされ，体内の変換効率は50 ％（1/2）である
ことから，食品中のβ-カロテン含有量に1/12（1/6×1/2 ＝ 1/12）を乗じた値と食品
中のレチノール（ビタミン A）含有量の合計である。

　ビタミン A は夜盲症の予防因子として発見された。暗順応の際の，光受容体であ
るロドプシンは網膜の視細胞のうち桿体に存在する紅色色素たんぱく質であり，ビタ
ミン A 誘導体とオプシンとういたんぱく質の複合体である。ビタミン A が欠乏する
と，夜盲症，角膜乾燥症，皮膚・粘膜上皮角化等が生じる。また過剰症としては頭
痛，頭蓋内圧亢進，皮膚の落屑，胎児奇形が起こる。

　また，アブラヤシなどから抽出・加工されたカロテン系色素はβ-カロテンに富み，

黄色 ～ 赤みのあるオレンジ色を呈する。脂溶性のものはアイスクリーム類やマーガリン，パンなどに，乳化加工したものは清涼飲料水などに利用される。

(2) ビタミンD

　ビタミンDは，消化管からのカルシウム吸収促進，骨代謝にかかわっており，6種類知られているが，主なものは**ビタミンD₂**（エルゴカルシフェロール）と**ビタミンD₃**（コレカルシフェロール）である。両者の側鎖の構造は異なるが，ヒトに対しての生理活性は同程度であると考えられている。

　きのこ類には紫外線照射によりビタミンD₂へと変化するプロビタミンD₂（エルゴステロール）が多く含まれている。天日乾燥で製造される乾しいたけや乾きくらげで

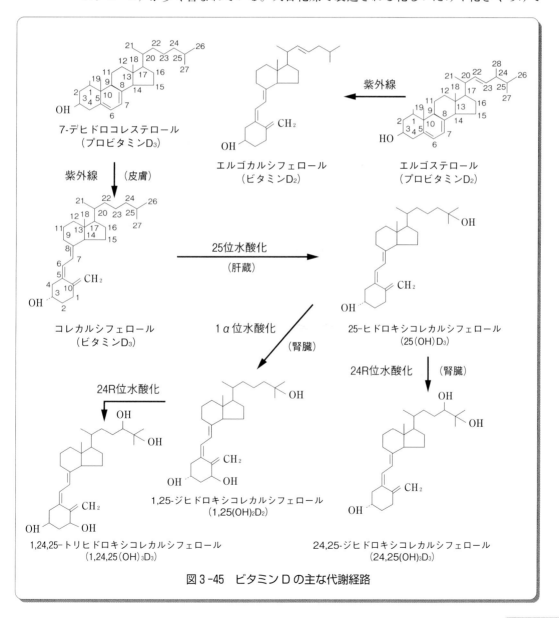

図3-45　ビタミンDの主な代謝経路

は特にビタミン D_2 の含有量が多い。

　ヒトでは，肝臓でコレステロールからプロビタミン D_3 の7-デヒドロコレステロールが生成される。さらに日光など皮膚に紫外線を浴びることにより，ビタミン D_3 へと変化する（図3-45）。ヒトは十分に日光にあたり，通常の食事を摂取している限りビタミンD欠乏症になることはない。最近では若い女性に血中のビタミン D_3 濃度の低下が報告されており，過度な日焼け止めの使用によることが示唆されている。欠乏症として骨の発達期の小児において，カルシウムが骨に沈着しないためしっかりとした骨格が形成されないくる病が知られている。過剰症としては高カルシウム血症や腎障害がある。

　カルシウムとビタミンDは一緒に摂取することによりカルシウムの吸収率が高まる。牛乳にビタミンDを添加し栄養強化したものは「乳及び乳製品の成分規格等に関する省令」（乳等省令）により乳飲料とされる。

(3)　ビタミンE

　ビタミンEは，クロマン環に側鎖が結合した両親媒性構造をもつ。その側鎖に二重結合がないものを**トコフェロール**，二重結合をもつものをトコトリエノールという（図3-46）。また，クロマン環に結合するメチル基の部位により，α，β，γ，δの4種類の類縁体がある。

　食品に含まれるビタミンEはα-**トコフェロール**とγ-**トコフェロール**が多い。生体内のビタミンEの90％はα-トコフェロールである。ビタミンEは生体内でラジカルなど活性酸素種を補足する。このような機能を抗酸化機能といい，細胞膜を形成する不飽和脂肪酸の酸化を防止しているといわれている。ビタミンEの中ではα-トコフェロールの活性がもっとも強い。ビタミンEは，野菜類，魚介類，種実類，油脂類，穀類に多く含まれている。通常の食事摂取では欠乏症と過剰症をきたすことはない。ビタミンEやビタミンE誘導体の酢酸 dl-α-トコフェロールは，酸化防止剤と

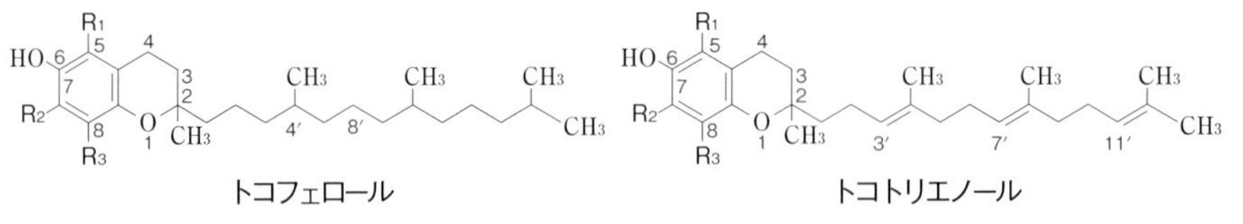

	トコフェロール	トコトリエノール
$R_1＝R_2＝R_3＝CH_3$	α	α
$R_1＝R_3＝CH_3$，$R_2＝H$	β	β
$R_1＝H$，$R_2＝R_3＝CH_3$	γ	γ
$R_1＝R_2＝H$，$R_3＝CH_3$	δ	δ
$R_1＝R_2＝R_3＝H$	トコール*	トコトリエノール*

＊自然界には存在しない。

図3-46　トコフェロールとトコトリエノールの構造

して油脂類，バター，菓子類に使用されている。

　『日本食品標準成分表2020年版（八訂）』には，α，β，γ，δ-トコフェロール量が収載されている。また，体内のビタミンEのほとんどがα-トコフェロールであることから日本人の食事摂取基準では，ビタミンEの摂取基準をα-トコフェロール量で示している。

（4）　ビタミンK

　ビタミンKは，緑黄色野菜や海藻類に多く含まれるビタミンK_1（フィロキノン）と微生物や腸内細菌によって合成されるビタミンK_2（メナキノン）があり，生理活性は同程度である。**メナキノン**には側鎖を構成するイソプレン構造の違い（図3-47，nの数値が4～14）により11種の同族体がある。鶏卵や動物性食品に多く含まれるメナキノン-4（n=4）と納豆菌により産生されるメナキノン-7（n=7）が重要である。ビタミンKは生体内で，血液凝固因子であるプロトロンビンの生合成や骨形成に関与している。ビタミンKの過剰症は通常起こらない。欠乏症では特発性乳児ビタミンK欠乏症（頭蓋内出血），新生児メレナがある。血液の抗凝固剤であるワルファリンはビタミンKと拮抗するので，ワルファリン服用時はビタミンKの多い納豆やクロレラを避ける。『日本食品標準成分表2020年版（八訂）』に収載されているビタミンK量は，ビタミンK_1とビタミンK_2の合計量である。

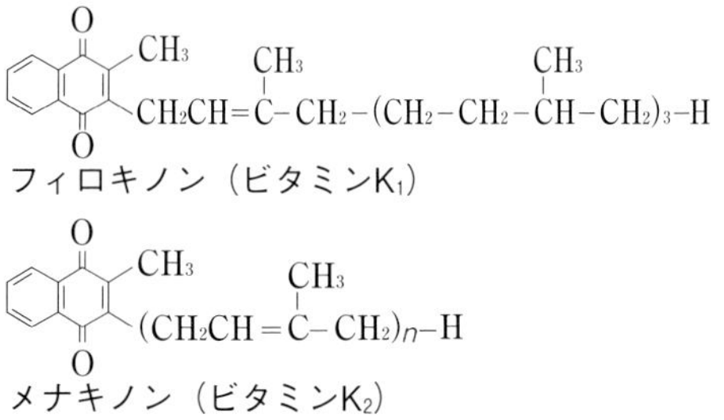

図3-47　天然に存在するビタミンK

6.2　水溶性ビタミン

　水溶性ビタミンは，ビタミンB群に8種類とビタミンCの9種類である。ビタミンB群は補酵素としてはたらき，酵素の活性を調節する。水溶性ビタミンは尿中に排出されやすく，体内に蓄積しにくいため過剰症は稀であるが，必要量を継続して摂取する必要があるため欠乏症が起こりやすい。

（1）　ビタミンB_1

　ビタミンB_1の化学名は**チアミン**という。1910（明治43）年に鈴木梅太郎により抗脚気成分としてオリザニンが米ぬかから単離された。その後，ほかの研究により化学構造が解明されビタミンB_1（チアミン）と命名された。チアミンは体内に吸収された後，チアミンプロピリン二リン酸（TPP）の形で，糖代謝酵素と分岐鎖アミノ酸代謝酵素の補酵素としてはたらく（図3-48）。白米などビタミンB_1含有量の少ない糖質の大量摂取が欠乏症の原因となる。欠乏症には脚気，アルコール依存症患者にみられるウェルニッケ脳症がある。ビタミンB_1は，豚肉，大豆に多く，穀類では，胚芽や外皮（全粒粉や玄米）に多く含まれる。

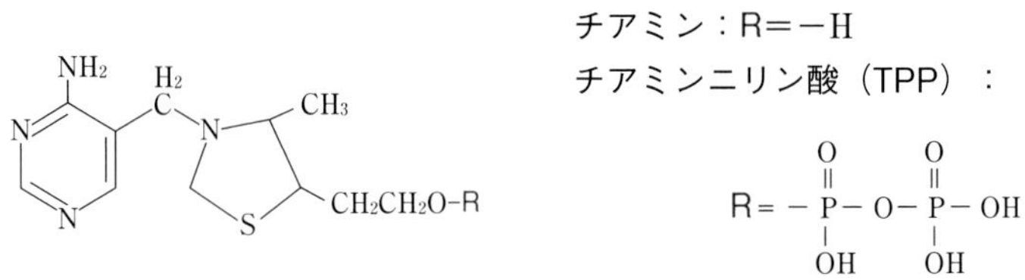

チアミン：R＝ーH
チアミンニリン酸（TPP）：

図３-48　チアミンとチアミンニシリン酸（TPP）

(2)　ビタミン B$_2$

ビタミン B$_2$の化学名は**リボフラビン**である。リボフラビンは生体内ではフラビンモノヌクレオチド（FMN）やフラビンアデニンジヌクレオチド（FAD）の形で，種々の酸化還元酵素の補酵素となる（図3-49）。リボフラビンは，緑色の蛍光を有する黄色の色素であり，アルカリ性で加熱されると分解するが，中性，酸性下での加熱では比較的安定である。また，光に対して不安定であるため直射日光や紫外線で容易に分解される。このとき光増感作用により活性酸素種が生成され脂質の酸化や栄養成分が減少する。FMN，FAD は水によく溶けるため，調理の際には加熱による損失よりも，煮汁への溶出が問題となる。

植物性食品では豆類，小麦胚芽，緑黄色野菜に，動物性食品ではレバー，鶏卵，乳製品に多く含まれる。ビタミン B$_2$の欠乏症として口角炎，舌炎，口内炎，脂漏性皮膚炎や成長障害などがある。

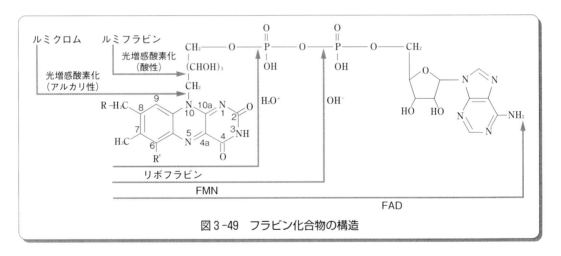

図３-49　フラビン化合物の構造

(3)　ナイアシン

ナイアシンとは，**ニコチンアミド**と**ニコチン酸**の総称であり，どちらも生理作用は同じである。ともに安定な物質であるが，水に溶けやすいため調理などによる溶出で損失しやすい。食品において，動物性では，ニコチンアミドとしてレバー，魚類，鶏肉に多く，植物性では，ニコチン酸として玄米，きのこ類，種実類に多く含まれている。また，ナイアシンは，ニコチンアミドアデニンジヌクレオチド（NAD$^+$），ニコ

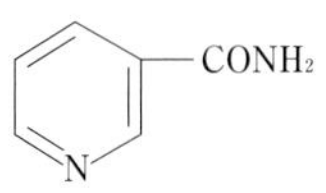

ニコチンアミド

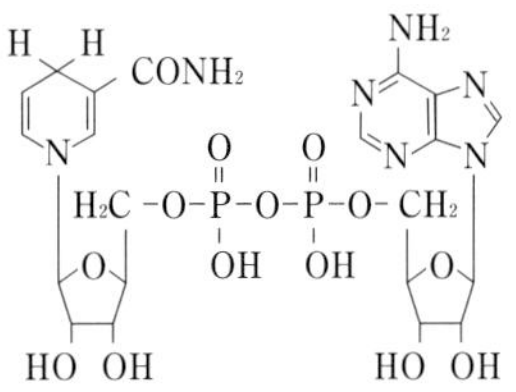

還元型ニコチンアミドアデニンジヌクレオチド
（NADH）

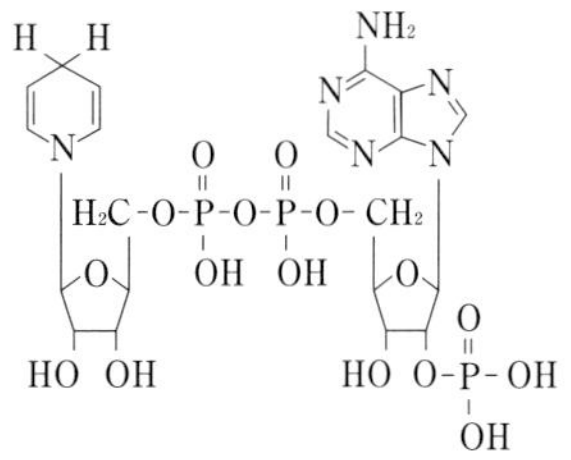

還元型ニコチンアミドアデニンジヌクレオチドリン酸
（NADPH）

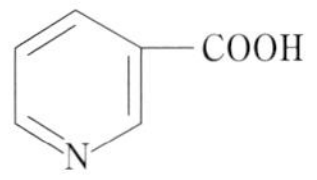

ニコチン酸

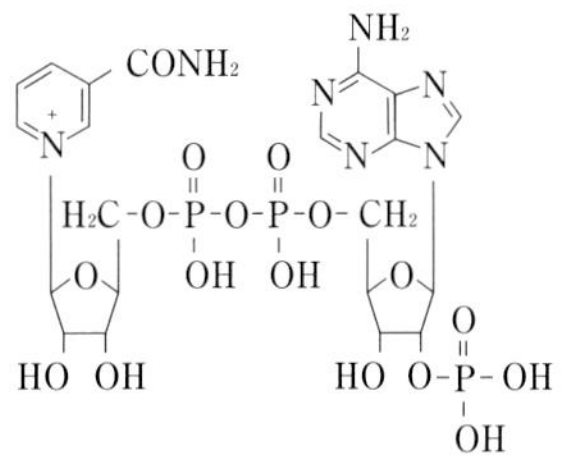

ニコチンアミドアデニンジヌクレオチドリン酸
（NADP⁺）

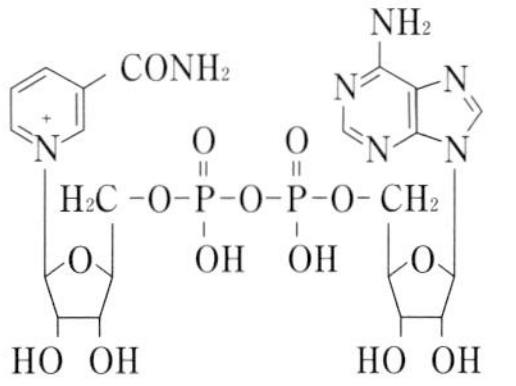

ニコチンアミドアデニンジヌクレオチド
（NAD⁺）

図3-50　ナイアシン関連化合物の構造

チンアミドジヌクレオチドリン酸（NADP⁺）として，エネルギー代謝や酸化還元反応の補酵素としてはたらいている（図3-50）。

ナイアシンは食品からの摂取のほかに，体内でトリプトファンから合成され，60 mgのトリプトファンから1gのナイアシンが生成される。そのため，食事摂取基準ではナイアシン当量という値で示されている。

　　　ナイアシン当量（mg NE）＝ナイアシン（mg）＋1/60トリプトファン（mg）

なお，『日本食品標準成分表2020版（八訂）』ではナイアシンの成分値はニコチン酸相当量として示している。

ナイアシンが欠乏すると**ペラグラ**という疾患が発症することがある。ペラグラの症状は，皮膚炎，口角炎，下痢，精神疾患などが現れ，重症の場合は死に至る。この疾患は，中米のとうもろこし多食地域で発生している。とうもろこしのナイアシン含量が特に少ないということではないが，ヒトの消化酵素で遊離されないことと，前駆体であるトリプトファンが少ないことによると考えられている。一般に，穀類のナイアシンは多糖類やペプチドと結合したものが多く，有効性が低い。メキシコなどではとうもろこしを調理前に石灰水などのアルカリ性の水に浸しておくニシュタマリゼーションという処理を行っている。このアルカリ処理をすることで，ナイアシンが遊離し，有効化されるのである。

(4)　ビタミンB₆

ビタミンB₆とは，**ピリドキシン**，**ピリドキサール**，**ピリドキサミン**と，それらの3つのリン酸エステルを合わせた6つの化合物の総称である（図3-51）。ピリドキサー

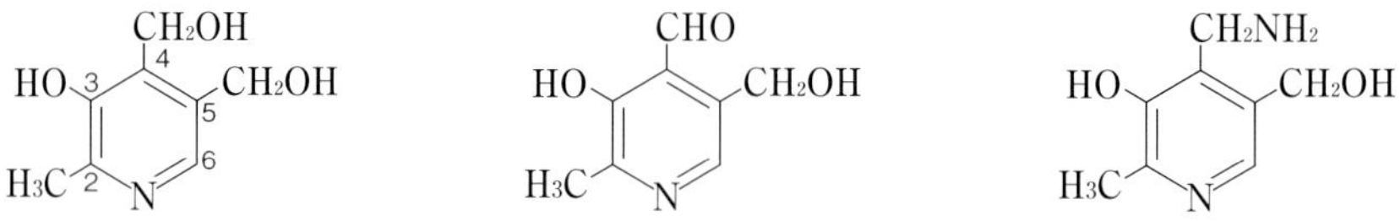

ピリドキシン　　ピリドキサール　　ピリドキサミン

図3-51　ビタミンB_6の構造式

ルとそのリン酸エステルは，動物性食品に多く，ピリドキシンとそのリン酸エステルは植物性食品に多く含まれる。体内に吸収された後，ピリドキサールリン酸エステルの形で，アミノ酸代謝酵素，脂質代謝酵素の補酵素としてはたらく。ヒトの腸内細菌が合成されるため一般的に欠乏症は起こりにくい。

(5)　パントテン酸

パントテンとは「いたるところに存在する」との意味がある。食品中でパントテン酸は補酵素A（コエンザイムA，CoA）の構成成分であるものが多い（図3-52）。また，糖質や脂肪酸の代謝において重要な役割を果たしている。動物性食品では，レバー，魚介類，植物性食品では納豆，きのこ類に多く含まれる。腸内細菌でも合成されるため，欠乏症は起こりにくい。欠乏状態が継続すると疲労，頭痛，手足のしびれなどの全身症状がみられる。過剰症は報告されていない。

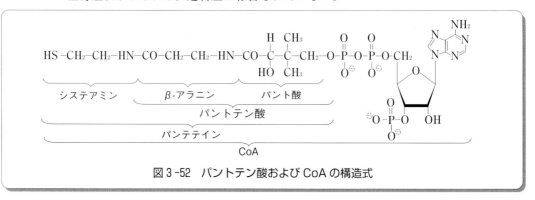

図3-52　パントテン酸およびCoAの構造式

(6)　ビオチン

生体内では酵素と結合した状態で存在している（図3-53）。動物性食品ではレバー，鶏卵に，植物性食品では豆類に多く含まれる。ビオチンが欠乏すると皮膚炎，舌炎，食欲不振，吐き気，憂うつ感などが起こる。ビオチンは生の卵白に含まれるたんぱく質の**アビジン**と結合するため，生の卵白を大量に摂取すると欠乏症を起こすおそれがある。加熱された卵白ではアビジンは変性するので問題ない。

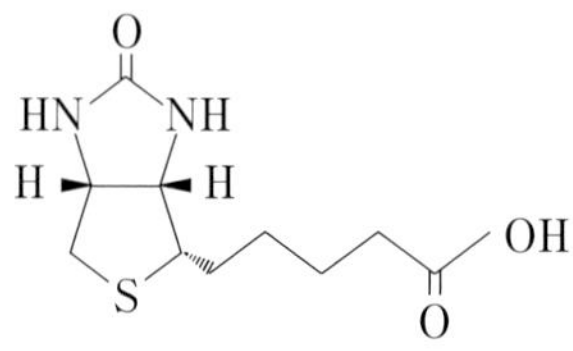

図3-53　ビオチン

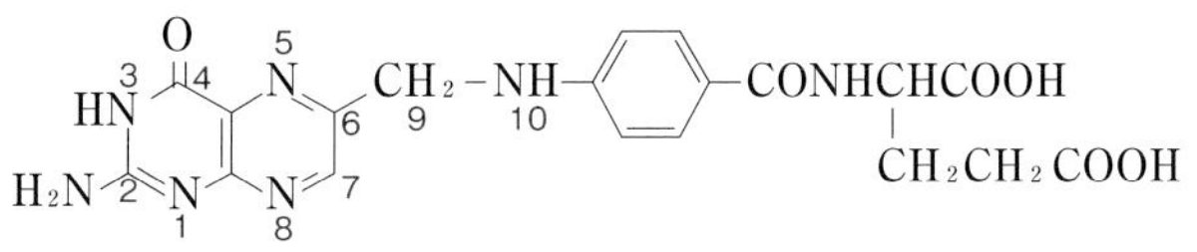

図3-54 葉酸（プテロイルモノグルタミン酸）

(7) 葉 酸

　葉酸はプテリジン，パラアミノ安息香酸にグルタミン酸が1つ結合したプテロイル
モノグルタミン酸（PteGlu）を基本構造とする（図3-54）。食品中の葉酸は，還元型
やグルタミン酸結合数が異なるポリグルタミン酸誘導体など，多様な形態がある。植
物性食品ではほうれんそうやキャベツなどの野菜類，大豆，穀類に多く，動物性食品
ではレバー，卵黄，魚介類に多く含まれる。

　葉酸は，赤血球の成熟，核酸合成，メチオニン代謝にもかかわっている。欠乏症
は，巨赤芽球性貧血，動脈硬化のリスクを高めるホモシステインの血中濃度の上昇が
起こる。また，妊娠期に不足すると胎児の神経管閉鎖障害のリスクが高まる。

(8) ビタミン B_{12}

　ビタミン B_{12} は分子内にコバルト（Co）を含んでおり赤色物質で，シアノコバラミ
ン，メチルコバラミン，アデノシルコバラミン等の総称（図3-55）である。ビタミン
B_{12} は微生物のみが合成することができる。食物連鎖により生物濃縮されるため，藻
類以外の植物性食品にはほとんど含まれない。動物性食品では，レバー，貝類，魚類
に多く含まれる。ビタミン B_{12} の吸収には胃より分泌された内因子とよばれる糖たん
ぱく質が必要である。胃切除により内因子欠乏からビタミン B_{12} 不足となり貧血が起
こることが知られている。

(9) ビタミンC

　ビタミンCの化学名は L-アスコルビン酸という。ビタミンCは強い還元性をもち
還元型をアスコルビン酸，酸化型をデヒドロアスコルビン酸という（図3-56）。ビタ
ミンCはコラーゲンの合成に関与している。ビタミンEと共同して脂質の酸化を防
ぐ抗酸化作用をもつ。ビタミンCは野菜類や果実に多く含まれている。ビタミンC
の欠乏症は壊血病であり，歯肉の出血，炎症などの症状がある。

　体内でデヒドロアスコルビン酸はアスコルビン酸に変換される。アスコルビン酸と
デヒドロアスコルビン酸の生理活性は等しいため『日本食品標準成分表2020年版（八
訂）』では，総ビタミンC量が表示されている。デヒドロアスコルビン酸は L-2,3-ジ
ケトグロン酸へと容易に分解される。アスコルビン酸は酸化されやすいビタミンであ
る。にんじんなどにはアスコルビン酸酸化酵素アスコルビナーゼが含まれており，切
断や磨砕，剥皮などによりビタミンCは分解する。

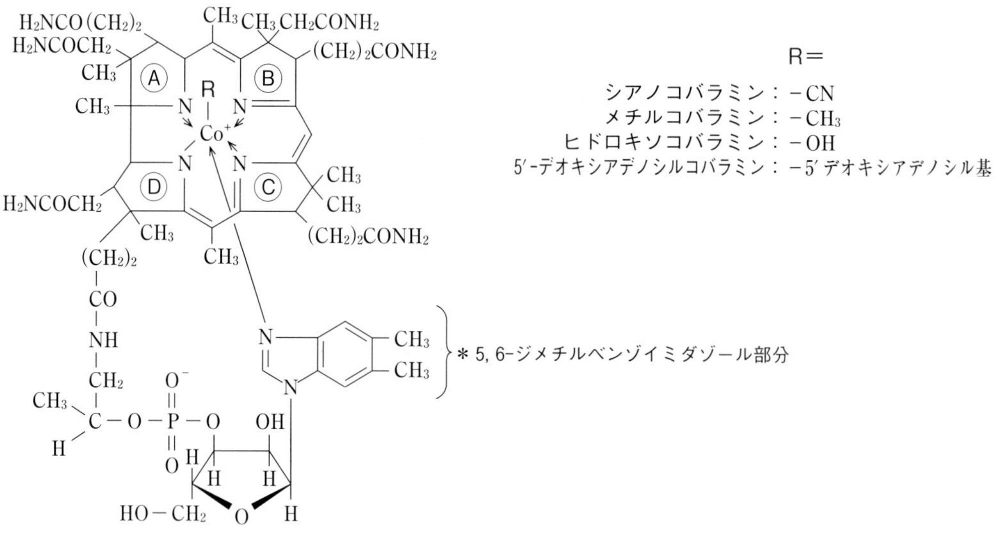

図 3 -55　ビタミン B12（コバラミン）

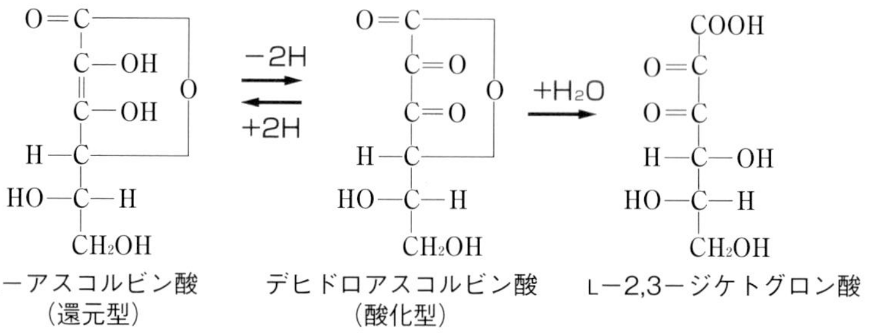

L−アスコルビン酸　　　　デヒドロアスコルビン酸　　　L−2,3−ジケトグロン酸
（還元型）　　　　　　　　（酸化型）

図 3 -56　アスコルビン酸からのデヒドロアスコルビン酸と L-2,3-ジケトグロン酸の生成

ビタミン C は強い還元作用があり，褐変，変色，風味の劣化などを防止する。果実類などの酵素的褐変反応はポリフェノールがポリフェノールオキシダーゼにより酸化されることにより生じるが，ビタミン C が酸化されたポリフェノールを還元することにより，本来の果物の色を維持する。そのため食品添加物の酸化防止剤として果実飲料や茶葉飲料，カットりんごなどに使用されている。栄養強化のビタミン C としての目的で使用される場合は，食品添加物としての表示は免除される。

(10)　その他のビタミン

　ユビキノンはコエンザイム Q（CoQ）ともいわれる脂溶性ビタミンである。コハク酸オキシダーゼや NADH オキシダーゼなど多くの酸化還元酵素の補酵素となる。ミトコンドリアでの電子伝達系の成分として重要であり，また抗酸化作用も注目されている（図3-57）。

　リポ酸はリポ酸アセチルトランスフェラーゼなどの補酵素であり，微生物や動植物

中に酵素たんぱく質と結合した状態で存在している（図3-57）。

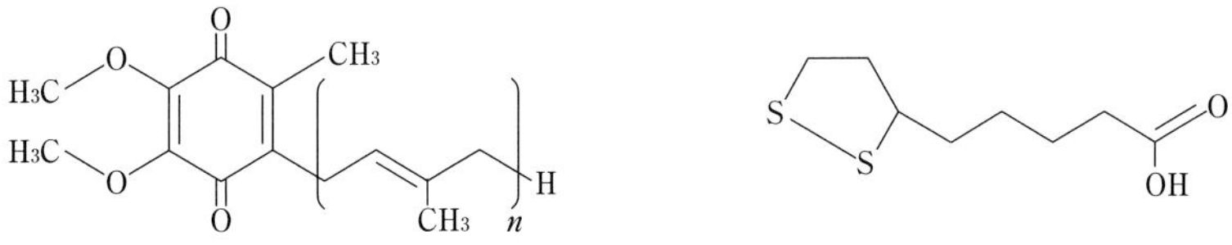

ユビキノン-n   リポ酸

図3-57　ユビキノンとリポ酸

文　　　献

●参考文献
1 ）青柳康夫，筒井知己：標準食品学総論　第 4 版，pp.56-66，医歯薬出版，2022.
2 ）辻英明，海老原清，渡邊浩幸，竹内弘幸：食べ物と健康，食品と衛生　食品学総論
　　第4版，pp.59-72，講談社，2022.
3 ）水品善之，菊﨑泰枝，小西洋太郎：栄養科学イラストレイテッド食品学Ⅰ　改訂第
　　2版食べ物と健康　食品の成分と機能を学ぶ，pp.43-57，羊土社，2021.
4 ）中山勉，和泉秀彦：食品学Ⅰ，食品の化学・物性と機能性　改訂第 3 版，pp.42-60，
　　南江堂，2017.
5 ）谷口亜樹子：食べ物と健康，食品学総論，pp.43-57，光生館，2017.
6 ）青柳康夫：食品機能学　改訂第 4 版，pp.109-114，建帛社，2021.
7 ）森田潤司，成田宏史：食べ物と健康①新食品・栄養科学シリーズ食品学総論第 3
　　版，pp.56-69，化学同人，2016.

第 4 章

嗜好成分の化学

　食品は生命を維持し，健康な生活を営むために欠くことのできないものである。しかし食品の一次機能である栄養機能だけでは，ヒトの食生活を豊かにし満足させることはできない。ヒトはいつの時代でも「おいしいもの」を欲し探求してきた。食品の色や味，香りはヒトの嗜好を満足させるうえで，大きな役割を担っている。これらはヒトが食品を選択する際の，嗜好性と密にかかわる成分であり，色素成分，呈味成分，香気成分，テクスチャーなどは食品の嗜好機能といわれる二次機能成分である。この章では二次機能成分のうち，色素成分，呈味成分，香気成分について述べ，テクスチャーは第7章で取り扱う。

1. 色素成分

　食品において，鮮やかな色や，食材や料理の美しい色の組み合わせは食欲をそそる大切な要素である。また食品の色は，保存中や調理加工中に変化するため，色は簡便な品質判定の指標ともなる。色素成分の化学的特徴や変色のしくみを知ることは，食品を理解し利用するうえで役に立つ。

　食品に含まれる色素成分は，植物性色素，動物性色素のように，由来する原材料からの分類，天然色素，合成色素のように自然界に存在する視点からの分類，また化学的構造による分類がある。本章では天然に存在する色素を化学的構造から，カロテノイド系色素，ポルフィリン系色素，フラボノイド系色素，その他の色素に分類して説明する。

1.1　カロテノイド系色素

　カロテノイドは，水に不溶で油によく溶解する赤 ～ 橙黄色の色素である。これは高等植物や藻類が生合成する色素であり，動物はこの色素を生合成することができない。植物以外の食品で卵黄，さけ，えび，かになどカロテノイド系色素を含有する食品があるが，これは食物連鎖により，植物や藻類のカロテノイド系色素が体内に蓄積されるためである。

　カロテノイド系色素は，イソプレンが8個が重合した炭素数40の構造で，分子内に共役二重結合を数多くもつ。このため空気中の酸素やリポキシゲナーゼにより酸化しやすく，光に対して不安定で，変色や退色する性質をもつ。しかし熱に対しては比較

分　類	構　造	分　布
カロテン類		
α-カロテン	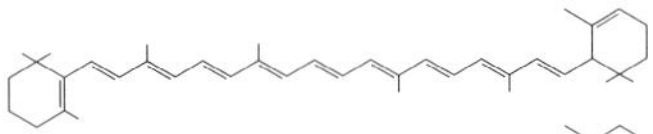	にんじん，かぼちゃ
β-カロテン	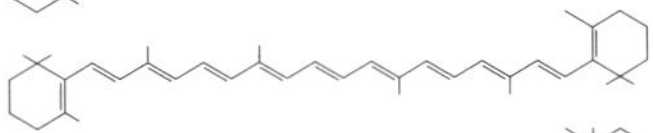	緑黄色野菜 など
リコペン	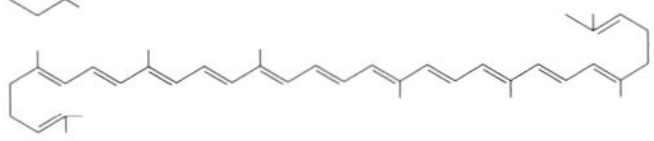	トマト，すいか
キサントフィル類		
ルテイン	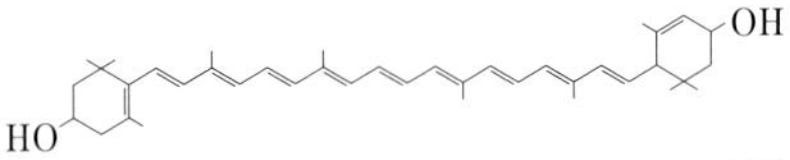	柑橘類，かぼちゃ，さつまいも，卵黄
ゼアキサンチン	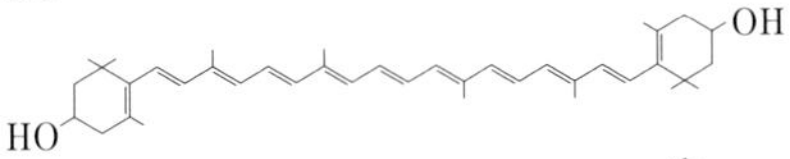	とうもろこし，ほうれんそう，卵黄
β-クリプトキサンチン	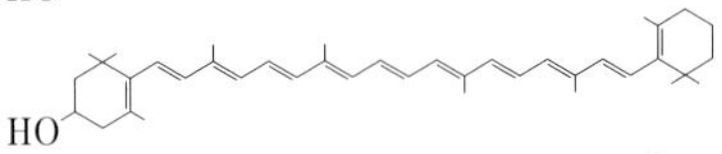	柑橘類，とうもろこし，柿
カプサンチン	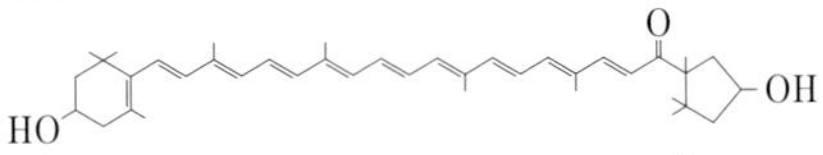	とうがらし，パプリカ
アスタキサンチン	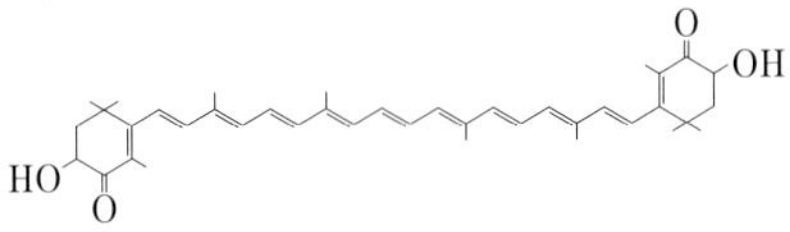	さけ，えび，かに
カンタキサンチン	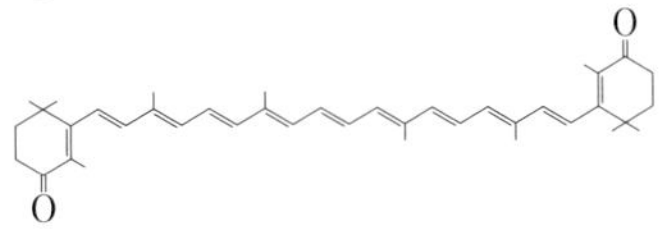	さけ，ます，きのこ
クロセチン	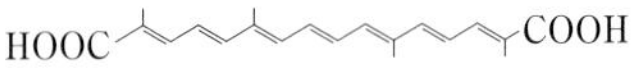	クチナシ，サフラン
ビキシン	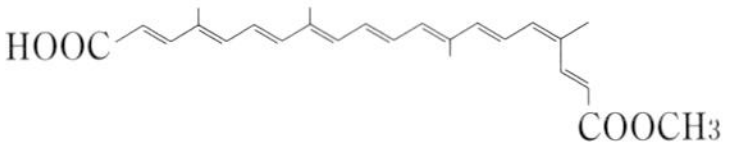	ベニノキ

図4-1　カロテノイド系色素の構造と分布

的安定である。カロテノイド系色素の酸化を防ぐには低温で保存する，空気との接触を断つ，ブランチングなどで酵素を失活させる，遮光保存などが有効である。

　カロテノイド系色素は構造上，炭化水素鎖（構成元素が炭素と水素）のみからなるカロテン類と，ヒドロキシ基やカルボニル基などの酸素をもつキサントフィル類に分類される。図4-1に主なカロテノイド系色素とその分布を示した。カロテノイド系色素の中で末端にβ-イオノン環をもつものは，プロビタミンA（体内で消化・吸収されると，ビタミンAとなる）である。

(1)　カロテン類

　カロテン類にはα-カロテンやβ-カロテンがあり，緑黄色野菜，果実類に多く含まれる。トマトやすいかの赤い色素の**リコペン**は，直鎖状の構造であり，β-イオノン環をもたないためビタミンA活性はない。

(2)　キサントフィル類

　キサントフィル類の中で水酸基を 1 つもつ β-クリプトキサンチン，2 つもつルテインなどは黄色を示し，カルボニル基をもつカプサンチンやアスタキサンチンなどは赤色を示す。**β-クリプトキサンチン**はプロビタミン A でもあり，柑橘類，とうもろこし，柿などに含まれ，ルテインは柑橘類，かぼちゃ，さつまいも，卵黄などに含まれる。また，カプサンチンはとうがらしに，**アスタキサンチン**はさけ，えび，かになどに含まれる。えび，かになどの甲殻類のアスタキサンチンは，生ではたんぱく質と結合しているため暗緑色であるが，加熱するとたんぱく質が変性し，遊離して鮮やかな赤色に変化する。わかめなどの褐藻類に含まれるフコキサンチンは，生ではたんぱく質と結合し赤褐色を示しているが，加熱するとたんぱく質が変性し，黄褐色の遊離型のフコキサンチンとなる。そのため，ゆでたわかめは共存するクロロフィル色素の緑色が優勢となり緑色にみえる。

　キサントフィル類には，カルボキシ基をもつクロセチンやビキシンがある。クロセチンの配糖体である**クロシン**は，サフランのめしべやクチナシの実に含まれる水溶性の橙色色素で，栗きんとんやたくあんの着色に使われる。ビキシンは南米原産のベニの木（アナトー）の種子に含まれる脂溶性の赤色色素であり，バター，マーガリン，チーズの着色に使われる。

1.2　ポルフィリン系色素

　ポルフィリンとは，ピロール 4 個がメチン基（–CH=）を挟んで結合した環状の化合物の総称である（図4-2）。このポルフィリン環にマグネシウムイオンが配位したクロロフィル色素や，鉄イオンが配位したヘム色素は，食品の色素として重要な成分である。

(1)　クロロフィル色素

　クロロフィル（葉緑素）は植物の葉緑体のラメラに含まれる緑色の色素である。ポルフィリン環の中央にマグネシウムを 1 つもち，2 つのカルボキシ基にフィトールとメタノールがエステル結合した構造で，脂溶性である（図4-2）。

　クロロフィルの中で青緑色のクロロフィル a と黄緑色のクロロフィル b が代表的である。緑黄色野菜，果実類，緑藻類ではクロロフィル a と b の割合は 3：1～2：1 で存在する。また，生体内ではたんぱく質と結合した状態で葉緑体に存在している。

　クロロフィルは pH や熱，酵素により構造の一部が変化し変色する。図4-3にクロロフィルの変化を示した。クロロフィルは酸性の状態では不安定で，ポルフィリン環内のマグネシウムを容易に離脱し水素と置換し，黄褐色のフェオフィチンに変化する。さらに反応が進むとフィトールが加水分解され，褐色の**フェオフォルバイド**となる。また，加熱によってこの反応は促進される。そのため野菜をゆでる際には，長時間の加熱を避け，重曹や灰汁を加えて pH の低下を防ぐときれいな緑色になる。弱い塩基性では安定であるが，強い塩基性状態ではフィトールとメタノールを離脱し，鮮

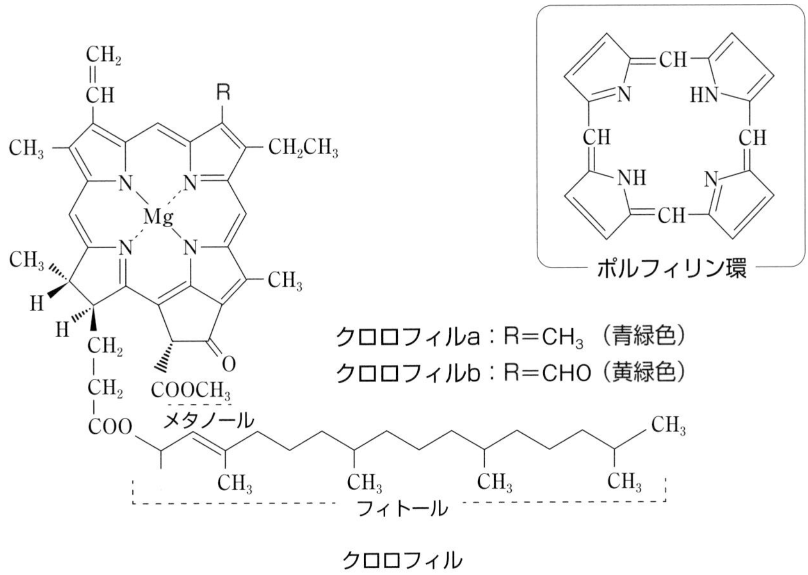

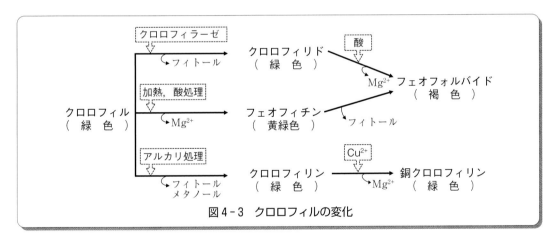

図4-2　ポルフィリン環とクロロフィルの構造

クロロフィルa：R＝CH₃（青緑色）
クロロフィルb：R＝CHO（黄緑色）

図4-3　クロロフィルの変化

緑色のクロロフィリンを生じる。クロロフィル分子中に含まれるマグネシウムが銅や鉄と置換されると，緑色の安定した化合物となる。鉄鍋を用いると緑色が美しくなるのはこのためであり，グリンピースの缶詰などの緑色保持にも利用される。

　野菜などの組織が傷むと，クロロフィルは酵素クロロフィラーゼによりフィトールを離脱し，緑色のクロロフィリドに変化する。このクロロフィリドは酸性下でマグネシウムを離脱して，褐色のフェオフォルバイドに変化する。フェオフォルバイドは光増感酸化作用をもち，光過敏症の原因物質となる（p.181参照）。

　植物の葉や果実類はクロロフィル色素のほかに，カロテノイド色素も同時に共有するものが多い。未熟なトマトや果実類は緑色を呈しているが，成熟するにつれ，クロ

ロフィル色素が分解しカロテノイド色素が増え赤みを帯びるようになる。また，緑色の葉菜類では葉がしなびてくるとクロロフィルが分解し，カロテノイドの黄色が現われる。紅葉もこれと同じ現象である。

(2) ヘム色素

　ヘム色素はたんぱく質と結合し，色素たんぱく質として動物の生体内に存在する。代表的なものに，血球に存在するヘモグロビンや，畜肉や赤味の魚などの筋肉に分布するミオグロビンがある。筋肉中のミオグロビン含量は家畜の種類，年齢，部位などによって異なり，一般に豚肉は少なく，馬肉は多いため肉色も濃赤色となる。図4-4に示すヘム色素の構造は，ポルフィリン環の中央に鉄（Ⅱ）Fe^{2+}をもち，酸化により鉄（Ⅲ）Fe^{3+}に変化するため変色する。ヘム色素の変色についてミオグロビンを例に図4-5に示した。

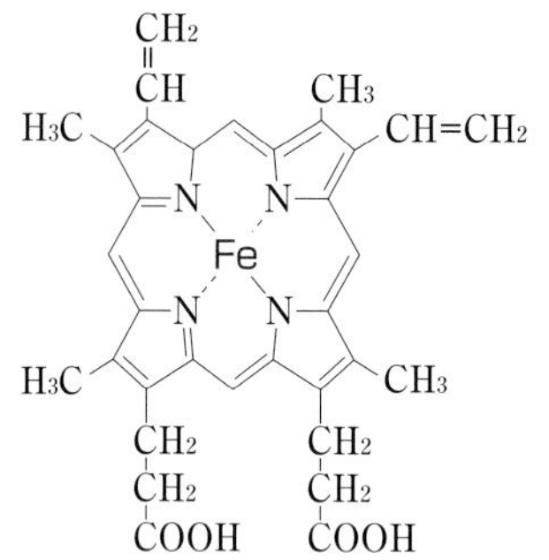

図 4-4　ヘムの構造

　ミオグロビンは，はじめは暗赤色であるが空気に触れると酸素と結合し，鮮赤色の**オキシミオグロビン**になる。またミオグロビンが長時間空気にさらされると，Fe^{2+}が Fe^{3+} となり褐色の**メトミオグロビン**になる。調理による加熱では，ヘム鉄の酸化とともにたんぱく質部の変性も起こり，灰褐色のメトミオクロモーゲンが生成する。ハムやソーセージなどの食肉加工製品には発色剤として亜硝酸塩や硝酸塩が用いられ，ミオグロビンは鮮赤色の**ニトロソミオグロビン**となり安定化する。これを加熱するとたんぱく質部は変性し，さらに安定な赤色の**ニトロソミオクロモーゲン**になる。

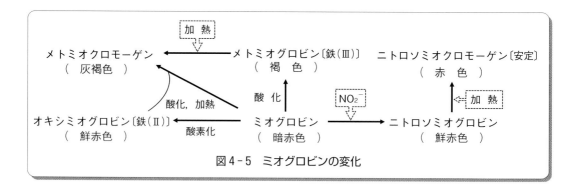

図 4-5　ミオグロビンの変化

1.3 フラボノイド系色素

　フラボノイドはアミノ酸のフェニルアラニンを前駆体としてできたカルコンから派生する植物の二次代謝物の総称であり，ポリフェノールの一種である。**カルコン**から環が閉じてフラバノンになり，これが様々な修飾を受け多様なフラボノイドが生合成される。フラバン（2つのベンゼン環（C_6）が3つの炭素（C_3）でつながったC_6-C_3-C_6構造）を基本骨格とするカルコン，フラバノン，フラボン，フラバノノール，フラボノール，イソフラボンなどがこの化合物群に属す。カロテノイド色素と同様に，動物は生合成できない（図4-6）。

　アントシアニン類やカテキン類は，フラボノイド骨格をもつことから広義ではフラボノイドに含まれるが，ここでは狭義のフラボノイド，カテキン類，アントシアニン類に分類して説明する。

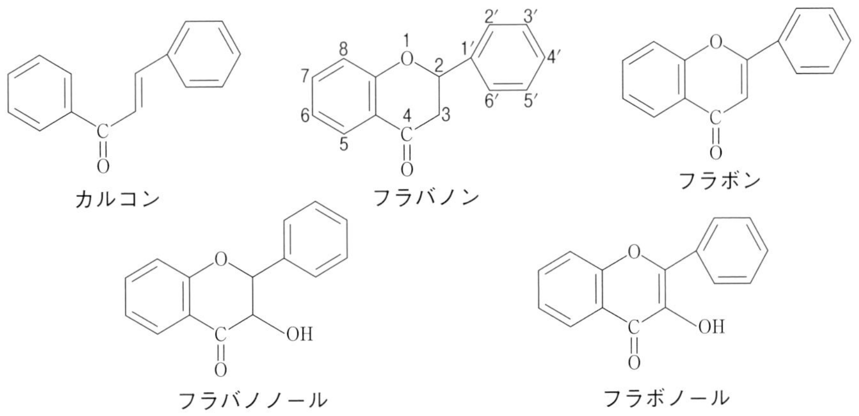

図4-6　フラボノイドの基本構造

(1)　狭義のフラボノイド

　狭義のフラボノイドは，基本構造の4位にケトン基をもつ化合物である。広く植物に含まれる水溶性色素であり，多くは配糖体として存在している。フラボン，フラボノールは基本骨格の中央のピラン（またはピロン）環のC_2-C_3間が二重結合で，淡黄色～黄色のものが多い。一方，フラバノン，フラバノノールは，C_2-C_3間が飽和しておりほぼ無色である。

　フラボン，フラボノールは一般的に熱，光に対して安定である。酸性で色調が淡色化し，アルカリ性で濃色化する。カリフラワーをゆでるときに酢を加えて白く仕上げるのはこれを利用したものである。中華麺が淡黄色を呈するのは，アルカリ性のかん水の添加により，小麦粉に含まれるフラボノイドが黄色化することに起因する。また，鉄やアルミニウムなどの金属イオンとキレートを形成すると暗色化するので，調理器具には注意が必要である。

　フラボンには，コウリャンなどに含まれるアピゲニンがあり，その配糖体であるアピインはパセリ，セロリに含まれる。フラボノールには，たまねぎを代表とする多くの植物に含まれる**ケルセチン**や，そばやアスパラガスなどに含まれるケルセチンに糖のルチノースが結合した**ルチン**がある。

　カルコンには，キク科のベニバナに含まれる水溶性の黄色色素のサフロールイエローや水に不溶の赤色の**カルタミン**（カーサミン）がある。カルタミンは日本で古くから化粧用の「紅」や着色染料，食用色素などとして使用されてきた。フラバノンには，みかんやグレープフルーツなどの柑橘類に含まれる配糖体のナリンギンや**ヘスペリジン**がある。ナリンギンは苦味成分でもあり，ヘスペリジンは結晶化しやすくみかん缶詰の白濁の原因物質となる。食品工業では酵素ヘスペリジナーゼを作用させてヘスペリジンをアグリコンのヘスペレチンに分解し，溶解度を上げて白濁を防止している。イソフラボンは大豆を代表とするマメ科植物に多く含まれるフラボノイドである。その構造は図4-7に示すように，ダイゼイン，グリシテイン，ゲニステインの3種類のアグリコンと，それぞれのグリコシド配糖体，マロニル化グリコシド配糖体，アセチル化グリコシド配糖体などの誘導体がある。イソフラボンはエストロゲン様作用，酸化防止作用などの生理活性が近年注目されるようになった。食品中では多くは配糖体として存在するが，ヒトの体内で吸収されるには腸内細菌で分解されアグリコンになる必要がある。

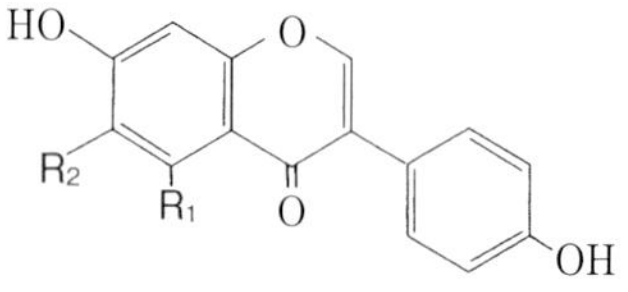

	R_1	R_2
ダイゼイン	H	H
グリシテイン	H	OCH$_3$
ゲニステイン	OH	H

図4-7　3種類のイソフラボンのアグリコン

(2)　カテキン類

　カテキン類はフラバノールに分類される化合物で，基本骨格の中央のピラン環の4位がケト型ではないため，狭義のフラボノイドと分別される（図4-8）。

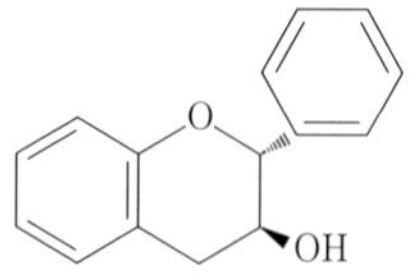

　カテキンは結合する水酸基が1つ増えたガロカテキンとそれらの没食子酸エステルのカテキンガレート，ガロカテキンガレートがあり，さらに不斉炭

フラバノール

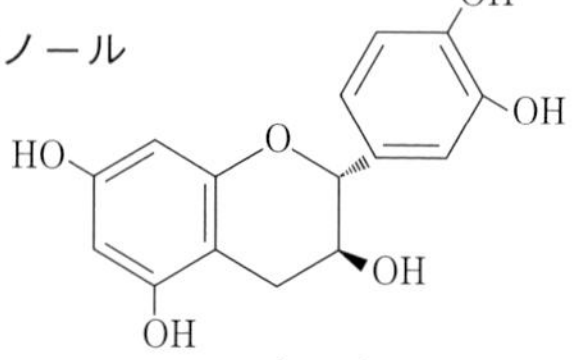

カテキン

図4-8　フラバノールとカテキンの構造

素原子が存在するために光学異性体のエピ体がそれぞれに存在する。カテキンは無色で，茶葉，コーヒー，果実類，野菜類などに含まれるが，酵素ポリフェノールオキシダーゼによって酸化され褐変する。紅茶の赤褐色色素テアフラビンは，カテキン類がポリフェノールオキシダーゼによって褐変したものである（p.185参照）。

(3) アントシアニン類

　アントシアニンはいちご，ぶどう，なす，赤キャベツ，赤かぶ，しそ，紫いもなどの植物に含まれる赤〜紫〜青色の水溶性色素である。その構造は，アグリコンのアントシアニジンに糖が結合した配糖体であり，フラボノイド骨格の1位の酸素がオキソニウムイオン（$-O^+=$）になっているため，不安定で変色しやすい。アントシアニジンはB環に結合する水酸基が1つのペラルゴニジン系，2つのシアニジン系，3つのデルフィニジン系に分類でき，数が多いほど青色が濃くなる。またB環に結合するメトキシ基が多くなると，赤色が濃くなる（図4-9）。ペラルゴニジン系の代表的な色素にはいちごや小豆に含まれるカリステフィン，シアニジン系ではしそのシソニン，デルフィニジン系ではなすに含まれるナスニンなどがある。

　アントシアニンの色調は溶液のpHによって変化し，酸性では赤色であるが，中性では紫色，塩基性では青色である。酸性では比較的安定であるが，中性，塩基性では退色しやすい。鉄，スズ，アルミニウムなどの金属とキレートを形成し，安定な青紫

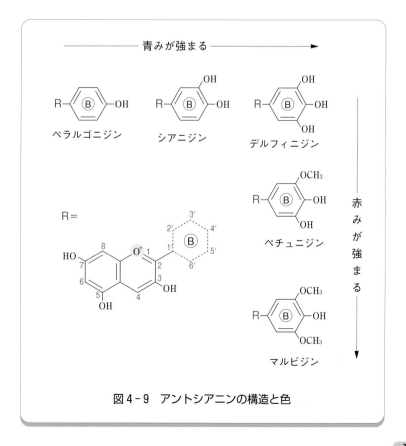

図4-9　アントシアニンの構造と色

色を保つ。なすの漬物にみょうばんを加えたり，黒豆の調理にさび釘を入れたりするのは色素を安定化させるためである。またアントシアニンはポリフェノールオキシダーゼや加熱によっても褐変するため，調理時には pH を下げ，加熱時間を減らすことが必要である。

1. 4　その他の色素

クルクミンはウコン（ターメリック）の根茎から抽出される脂溶性の黄色色素で，カレー粉，たくあん，マーガリン，チーズ，からしなどの着色料として利用されている。

ベタレインはマツバギク，ビート，サボテンなどの限られた植物に局在する色素で，赤紫色のベタシアニン類と黄色のベタキサンチン類に分けられる。色素構造の中に窒素原子をもち，配糖体として存在する水溶性色素である。

カルミン酸はコチニール色素の主成分で，サボテンに寄生する昆虫のコチニールカイガラムシから抽出される。**ラッカイン酸**はラックカイガラムシの分泌物から抽出される。水溶性赤色色素でどちらも光や熱に比較的安定であるが，pH によって色調が変化し，酸性で橙色，中性で赤色，塩基性で赤紫色である。ラッカイン酸は水への溶解性が悪い。清涼飲料水，アルコール飲料，菓子類，かまぼこ，化粧品などの着色に使われる（図4-10）。

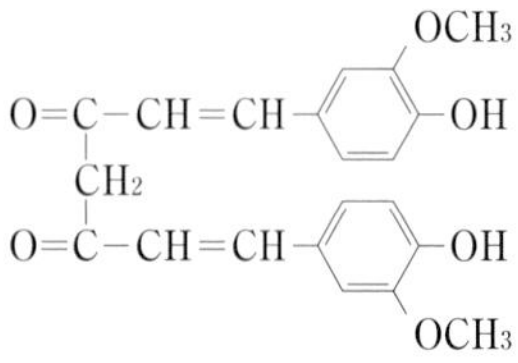

クルクミン

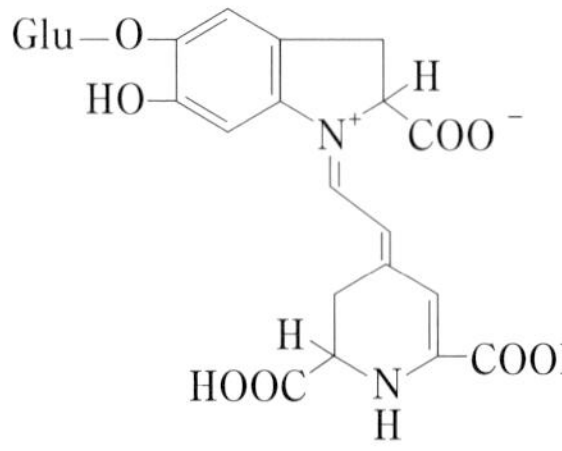

ベタシアニン（ベタニン）

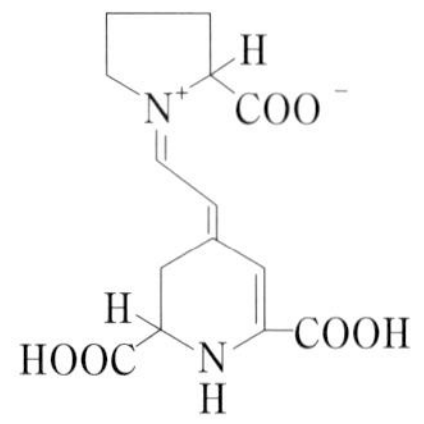

ベタキサンチン

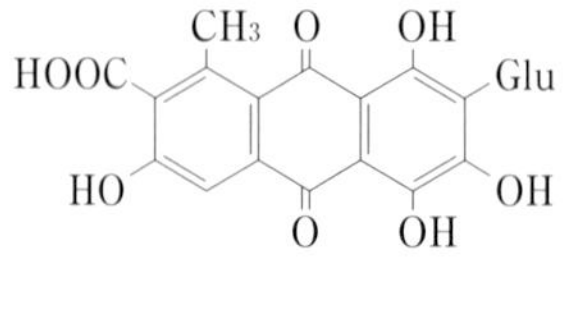

カルミン酸

ラッカイン酸A：R=$CH_2CH_2NHCOCH_3$
ラッカイン酸B：R=CH_2CH_2OH

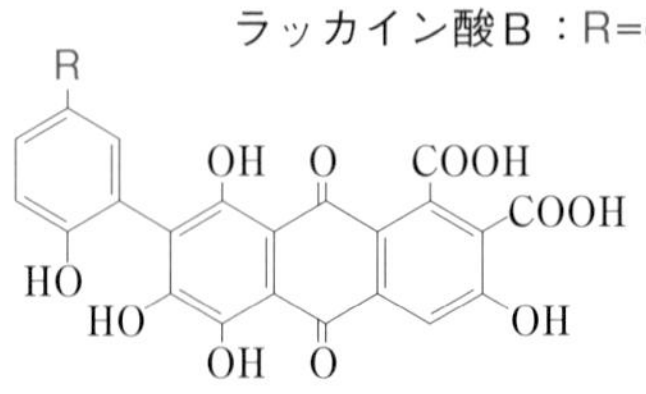

ラッカイン酸

図 4 - 10　その他の色素系の構造

　いかやたこの墨はメラニン色素が主成分である。また，えびは漁獲後に室温で数時間放置するとメラニンが形成されて表面が黒く変色する。これはチロシンがフェノール酸化酵素のチロシナーゼによりドーパ，ドーパキノンを経て，酸化重合してメラニンが生成されるためと考えられてきたが，現在は**ヘモシアニン**がチロシナーゼにかわってフェノール酸化酵素として作用し黒変するといわれている。

2．呈味成分

　呈味成分は，ヒトの嗜好を決定する要因の中でもっとも重要な因子である。ヒトは**味覚**を舌の表面にある乳頭とよばれる突起につく**味蕾**によって感じる。呈味成分が唾液や食品の水分で溶解され味蕾で受容されると，その情報は電気信号として味覚神経から大脳味覚野に伝達され，味が感じられる。味蕾は舌だけでなく，一部は口腔の後方上壁の軟口蓋や喉頭にも存在する。そのため，ビールやそばののど越しを楽しむことができる。

　呈味成分の判断は大脳で行われる。一般に苦味は毒物のシグナルであり，腐敗物は酸味を呈する。一方，ヒトはエネルギー源を甘味，電解質を塩味，たんぱく質源をうま味として認識するといわれる。呈味成分に対するヒトの嗜好は，個人の好み以外に年齢，気温，食経験の積み重ね，健康状態など様々な要因が積み重なって形成されている。

　呈味成分のうち，甘味，酸味，塩味，苦味，うま味の5つを基本味という。基本味以外の呈味成分には渋味，辛味，えぐ味などがあり，これらは味神経以外の感覚神経を刺激する成分である。食品の呈味には多くの味成分が組み合わさり，食品特有の味をつくりあげている。

　基本味には，ある濃度で感覚的に反応を引き起こす最小の限界濃度がある。この濃度を**閾値**（いきち）という。閾値は警戒信号となる苦味や酸味に対しては低いものが多く，大量に摂取される糖に対しては高い。

2.1　甘　　味

　甘味を有する物質は糖，糖アルコール類，アミノ酸，ペプチド，たんぱく質類，天然の甘味物質，人工の甘味物質と大きく分類することができる。甘味の発現機構に関して多くの研究がなされているが，未だに不明な点が多い。

(1)　糖，糖アルコール類

　糖はもっともよく知られている甘味成分である。単糖や少糖の多くは甘味をもつが，多糖はほとんど甘味をもたない。甘味の強さは糖の種類によって異なり，非還元糖は温度の違いによる甘味度に変化がないが，還元糖は溶液の温度によって甘味度が異なる。また，環状構造の単糖類にはα型とβ型の異性体が存在し，α型とβ型ではそれぞれ甘味度が異なる。たとえばD-フルクトース（果糖）ではβ型はα型より3倍

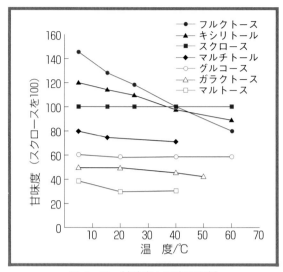

図4-11　甘味度と温度の関係

出典）日本化学会編：味とにおいの分子認識，p.52，学会出版センター，2000.

甘味度が高く，D-グルコース（ぶどう糖）では逆にα型がβ型より2倍甘い。フルクトースを多く含む果物を冷やすと甘味が強く感じるようになるのは，低温でβ型ピラノース構造のフルクトースが増えるためである。甘味度と温度の関係を図4-11に，糖および糖アルコール類の甘味度を表4-1に示した。

　少糖（オリゴ糖）では，二糖は甘味をもつが三糖，四糖と結合する糖の数が大きくなると甘味をもたなくなる。スクロース（しょ糖）は砂糖の主成分であり，日本の家庭で使用されている上白糖は非還元糖であるしょ糖に転化糖（しょ糖を酸や酵素により加水分解したもの）を混合したものである。そのため上白糖はきめが細かくしっとりし，濃厚な甘味と吸湿性をもち，転化糖が含まれる影響によりアミノ酸存在下で加熱すると，メイラード反応が起きやすく焦げ色が着きやすい。一方，グラニュー糖はしょ糖純度が高くサラサラとした淡白な甘味で，焦げ色が着きにくい特徴がある。

　しょ糖の誘導体のカップリングシュガーは，しょ糖のぶどう糖側にぶどう糖をいくつか結合したもので，甘味度は砂糖の約半分と低甘味であるが褐変しにくく，保水性，低う蝕性（虫歯になりにくい）を有するオリゴ糖である。フラクトオリゴ糖はしょ糖の果糖側に果糖をいくつか結合したもので，低甘味だが難消化性のビフィズス

表4-1　糖および糖アルコールの甘味度

糖の種類	甘味度	糖の種類	甘味度
（単糖および少糖類）		スクロース（しょ糖）	100
D-グルコース（ぶどう糖）	64〜74	β-D-マルトース（麦芽糖）	40
α-D-グルコース	74	α-D-ラクトース（乳糖）	16
β-D-グルコース	48	β-D-ラクトース（乳糖）	32
D-フルクトース（果糖）	115〜173	パラチノース	42
α-D-フルクトース（フラノース型）	60	（糖アルコール）	
β-D-フルクトース（フラノース型）	60	エリスリトール	75
β-D-フルクトース（ピラノース型）	180	キシリトール	100
α-D-ガラクトース	32	マンニトール	40
β-D-ガラクトース	21	ソルビトール	60
α-D-マンノース	32	マルチトール	75
β-D-マンノース	苦味	ラクチトール	30
D-キシロース	40		

出典）日本化学会編：味とにおいの分子認識，p.52，学会出版センター，2000. を一部改変.

因子のオリゴ糖である。

　多糖のでん粉は甘味をもたないが，とうもろこしやじゃがいも，さつまいもなどの原価の安いでん粉を酵素処理してぶどう糖とし，さらにグルコースイソメラーゼを用いてぶどう糖の一部を異性化して果糖とした異性化糖がある。異性化糖には果糖とぶどう糖の比率によって，果糖の比率の高い果糖ぶどう糖液糖とぶどう糖の比率の高いぶどう糖果糖液糖がある。

　糖アルコールは，糖を高温高圧下で触媒を用いてカルボニル基をヒドロキシ基に還元した多価アルコールである。**ソルビトール**，**マルチトール**などの糖アルコールは爽やかな甘味を有し，保湿性，耐熱性やメイラード反応による褐変反応を起こさないなどの性質がある。またパラチニット，ラクチトール，キシリトール，エリスリトールなどは低エネルギー性，非う蝕性などの機能が確認され，飲料や菓子に利用されている。しかし，過剰の摂取は下痢を引き起こす原因となり注意が必要である。またキシリトールやエリスリトールは溶解する際の吸熱量が大きいため，これらを含有するキャンデーなどに冷涼感を与えることができる。

(2)　アミノ酸，ペプチド，たんぱく質類

　天然に存在するL系列アミノ酸のうち，グリシンとL-アラニンは甘味をもち，あまえび，ほたて，かになどの甘味の一因となっている。天然にはほとんど存在しないが，D-トリプトファンはしょ糖の35倍，D-フェニルアラニンは5倍の甘味をもち，そのほかのD系列のアミノ酸も甘味をもつものが多い。

　ペプチドには，アスパルテームやネオテームがある（下記(4)参照）。

　一般に高分子物質は味を示さないが，例外として強い甘味を呈するたんぱく質として**ソウマチン**と**モネリン**が有名である。これらは西アフリカ原産の植物の果実の成分であり，ソウマチンはしょ糖の約1,600倍の甘味をもち比較的熱に安定であるが，モネリンはしょ糖の約3,000倍の甘味をもつが55℃以上で甘味を失う。これらのほか，ブラゼインやマビンリンなども植物由来の甘味成分である。

(3)　その他の天然の甘味物質

　キク科植物ステビアの葉の**ステビオシド**はジテルペン配糖体でしょ糖の約160倍の甘味をもち，低カロリー甘味料として飲料や菓子類など数多くの食品の甘味物質として使用されている。**グリチルリチン**はマメ科植物の甘草の根に含まれているトリテルペン配糖体である。しょ糖の約300倍の甘味をもち，甘味料として単独で使用されることはほとんどないが，食塩との調和がよいことから主に加工食品に添加して使用される（図4-12）。モグロシドはウリ科のつる性植物の羅漢果の果実に含まれるトリテルペン配糖体である。しょ糖の約300倍の甘味をもち，ヒトの身体に吸収されない低カロリー甘味料である。

(4)　合成の甘味物質

　アスパルテームはL-アスパラギン酸とL-フェニルアラニンからなるジペプチドで，しょ糖の100〜200倍の甘味をもち特有の後味を残す。アスパルテームを使用した食

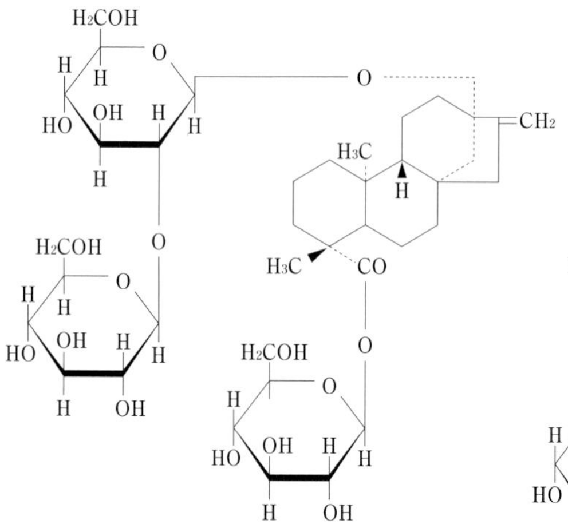

ステビオシド 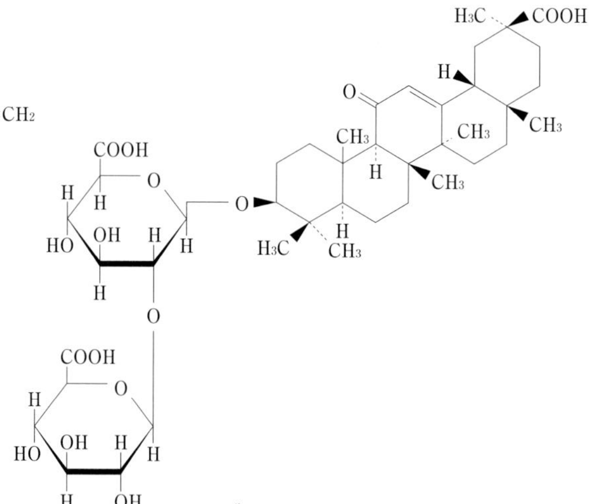　　　　　　　　　グリチルリチン

図 4 - 12　天然甘味物質の構造

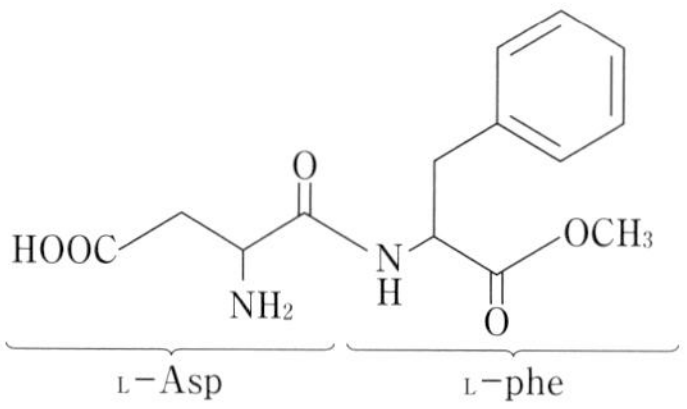

アスパルテーム 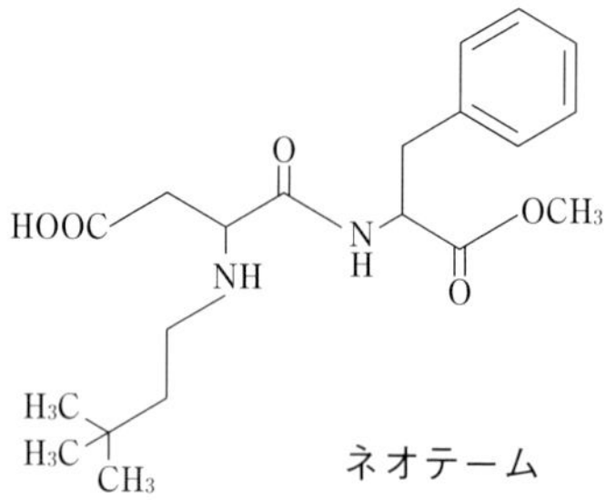　　　　　　　　　　ネオテーム

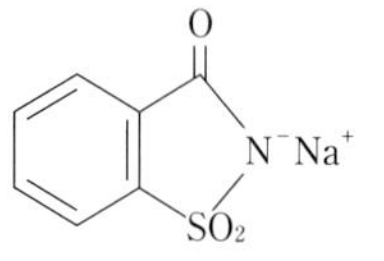

サッカリンナトリウム 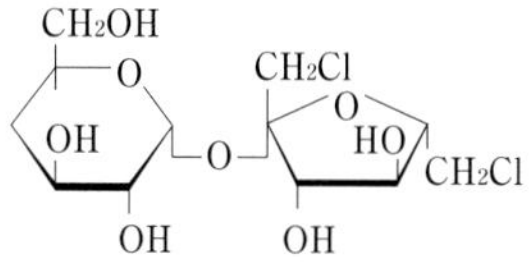　　　　スクラロース 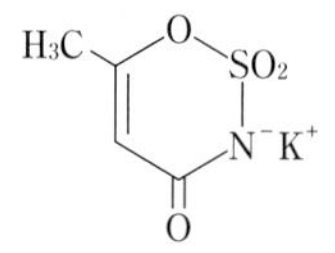　　　アセスルファムカリウム

図 4 - 13　合成甘味物質の構造

品や添加物にはフェニルケトン尿症の患者への対応策として，「L-フェニルアラニン化合物である旨又はこれを含む旨の表示」の義務がある。一方ネオテームは，アスパルテームを N-アルキル化して得られるもので，化学的に安定で，熱安定性も高い。甘味度は砂糖の約7,000 ～ 13,000倍，アスパルテームの30 ～ 60倍と非常に高い。ネオテームの代謝物にはフェニルアラニンがほとんど含まれないため，フェニルケトン尿症患者に対する注意喚起の表示は義務づけられていない。

　サッカリンはしょ糖の500倍の甘味で，しびれるような刺激の後味をもつ。また酸，

熱に不安定で分解すると苦味がでる甘味料である。水に溶けにくくチューインガムの
みに使用が許可されており，唾液により少しずつ溶け持続性の甘味を示す。サッカリ
ンナトリウムはしょ糖の200～700倍の甘味をもち，水溶性を利用して漬物，ジャム
など多くの食品に使用されている。加熱により分解して甘味を失う。

　スクラロースはしょ糖の３つの水酸基が塩素に置換した構造をもつ。しょ糖の約
600倍の甘味で甘味の質は砂糖によく似ており，水に溶けやすく熱に安定で，食品に
添加した際の安定性も高い。またカロリーはゼロで非う蝕性の機能をもち，清涼飲料
水やアイスクリームなど広範囲の加工食品や飲料の甘味料として広く使用される。

　アセスルファムカリウムは合成が比較的容易で，水に溶解しやすく，熱，弱酸，弱
アルカリに対し安定であることから，パンやクッキー，清涼飲料に使用される。図
4-13に代表的な合成甘味料の構造を示した。

(5) 味覚変革物質

　味覚受容器の機能を変え，甘味を誘導したり，抑制したりする作用がある物質を味
覚変革物質という。**ミラクリン**は西アフリカ原産の灌木（アカテツ科）の果実に含ま
れる成分で，成熟した赤い実を口に入れてから酸っぱいものを味わうと，強い甘味を
感じる作用をもつたんぱく質である。一方，ギムネマ酸はインドから中国南部に自生
するつる性の植物に含まれる成分で，この葉を噛んだ後にしょ糖をなめると，砂をな
めているように甘味を感じなくなる作用をもつトリテルペン配糖体である。

2.2 酸　　味

　酸味は水素イオン H^+ の味であり，味受容膜に結合することによって引き起こされ

表4-2　酸味物質とその所在

酸味物質		含有食品の例（自然界での所在）	特徴（酸味の質）
有機酸	酢　酸	食酢，漬物	刺激的な臭気がある
	乳　酸	乳酸発酵飲料，ヨーグルト，チーズ　醤油・味噌などの発酵醸造食品，漬物	温和，渋味を伴う
	コハク酸	貝，果実類，日本酒（清酒）	うま味とコクがある
	リンゴ酸	りんご，なし，もも，いちご　など	爽快な酸味，かすかな苦みがある
	酒石酸	ぶどう，パインアップル	やや渋味がある
	クエン酸	みかん，レモンなどの柑橘類，うめ	おだやかで爽快
	アスコルビン酸	野菜類・果実類（柑橘類・いちご・キウイフルーツなど）	おだやかで爽快，酸味は弱い
	グルコン酸	はちみつ，酸味料	やわらかでまるみがある
無機酸	炭　酸	炭酸飲料，ビール	弱酸，さわやか
	リン酸	清涼飲料	弱酸，さわやか

る。同じ pH でも有機酸は無機酸より酸味が強く，陰イオンの種類によって味の質は異なり，それぞれの酸は微妙に違う味をもつ。表4-2に酸味物質とその所在を示した。代表的な酸味物質は酢酸（食酢），乳酸（ヨーグルト，漬物），クエン酸（柑橘類），酒石酸（ぶどう），炭酸（炭酸飲料），リン酸（清涼飲料）などである。

2.3　塩　　味

塩味は鹹味ともいい，塩によって引き起こされる味であり，塩化ナトリウム（NaCl）に代表される。その味質や強さは，塩を構成する陽イオン，陰イオンの種類によって異なる。塩化カリウム（KCl）や塩化アンモニウム（NH_4Cl），リンゴ酸ナトリウムなども塩味をもつが，苦味や渋味をもち，味質が劣る。減塩目的の調味料としては，塩化カリウムが用いられている。

2.4　苦　　味

一般的に自然界に存在する毒物は苦味を呈するため，苦味は毒物のシグナルである。そのため動物にとって苦味は不快味であり，苦味をもつ食物の摂取を拒否する。しかしヒトでは，苦味は一般に好まれない場合が多いものの，常に不快な味というわけではない。ビールやコーヒーのような嗜好品では苦味は不可欠な味であり，気分高揚，緊張緩和などの生理作用を有する。また苦味成分は食品の味にしまりを与えるはたらきがある。

苦味物質の種類はアルカロイド，配糖体，テルペン，アミノ酸，無機塩類など多種多様であり，その構造に共通するものはほとんどない。そのため苦味の受容経路は複数存在すると考えられている。図4-14 に代表的な苦味物質の構造を示した。

茶やコーヒーの苦味は**カフェイン**であり，チョコレートやココアの苦味は**テオブロミン**でこれらはアルカロイドに属す。また**キニーネ**は苦味の標準物質として使用され，抗マラリア活性をもつアルカロイドである。キニーネは海外のトニックウォーターに苦味剤として添加されるが，日本では認可されていない。

グレープフルーツなどの柑橘類の苦味成分の**ナリンギン**は配糖体である。ナリンギンは酵素ナリンギナーゼによりアグリコンのナリンゲニンに分解されると苦味はなくなる。テルペン類にはなつみかんなどの柑橘類の果皮に含まれるリモニンがある。また，ビール原料のホップの雌花につくルプリンとよばれる黄色の粒に含まれるフムロンは，ビール醸造の煮沸工程において**イソフムロン**へ変換され，ビールの主たる苦味成分となる。きゅうりなどのウリ科のヘタに近い部分の苦味成分は**ククルビタシン**で，ゴーヤの苦味成分のモモルデシンとともにテルペン類である。

天然に存在する L 系列の疎水性アミノ酸（p.77参照）は苦味をもち，これらからなる低分子ペプチドも苦味を有する。八丁みそやしょうゆなどに含まれる大豆たんぱく質加水分解物やチーズに含まれるカゼイン加水分解物などがそうであり，食品の味にしまりを与えている。キウイフルーツにヨーグルトをかけると苦味を感じるのは，た

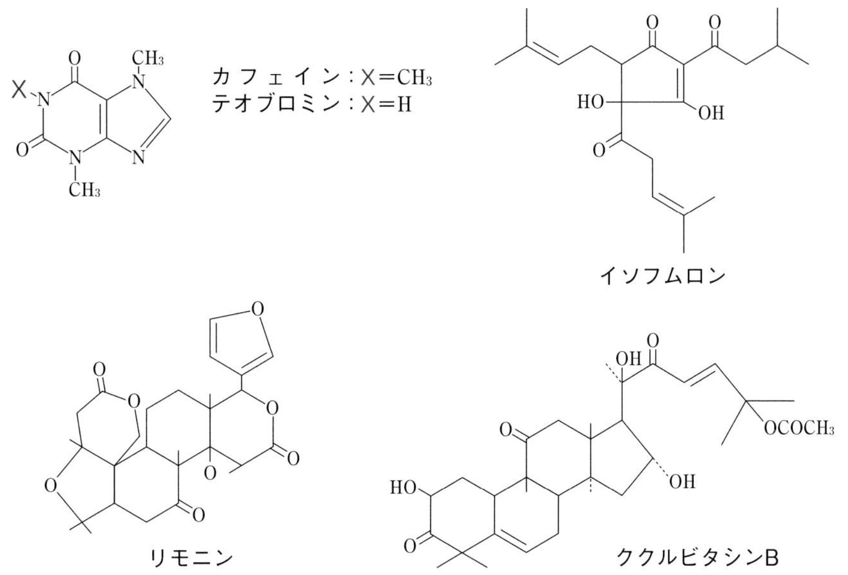

カフェイン：X＝CH₃
テオブロミン：X＝H

イソフムロン

リモニン

ククルビタシンB

図4-14 苦味成分の構造

んぱく質がキウイに含まれるプロテアーゼ（アクチニジン）によって分解され，苦味をもつペプチドが生成されるためである。なお，ゴールデンキウイのアクチニジン含量はわずかであるため苦味は生成しない。無機塩類では，豆腐の凝固剤として使用されるにがりの主成分である塩化マグネシウム（MgCl₂）は苦味成分である。また外国産の硬度が非常に高い水はマグネシウムを多く含んでおり，苦味をもつとともにマグネシウムの緩下作用を有するので注意が必要である。

　苦味物質であるフェニルチオカルバミドに対して，遺伝的に苦味を感じない人がおり，これを味盲（み もう）という。味盲は苦味を感じないのではなく，単に閾値が高く感受性が低いことが後に判明しており，フェニルチオカルバミドやその同族体にのみ感受性が低いのであって，ほかの苦味物質や甘味，酸味，塩味などに対しては正常である。また，味盲は潜性（劣性）遺伝することが判明しており，その出現率は人種や民族間で異なり，白色人種では約30％，黄色人種では約8〜15％と報告されている。

2.5 う ま 味

　日本でこんぶの利用の歴史は古く，平安時代には既にこんぶを献上品として納めていた記録がある。こんぶのほかにもみそ，しょうゆ，水産乾物，かつお節などの伝統食品は，日本食に欠くことのできない食品であり，古くから日本の食卓における重要な調味料であった。これらの主たる呈味成分は塩味とうま味である。うま味は池田菊苗により1908（明治41）年に発見された呈味成分であり，1980年代にUMAMIとして

国際語となり，4 基本味以外の独立した味として世界に広まった。うま味成分はアミノ酸系，核酸系，有機酸系に大別される。

(1)　アミノ酸系うま味成分

L-グルタミン酸は，こんぶに代表されるうま味成分であり，乾物こんぶ100g 中に 4 g 以上が含有される。**グルタミン酸**は酸性アミノ酸であり，それ自身は酸味と渋味が混ざった味であり，水への溶解度も高くない。しかし，こんぶだしではグルタミン酸はカリウムなどの塩となり溶解性を増している。現在，グルタミン酸は L-グルタミン酸一ナトリウム塩（MSG）の形でうま味調味料として使用されている。グルタミン酸はこんぶ以外に，チーズ，魚介類，海藻類，トマト，はくさいなどにも含まれる。

$$HOOC-CH_2-CH_2-CH(NH_2)-COONa \quad MSG（グルタミン酸一ナトリウム）$$

茶のうま味成分である**テアニン**は，グルタミン酸のエチルアミドである。乾燥茶葉中に 0 ～ 3 ％程度，特に上級な玉露や煎茶には多く含まれている。

$$H_5C_2-NH-CO-CH_2-CH_2-CH(NH_2)-COOH \quad テアニン$$

(2)　核酸系うま味成分

5′-イノシン酸（5′-IMP）はかつお節に代表される魚肉や畜肉のうま味成分である。5′-イノシン酸は肉の熟成過程で ATP から酵素反応により生成される。一方，5′-グアニル酸（5′-GMP）は乾しいたけのうま味成分である。5′-グアニル酸も乾しいたけの水戻しおよびその後の加熱過程で RNA（リボ核酸）から酵素反応により生成される。5′-イノシン酸や5′-グアニル酸はどちらもヌクレオチドであり，塩基であるヒポキサンチンとリボースが結合したヌクレオシドにリン酸が5′の位置に結合した構造である（図4-15）。

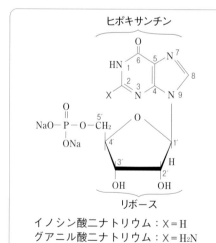

イノシン酸二ナトリウム：X＝H
グアニル酸二ナトリウム：X＝H₂N

図 4 - 15　5′-リボヌクレオチドの構造

表 4 - 3　うま味の相乗作用

混合比（重量）MSG：IMP（GMP）	混合物のうま味度（単位重量あたり）
1：0	1
1：2	6.5 （13.3）*
1：1	7.5 （30.0）
2：1	5.5 （22.0）
10：1	5.0 （19.0）
50：1	2.5 　（6.4）
100：1	2.0 　（5.5）

＊：（　）内は GMP を用いたときの値
MSG：グルタミン酸ナトリウム
IMP：5′-イノシン酸
GMP：5′-グアニル酸
出典）鬼頭誠，佐々木隆造：食品化学，p.147，文永堂出版，1992.

(3) 有機酸系うま味成分・その他

コハク酸は，はまぐりやあさり等の貝類や日本酒に含まれるうま味成分である。そのままでは酸味があるため，ナトリウム塩の形にして調味料として使用する。そのほか，たこ，いかなどの旨味成分としてベタインが知られている。

(4) うま味の相乗効果

アミノ酸系うま味成分のL-グルタミン酸と核酸系うま味成分の間には，うま味を増強させる強い相乗効果がある。これはヒトをはじめ脊椎動物全般にみられ，味蕾でのグルタミン酸の結合が核酸関連物質によって増大するためである。表4-3にMSGとIMP（GMP）のうま味の相乗作用によるうま味度を示した。

2.6 その他の味

呈味成分には基本味以外に辛味，渋味，えぐ味などがある。

(1) 辛　　味

辛味成分は食品に独特の風味を与えるばかりでなく，口腔内の粘膜を刺激して唾液の分泌を促し食欲を増進させ，エネルギー代謝を亢進して体熱産生を促す効果がある。また辛味成分は抗菌性，抗酸化性をもつものが多く，古くから香辛料として使用されてきた。辛味成分は構造上，アミド基，イソチオシアネート，ケトン基などの特徴的な官能基や構造をもつ（図4-16）。

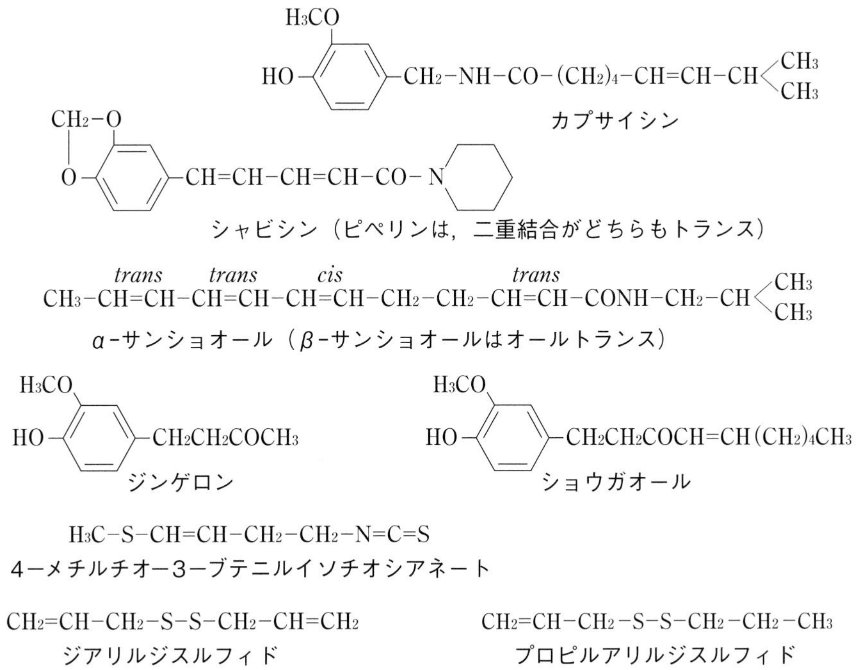

図 4 - 16　辛味成分の構造

とうがらしに含まれる**カプサイシン**はもっとも辛い辛味成分である。こしょうの辛味成分の主成分は**ピペリン**とその異性体の**シャビシン**である。さんしょうの実には**サンショオール**が含まれる。しょうがの辛味成分としてはジンゲロールから生成する**ジンゲロン**や**ショウガオール**が知られている。

イソチオシアネートは-N＝C＝Sという構造をもつ化合物類であり，わさび，からしななどのアブラナ科植物に存在する。これらの植物は辛味成分の前駆物質であるグルコシノレート（からし油配糖体）をもち，酵素反応によって辛味成分が生成する。またこれらの辛味成分は同時に香気成分でもある。酵素反応については香気成分の項（p.137）に示す。わさび，黒からしの主な辛味成分はアリルイソチオシアネートであり，白からしの辛味成分はパラヒドロキシベンジルイソチオシアネートである（p.184参照）。また，だいこんの辛味成分は4-メチルチオ-3-ブテニルイソチオシアネートである。

ねぎ，にんにく，たまねぎなどの辛味成分は，R-S-R，R-SS-R，R-SSS-R（R＝アルキル基）の構造をもつスルフィド類であり，香気成分でもある。ねぎの辛味成分は**ジアリルジスルフィド**，たまねぎはプロピルアリルジスルフィドなどである。

(2)　渋　　味

渋味は舌や口腔内の粘膜に起こる収れん性の感覚であり，適度な渋味はお茶やワインなどの嗜好品に欠かせない成分である。構造はポリフェノール化合物がほとんどであり，一般的に**タンニン**と総称される。

茶葉に含まれるカテキン類，コーヒーに含まれる**クロロゲン酸**，くりの渋皮に含まれる**エラグ酸**，かき（果実）に含まれるシブオール（水溶性タンニンなどが代表的な渋味成分）である。ワインではアントシアニジンをはじめとする様々なポリフェノールが渋味に寄与していると考えられている。

(3)　え　ぐ　味

えぐ味とはいわゆるアクの味であり，アクが強くのどや舌がいがらっぽく感じる味である。たけのこやわらびなどのえぐ味の主成分はチロシンの酸化により生成するホモゲンチジン酸である。ほうれんそうなどの葉菜類にはシュウ酸が含まれる。

2.7　味の相互作用

食品は多くの呈味成分を含んでおり，これらの混合が様々な風味をつくり出す一方で，呈味成分同士の影響がある。ある呈味物質にごくわずかの呈味成分を加えたり，単一の呈味成分を継続して味わったりすると，味の感じ方が異なる味覚現象が起こるようになる。表4-4に味の相互作用を示した。

(1)　対比効果

異なる呈味成分を同時にまたは連続的に摂取することにより，一方の呈味成分の強度が強まる現象を対比効果という。汁粉やぜんざいに食塩を加えると甘味が増したり，甘いものを食べたあとに酸っぱいものを食べると，酸味を強く感じたりする

表4-4　味の相互作用

効　果		味		呈味の変化	例
対比効果	同時	甘味（多量）　＋　塩味（少量）		甘味を強める	しるこに食塩を加える，すいかに食塩をかける
		うま味（多量）　＋　塩味（少量）		うま味を強める	すまし汁
		酸味（多量）　＋　苦味（少量）		酸味を強める	レモネード
	継時	甘味　→　酸味		酸味が強まる	菓子の後に果物を食べる
		苦味　→　甘味		甘味が強まる	苦い薬の後にあめをなめる
抑制効果		苦味　＋　甘味		苦味を弱める	コーヒーに砂糖を入れる，チョコレート
		酸味　＋　甘味・塩味		酸味が弱まる	酢の物，汁物，なつみかんに砂糖をかける
		塩味　＋　酸味／うま味		塩味を弱める	漬物／しょうゆ，塩辛
相乗効果		MSG（L-グルタミン酸ナトリウム）　＋　IMP（イノシン酸）／GMP（グアニル酸）		うま味が強くなる	だし（こんぶとかつお節／こんぶとしいたけ）
		果糖　＋　サッカリン		甘味が強くなる	ジュース
変調効果		塩味　→　無味		甘く感じる	濃い食塩水の後で水を飲む
		苦味　→　酸味		苦く感じる	するめの後にみかんを食べる

出典）和田淑子・大越ひろ：改訂健康・調理の科学―おいしさから健康へ―　第2版，p.114．建帛社，より作成．

のは対比効果である。

(2) 抑制効果（相殺効果）

　異なる呈味成分を同時に摂取するとき，一方の呈味の強度を弱める現象を抑制効果（相殺効果）という。20％食塩水は塩辛くてとても飲むことはできないが，同程度の塩分の塩辛は塩辛いと感じながらも味わうことができるのはこのためである。

(3) 相乗効果

　2種類の呈味物質を同時に摂取するとき，両者の呈味の強さの和以上に，呈味の強度が強まる現象を相乗効果という。MSGに核酸系うま味成分の5′-IMPや5′-GMPが加わるとうま味が増強されることから，現在市販されているうま味調味料のほとんどが両者のうま味成分の混合物である。

(4) 変調効果

　先に味わった呈味成分の影響で，後に味わう呈味成分の味が異なって感じる現象を変調効果という。するめいかを食べてからみかんを食べると苦く感じたり，濃い食塩水を口にしてから水を飲むと，水を甘く感じたりするのはこのためである。またミラクリンやギムネマ酸などの味覚変革物質（p.127）も変調効果をもたらす。

3. 香気・におい成分

　香気・におい成分は味，色成分と比較すると嗜好に対して大きな役割を担っていないように思われがちである。しかし風邪をひいて鼻を詰まらせると，何を食べても味

が感じられずおいしくないことを経験し，あらためて香気・におい成分は嗜好に重要であることに気づかされるだろう。

　食品の香気成分は，単一成分がその食品の主たる香気であることは少なく，分子量が300以下の様々な成分の集まりである。この種々の成分の違いや組成比の違いにより，食品独特の香気成分がつくりあげられている。においと化学構造の関係は不明なことが多く，構造が全く異なっていても同系統のにおいを有することがある。しかし食品の香気成分をその保有する官能基から大きく分類すると，①アルコール，アルデヒド，ケトン，②エステル，ラクトン，③テルペン類，④含硫化合物，⑤その他，に分類できる。これらの香気成分は揮発性の構造であり，香気成分の分析にはガスクロマトグラフィーなどの分析機器を用いる。

　本節では，食品の主たる香気の特徴を形成しているにおい成分について，その生成時の起源から分類して示す。

3.1　通常の代謝で生じる香気・におい成分

(1)　野菜類の青臭さや新鮮な野菜，新緑の若葉のにおい成分

　野菜類の青臭さや新鮮な野菜，新緑の若葉のにおいはアルコールやアルデヒドが多い。これら緑の香りの生合成反応は，多くの研究者によって詳細に調べられている。図4-17にきゅうりの炭素数が9個および6個の香気成分の生合成経路を示した。

　これらの生成経路では，植物がもつ脂質に加水分解酵素がはたらき，リノール酸やα-リノレン酸が生成し，さらに脂質過酸化酵素，開裂酵素などがはたらき，炭素数が6または9の揮発性のアルデヒドやアルコールが生成する。これらが野菜の青臭さや新鮮な野菜，新緑の若葉のにおい成分であり，3-ヘキセノール（青葉アルコール）や2-ヘキセナール（青葉アルデヒド）は緑の青臭さ，ノナジエナール（スミレ葉アルデヒド）はきゅうりの香りの主成分で，ノナジエノール（キュウリアルコール）もきゅうりの苦味を感じさせるにおいである（図4-18）（p.185参照）。

(2)　きのこ類のにおい成分

　きのこ類に共通するカビくさいにおいは，1-オクテン-3-オール（マツタケオール）などのC8化合物であり植物の緑の香りと類似の機構により生成する。まつたけはこれに加えてエステルである**桂皮酸メチル**（メチルシンナメート）がその特徴となるにおい成分である（図4-19）。

(3)　果実類のにおい成分

　果実類の中で，柑橘類はテルペン類が主要成分であり，ほかの果実ではエステルやラクトンが主要成分である。テルペンは，精油とよばれる植物の葉，茎，根，果実，花などを水蒸気蒸留して得られた揮発性の油の主成分で，イソプレンより生合成される香気成分である。代表的なテルペン類には柑橘類に含まれる**リモネン**，**シトラール**，ゲラニオール，グレープフルーツに含まれる**ヌートカトン**などがある（図4-20）。

　また果実類では，生体内の有機酸とアルコールが反応しエステルが生合成され，環

中性脂質・リン脂質
酸素
脂質加水分解酵素
α-リノレン酸
リノール酸
酸素
脂質過酸化酵素LOX
酸素
脂質過酸化酵素LOX
過酸化リノレン酸
過酸化リノール酸
開裂酵素
開裂酵素
開裂酵素
開裂酵素
8-ホルミル・オクタン酸
11-ホルミル・ウンデセン酸（トラウマチン酸）
8-ホルミル・オクタン酸
11-ホルミル・ウンデセン酸（トラウマチン酸）
2E,6Z-ノナジエナール（スミレ葉アルデヒド）
3Z,6Z-ノナジエナール
2E,6Z-ノナジエノール（キュウリアルコール）
3Z,6Z-ノナジエノール
C9
2E-ヘキセナール（青葉アルデヒド）
3E-ヘキセナール
3Z-ヘキセナール
3Z-ヘキセノール（青葉アルコール）
3E-ヘキセノール
2E-ヘキセノール
C6
2E-ノネナール
3Z-ノネナール
3Z-ノネノール
2E-ノネノール
C9
n-ヘキサナール
n-ヘキサノール
C6

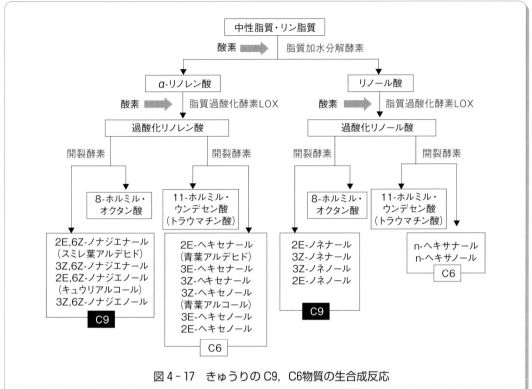

図 4－17　きゅうりの C9，C6物質の生合成反応

出典）小久保秀之，山本幹男：きゅうりにおける極微弱生物光の発生機構，J.Intl.Soc.Life Info.Sci., Vol.26, No.1., p.53-58, 2008.

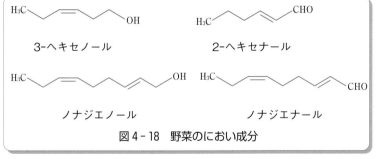

3-ヘキセノール
2-ヘキセナール
ノナジエノール
ノナジエナール

図 4－18　野菜のにおい成分

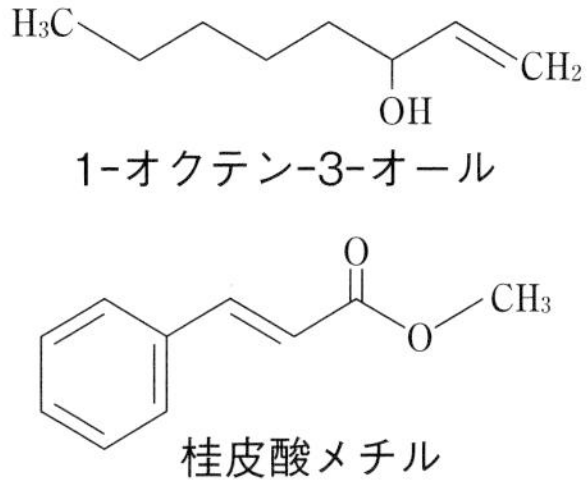

1-オクテン-3-オール
桂皮酸メチル

図 4－19　きのこのにおい成分

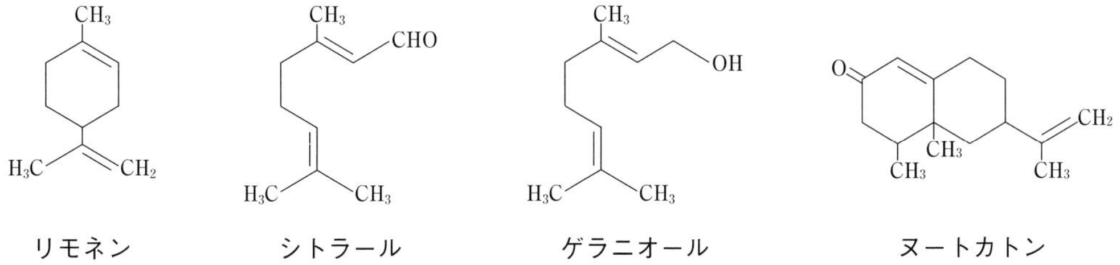

リモネン
シトラール
ゲラニオール
ヌートカトン

図 4－20　柑橘類のにおい成分

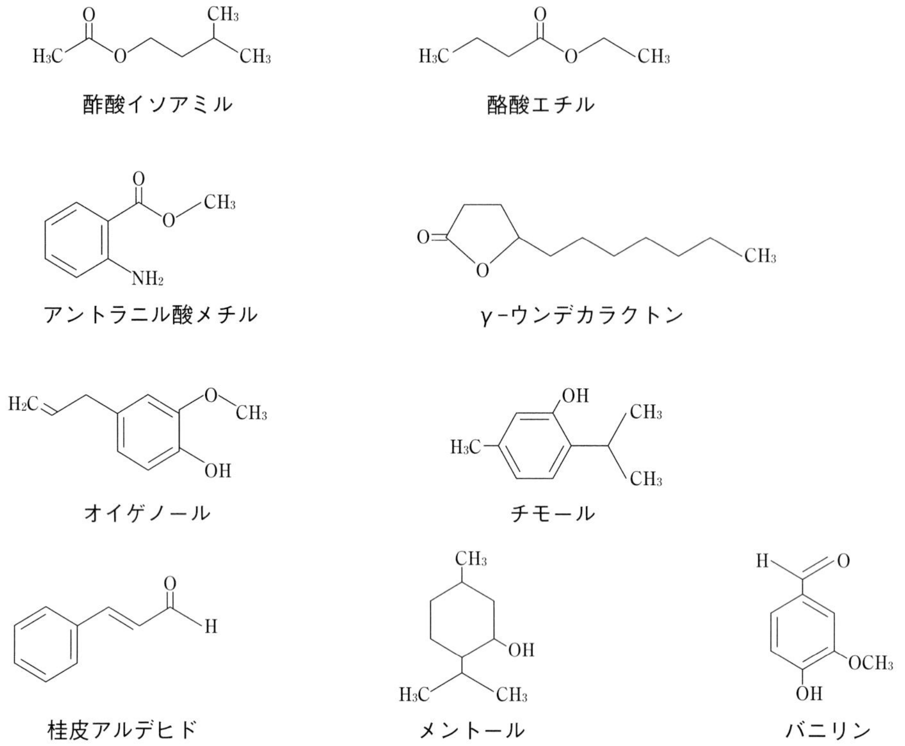

図 4 - 21　果実類および香辛料類のにおい成分

式のエステルであるラクトンとともに，固有のにおいとなっている。バナナでは酢酸イソアミルや酢酸エチル，パイナップルは酪酸エチル，ぶどうはアントラニル酸メチル，ももはγ-ウンデカラクトンが特徴的なにおい成分である。

(4)　香辛料類のにおい成分

香辛料類のにおい成分はアルコールやアルデヒド，テルペンである。アルコール，アルデヒドにはクローブの**オイゲノール**，タイムのチモール，バニラの**バニリン**，シナモンの桂皮アルデヒドなどがある。ハッカに含まれるメントールはテルペンである。

図4-21に果実類，香辛料類の代表的な生鮮香気成分の構造を示す。

3.2　調理加工，保存により生じる香気・におい成分

食品の調理加工中に，通常の代謝で生じるにおい成分と異なる種々のにおい成分が生成することがある。例えば組織の破壊や水戻しによる酵素反応により生じるにおい，加熱中のアミノカルボニル反応などによるにおい，発酵によるにおいなどである。また，食品の保存中に酸化によって生じるにおいなどがある。

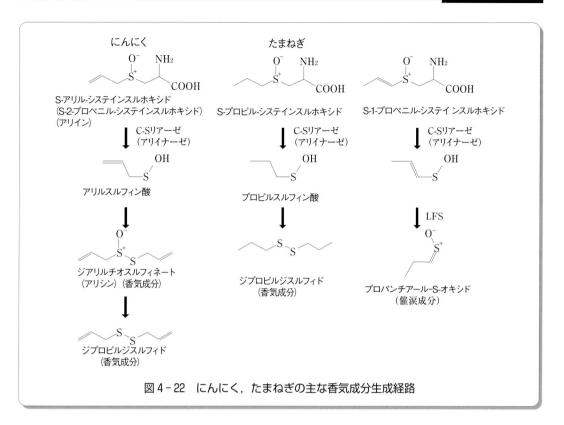

図4-22　にんにく，たまねぎの主な香気成分生成経路

(1)　組織の破壊時に生じるにおい成分

　ネギ属やアブラナ科の植物はイオウ（硫黄）を含むにおい成分の前駆物質をもち，細胞が磨砕，切断されると酵素がはたらき，特有のにおいを生成する。植物の種類により前駆物質に結合するアルキル基，アルケニル基などの種類と量が異なり，生成するにおい成分にも違いが生じる。

1）にんにく，たまねぎ，ねぎなどのにおい成分

　にんにく，にら，たまねぎ，ねぎなどのネギ属の植物は，システインが結合した香気成分前駆物質の S-アルキル（アルケニル）-L-システインスルホキシドが細胞内に局在している。細胞が破壊されると前駆物質は C-S リアーゼ（システインスルホキシドリアーゼ：＝アリイナーゼ）と反応し，中間産物のアルキル（アルケニル）スルフィン酸を経由し，チオスルフィネートやジスルフィドなどの特有のにおいを生成する（図4-22）。

　にんにくのにおい成分はジアリルチオスルフィネート（アリシン）やジアリルジスルフィドであり，たまねぎは**ジプロピルジスルフィド**である。また，たまねぎでは催涙因子合成酵素（lachrymatory factor synthase（C-S リアーゼ））により，催涙成分も生成する（p.184参照）。

2）わさび，だいこんなどのアブラナ科のにおい成分

　わさびやだいこんなどのアブラナ科の植物はイオウを含んだ香気成分前駆物質の

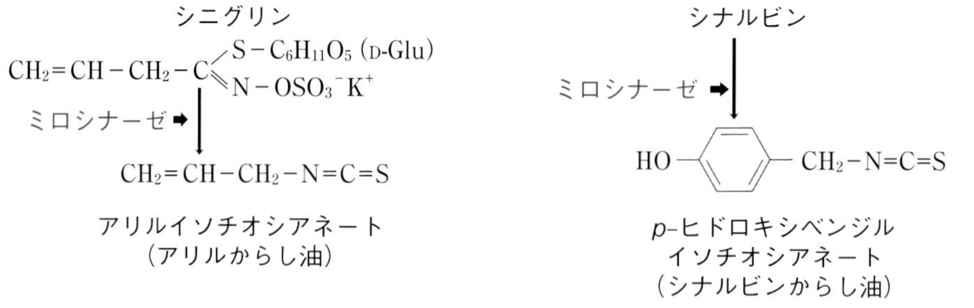

図4-23　アブラナ科植物のにおい成分

からし油配糖体（グルコシノレート）を細胞内に含有している。細胞が破壊されるとミロシナーゼがはたらき，揮発性のイソチオシアネート類が生成する。これらは，におい成分でもあるが辛味成分（p.132参照）でもある。

　わさびやからしは，シニグリンからアリルイソチオシアネート，白からしではシナルビンからp-ヒドロキシベンジルイソチオシアネート，だいこんでは4-メチルチオ-3-ブテニルグルコシノレートより，4-メチルチオ-3-ブテニルイソチオシアネートが生成する（図4-23）。

(2)　乾しいたけの水戻しによるにおい成分

　乾しいたけを水戻しすると独特なにおいが生成する。これは，前駆物質のシステインスルホキシド誘導体のレンチニン酸が水戻しによって酵素と反応することではじまる。γ-グルタミルトランスフェラーゼと C-S リアーゼの2つの酵素が関与して，最終的にはレンチオニンを生成する（図4-24）。

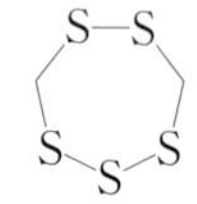

レンチオニン

図4-24　しいたけのにおい成分

(3)　加熱時に生成するにおい成分

　食品を煮たり焼いたりする加熱調理過程で生成する香気を加熱香気という。加熱香気の生成機構としては，糖などが単独で加熱されることによって起こる熱分解反応や，アミノカルボニル反応などの食品成分間反応がある。

1）アミノカルボニル反応によるにおい成分

　アミノカルボニル反応（p.174参照）は，カルボニル基とアミノ基をもつ化合物の成分間反応で，調理加熱時に重要なにおいを生成する。アミノカルボニル反応では，初期反応生成物がアマドリ転位し，中間レダクトン生成を経て甘いカラメル様香気をもつマルトールやフラン類などになる。またα-アミノ酸とアミノカルボニル反応で生じたα-ジカルボニル化合物が共存すると，ストレッカー分解（p.176参照）によりアルデヒドやピラジンとなり，多種多様なにおいを生成する（表4-5）。

　一方，コーヒー，ココア，ローストビーフ，各種の焼き物などの焙焼香はピラジン類であり，アマドリ転位化合物やストレッカー分解副産物が2分子脱水縮合，酸化して形成されたものである。

表4-5 ストレッカー分解物のにおい

R-CH(NH$_2$)COOH + -C-C- → RCHO + -C-C- + CO$_2$		
アミノ酸	RCHO	特　徴
アラニン	CH$_3$CHO	刺激臭，ほかの香気成分と反応
バリン	H$_3$C⧹CHCHO / H$_3$C⧸	発酵臭，チョコレート様
ロイシン	H$_3$C⧹CHCH$_2$CHO / H$_3$C⧸	チーズ様の刺激臭
フェニルアラニン	⬡-CHCHO	花香様，フルーツ様
メチオニン	CH$_3$S−CH$_2$CH$_2$CHO	しょうゆ様，薄いとポテト様

出典）日本化学会編：季刊化学総説　味とにおいの分子標識，学会出版センター，
No.40，p.174，1999．

2）カラメル化反応によるにおい成分

　還元糖を単独で約150℃位に加熱すると，ヒドロキシメチルフルフラールなどの
フラン化合物，マルトール，脂肪族カルボニル化合物など多種類のにおい成分が生
成する（p.160参照）。

(4)　微生物により生成されるにおい成分

　微生物が増殖すると，何らかのにおい成分が生成する。身近な例では，酒類，み
そ，しょうゆ，酢などの醸造食品や，乳製品，漬物，納豆などの発酵食品などであ
り，原材料の種類と使用される微生物によってにおい成分は多岐にわたる。

　チーズのにおい成分は乳成分から生成するδ-デカラクトンや**ジアセチル**などで，
ジアセチルは清酒の醸造工程で微生物により汚染されると生成する成分でもある。

(5)　保存中に生じるにおい成分

　食品に含まれる不飽和脂肪酸は保存中に酸化され，脂質ヒドロペルオキシドを生成
し，さらに揮発性アルデヒドなどに分解される。このようなにおい成分は食品の品質
を低下させる要因であり，**オフフレーバー**とよばれる。古米臭はペンタナール，ヘキ
サナールであり，大豆の戻り臭は3-ヘキセナールなどのアルデヒドである。

　また魚類は鮮度が低下すると生臭くなるが，原因となる成分は海水魚と淡水魚で異
なる。海水魚の場合は，揮発性窒素化合物のトリメチルアミン，ジメチルアミン，ア
ンモニアが原因物質である。海水魚や甲殻類の浸透圧調節物質であるトリメチルアミ
ンオキシドが微生物により分解されるとトリメチルアミン，ジメチルアミンが生成す
る。一方，池や川に住む淡水魚の場合は，リシンが分解して生成するピペリジンやそ
の代謝物が原因となる。水底に棲むナマズやコイなどでは，微生物由来のゲオスミン
などが泥くささ，カビ臭の原因物質である。

第 5 章

有害成分の化学

　自然界に存在する様々な微生物，植物，動物には有害成分が含まれている。人間は長年の経験から，これらの有害成分を取り除き食品として利用してきている。また食品アレルギーなど，ある個人にはとっては有害で，ある個人にとっては無害であるなど感受性に個人差があるものや，食品加工過程で生成される有害成分もある。本章では食品を安全に利用するために学ぶべき有害成分やその発生要因について学ぶ。

1. 食品中の有害成分

　ヒトは長い年月をかけて，多くの動物や植物の中から食べられるものを探してきて，適切な加工技術を発展させ安全な食品を手に入れることができるようになった。しかしながら，現在でも植物性や動物性の有害物質による中毒事故がしばし発生している。さらに，食品の加工調理過程で発生する有害物質への懸念も高まっている。また，食生活の変化から食品アレルギーについても若年層から問題化している。我々は様々な食品を手に入れることができるが，それぞれの食品の性質や加工方法の特徴を正確に把握し食の安全・安心につなげることが重要である。

1.1 自　然　毒
(1)　植物性自然毒
1) 青酸配糖体
a. アミグダリン　　ウメ，ビワ，アンズなどバラ科植物の未熟な種子や果実にはアミグダリンとよばれる**青酸配糖体**が含まれている。アミグダリンを含む果実を食べると，種子の仁に存在するエムルシンという酵素や腸内細菌のβ-グルコシダーゼという酵素によって分解され，シアン化水素（青酸，HCN）が発生する。ヒトがシアン化水素を一度に大量に摂取すると，急性中毒を発症する。果実の成熟に伴いアミグダリンはエルムシンにより分解され濃度が減少するため，通常，これらの果実を食べても問題はない。

b. リナマリン　　キャッサバ，ライマメ，アマといった植物の葉および根に含まれている青酸配糖体のひとつである。タピオカでん粉の原料となるキャッサバには苦味種と甘味種があるが，リナマリンは前者に多く含まれている。**リナマリン**はキャッサバを細断するなど細胞組織を破壊した際に，分解酵素により分解され有毒

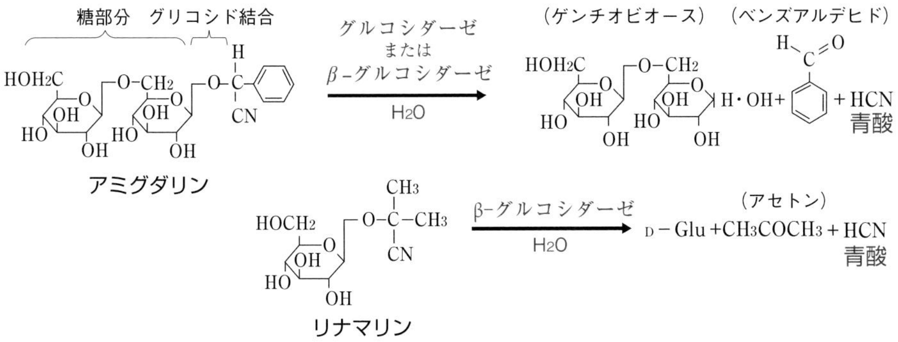

図5-1　青酸配糖体から青酸の生成

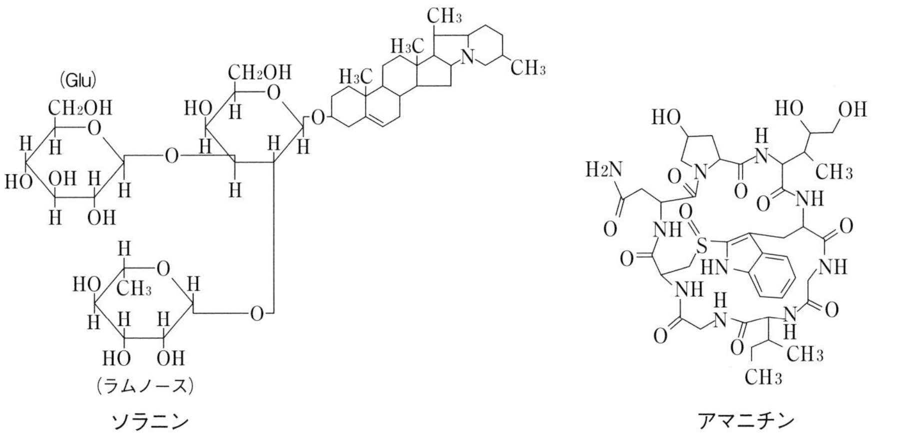

図5-2　アルカロイドおよびその配糖体

物質である青酸となる（図5-1）。青酸は水溶性であるため，でん粉を水中で沈殿分離する際に，水に溶け出して取り除かれる。ほかには，リナマリン分解酵素を加熱失活させる方法や微生物による発酵法などがある。

2）アルカロイド類

じゃがいもの発芽した部分や緑化した皮部分には，有毒成分であるグリコアルカロイドの**ソラニン**やチャコニンが含まれている（図5-2）。それらの部位を摂取すると腹痛，嘔吐，めまい，痙攣などを起こす。このグリコアルカロイドは熱に強く，家庭調理では分解されない。観葉植物のアジサイやスイセンの葉に含まれるアルカロイド類にも毒性があり，誤食による食中毒が報告されている。

3）ペプチド・たんぱく質類

毒キノコの一種のタマゴテングタケの**アマニチン**は8つのアミノ酸からなり，ドクツルタケのファロイジンは7つのアミノ酸からなる環状ペプチドである（図5-2）。ど

141

ちらも熱に安定であり，肝臓や腎臓に障害を引き起こす。

　大豆など豆類には，トリプシンインヒビターやレクチンといった消化酵素阻害活性をもったたんぱく質が含まれているため，生食すると消化不良を起こす。加熱によりこれらのたんぱく質は失活するので，豆類を食べるためには加熱が必要である。

4) サポニン

　サポニンは様々な植物に含まれている界面活性作用をもつ物質で，基本骨格はステロイドやトリペルテンに複数の糖が結合したものである。界面活性作用により細胞膜を破壊するものもある。大豆やにんじんのサポニンにはこの作用がなく，加熱調理によってアクや泡となって除去される。

5) 植物性変異原性物質

　カビ毒　食品や農作物に付着したカビが増殖し産生される毒素の総称を**マイコトキシン**という。主に，発がん性，免疫毒性，生殖障害，腎障害等の健康被害を引き起こす。また，耐熱性が高く加熱調理では分解，解毒されない。マイコトキシンの中で，もっとも毒性が強いものは *Aspergillus* 属が生産するアフラトキシンである。アフラトキシンは，落花生（ピーナッツ）やとうもろこしに生えるカビから生成される。ほかのマイコトキシンとして，米に生えるカビが原因で生じる黄変米にはシトリニン，穀類，豆類に生えるカビからはオクラトキシン，りんごの腐敗部分のカビからはパツリンなどが知られている（図5-3）。

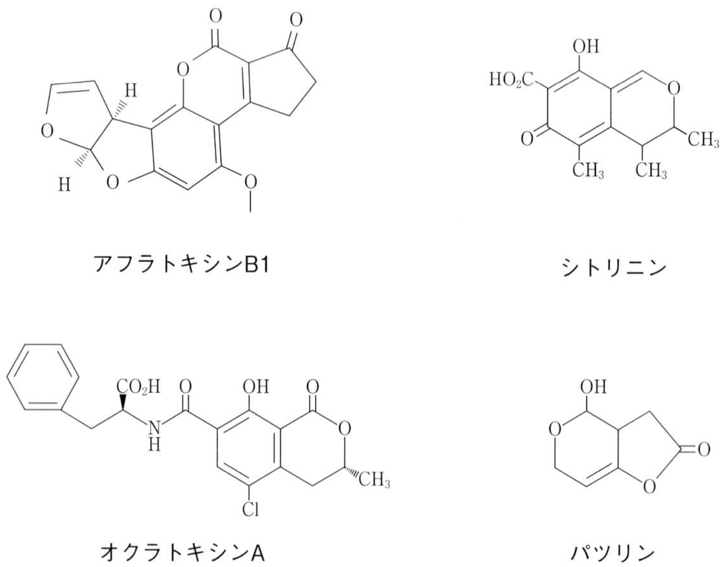

アフラトキシンB1

シトリニン

オクラトキシンA

パツリン

図5-3　カビ毒（マイコトキシン）

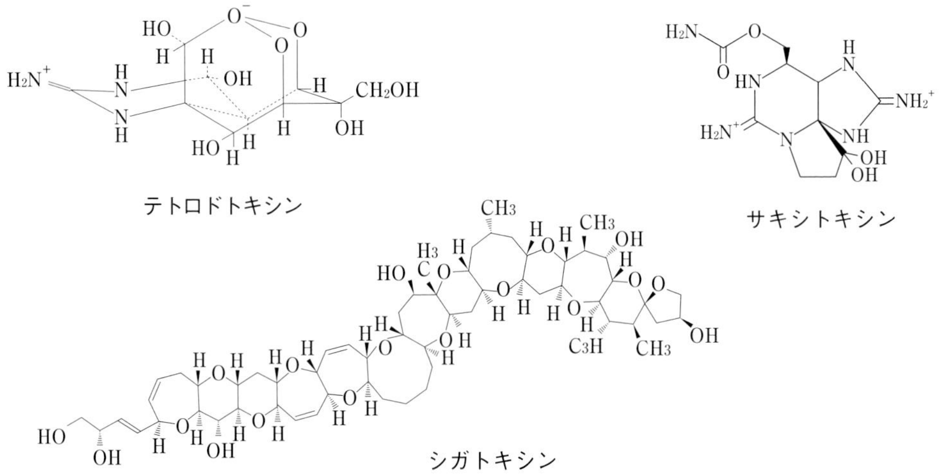

図 5 - 4　動物自然毒

(2)　動物性自然毒

1) ふ ぐ 毒

　　ふぐ毒である**テトロドトキシン**はフグ科の多種のふぐの卵巣，肝臓，腸，皮に蓄積する（図5-4）。筋肉や精巣の毒性は低い場合があり，ふぐの種類によっては食用にされる。毒素は食物連鎖により蓄積する（第1章参照）。テトロドトキシンは通常の調理方法では分解されない。中毒症状は，口唇や舌のしびれ指先の知覚麻痺から意識障害，呼吸困難に至る。

2) シガテラ毒

　　シガテラ毒の**シガトキシン**は熱帯，亜熱帯地域に生息する大型魚が食物連鎖により有毒化したプランクトンを捕食することで蓄積する（図5-4）。シガテラ毒は，耐熱性があり加熱調理では無毒化せず，冷凍処理でも毒性は変わらない。中毒症状は下痢，吐気，嘔吐，腹痛などで，概ね食後数時間で発症する。さらに，口内に温度感覚異常（ドライアイスセンセーション）が起こることがあり，冷たいものに触れたときに電気刺激のような痛みを感じることがある。

3) 貝　　毒

　　貝毒には**サキシトキシン**，ゴニオトキシンなどの麻痺性毒素や，オカダ酸，ジノフィシストキシンなどの下痢性毒素がある（図5-4）。これら貝毒は，植物性プランクトンから食物連鎖によって貝類に蓄積される。

　　北海道などに生息するつぶ貝で，ヒメエゾボラ（あおつぶ）とエゾボラモドキ（あかばい）の唾液腺にはテトラミンとよばれる神経毒をもつ。摂取すると食後30分程度で，頭痛，悪寒，酩酊感，眼のちらつきなどが現れるが，体外排泄は速く2〜3時間で中毒症状は回復する。唾液腺を除去することで中毒を防止することができる。

1.2　BSE（牛海綿状脳症）

　BSE は，牛の疾病で脳組織がスポンジ状になり異常行動，運動失調などを示し，死に至る。プリオンとよばれるたんぱく質が異常プリオンとなって，正常な組織を次々に異常プリオンに変えることにより発症する。従来は感染性をもつ物質は核酸によるものであることが常識であったが，プリオンたんぱく質が感染性をもつことが明らかになり，社会的に話題となった。BSE は牛の脳や脊髄を原料とした肉骨粉を飼料に加えたために起こる経口感染症である。1996年に英国では，ヒトへの影響として変異型クロイツフェルト・ヤコブ病（vCJD）が初めて報告された。BSE 対策として脳や骨髄の危険部位の規制，一定の月齢に達した牛の全頭検査などがある。発生原因が不明な弧発性 CJD は100万人に 1 人前後で発症することが報告されている。

1.3　食品アレルゲン

(1)　食物アレルギー

　アレルギーとは，特定の異物に対して身体が過敏に反応し，喘息，湿疹，蕁麻疹など様々な症状が現れる病気のことである。このような反応を引き起こす異物を**アレルゲン**という。アレルゲンには食物，ダニ，花粉など様々なものが知られている。アレルゲンに対する身体の反応は個人差があり，ある人では無害な場合でも，別の人ではアレルギーを引き起こすことがある。また食品のような非毒性物質を原因とする反応には，体質的に食べ物を消化することができないために生じる食物不耐症と免疫学的なしくみにより起こる食物アレルギーがある。

　食物アレルギーは，特定の食品を摂取した後にアレルギー反応を介して皮膚，呼吸器，消化器や全身に生じる症状のことである。多くの人にとっては無害な食品が原因である。食べ物に含まれるたんぱく質が原因であることが多い。重篤な場合ではアナフィラキシーとよばれる急性のショック症状を伴うことがある。

　食物アレルギーは I 型（即時型）アレルギーで，I 型アレルギーを引き起こす免疫グロブリンを IgE 抗体という。体内に入ったアレルゲンが抗原となって，これに対して特異的 IgE 抗体がつくられると，同じアレルゲンが体内に再び入ると，抗原と抗原が反応して肥満細胞からヒスタミンなどの化学伝達物質が放出されアレルギー症状が引き起こされる。

　口腔内アレルギー症候群（OAS：oral allergy syndrome）は，野菜や果物などを喫食した際に，口腔内やのどの粘膜にアレルギー反応を引き起こす。バラ科の果物（りんご，もも，いちご等）やウリ科の植物（メロン，すいか，きゅうり等）が原因となることが多い。OAS を示す患者は，花粉症との関連が考えられており，ハンノキ，シラカバ花粉症患者の方が多く，スギ花粉症患者の方が少ない。

(2)　アレルギー食品の表示

　食物アレルギーの症例数が多い，または症状が重篤である原因物質については，現在はえび，かに，くるみ，小麦，そば，卵，乳，落花生（ピーナッツ）の 8 品目は特

表5-1　アレルギー食品の表示義務　　　　　　　　　　2023年3月

	原材料等の名称	理 由	表示の義務
特定原材料 （8品目）	えび，かに，くるみ，小麦，そば，卵，乳，落花生（ピーナッツ）	発症数が多い 症状が重篤	表示義務
特定原材料に 準ずるもの （20品目）	アーモンド，あわび，いか，いくら，オレンジ，カシューナッツ，キウイフルーツ，牛肉，ごま，さけ，さば，大豆，鶏肉，バナナ，豚肉，まつたけ，もも，やまいも，りんご，ゼラチン	症例数が少なく，特定原材料とするか否かについて，引き続き調査を行うことが必要	表示を奨励 （任意表示）

※特定原材料等の名称は，平成31-令和2年度全国実態調査における発症数の多い順に記載

定原材料と定められている。これらの食品を用いた場合には，そのことを表示することが義務づけられている。また，これら以外の20品目は，表示することが奨励される特定原材料に準ずるものとなっている（表5-1）。

アレルギー食品の表示について，加工助剤やキャリーオーバーなど，添加物の表示が免除されているものでも，特定原材料を含むものは表示する必要がある。

(3) アレルゲン除去食品および低アレルゲン化食品

特別用途食品の病者用食品のひとつとして，**アレルゲン除去食品**がある。牛乳アレルギー患者用の調製粉乳と育児用ミルクがある。低アレルゲン米として，精白米をたんぱく質分解酵素で処理したものが販売されている。また小麦や鶏卵では，アレルゲンの酵素的除去や遺伝子操作を用いて，低アレルゲン化の試みが研究されている。

2. 食品中の突然変異原性物質

変異原性物質とはDNA（デオキシリボ核酸）の配列や染色体の構造に不可逆的な変化を引き起こす可能性がある物質のことである（表5-2）。変異原性はタバコの煙や放射線，紫外線のみならず食品の加工調理中に生成される物質にも認められている。このような変異原性物質は，体内の酸化ストレスの除去システム，DNA修復システムや食品から摂取する抗酸化物質などの生体防御システムにより通常は無効化されている。しかしながら変異原性物質に長期間さらされ続けると，細胞がん化の危険因子となる。国内で流通されている食品に使われている食品添加物は，十分に安全性が検討，確認されている。

2.1　突然変異の種類と変異原性物質の検出法

(1) 突然変異の種類

ヒトのゲノムは約30億塩基対あるが，細胞分裂する際にはゲノムがすべて複製されて新しい細胞ができる。このDNAを複製する酵素は1万塩基対につき1つの確率で，複製ミスを起こすと考えられており，ヒトには，DNAの複製ミスを複数に修復

表5-2　食品に含まれる変異原性物質

生成の由来	変異原性物質
天然の植物	プタキロサイド（わらび），ペタシテニン（ふきのとう），サイカシン（そてつ）
微生物（カビ）が産生	アフラトキシン，オクラトキシン，パツリン
食品の加工や加熱調理によって生成	ヘテロサイクリックアミン：Trp-P-1, Trp-P-2, Glu-P-1, Glu-P-2, IQ, MeIQ, AαC, MeAαC ベンツピレン，ニトロソアミン
人工的物質	AF2，ダイオキシン

するシステムが備わっている。しかし，このようなシステムがあったとしても，すべてのミスを修復できるわけではなく，少しずつ DNA の変異は蓄積していくと考えられている。アミノ酸から構成されているたんぱく質は，アミノ酸の3つの DNA の塩基配列（コドン）により決まる。遺伝子の変異として，点変異（pointmutation），挿入（insertion），欠失（deletion），重複（duplication），などが知られている。点変異とは1塩基対の変化であり，この変化により終止コドンとなってしまうと，その時点で転写が止まる。また，別のアミノ酸のコドンとなった場合にはアミノ酸が置きかわってしまう。挿入，欠失，重複はフレームシフト変異を引起こす可能性がある。フレームシフトとはアミノ酸の DNA 配列が3文字ずつずれ，異なるアミノ酸配列ができることである。

(2)　変異原性物質の検出法

　変異原性物質を検出法は，食品衛生上のみならず医薬品等の開発においても重要である。変異原性試験の代表的なものに，対象物質が遺伝子変異を生じさせるかについて大腸菌などの微生物を用いて調べる復帰突然変異試験（Ames 試験），枯草菌を用いて DNA 損傷性物質を検出するレックアッセイ（rec-assay），染色体異常を引き起こすかどうかについて細胞を用いて調べる染色体異常試験などがある。

2.2　変異原性物質の種類と作用

(1)　天然の変異原性物質

　天然食品由来の変異原性物質（図5-5）には，わらびは**プタキロサイド**，ふきのとうは**ペタシテニン**が含まれており，そてつにある**サイカシン**も変異原性がある。

　変異原性物質である**アフラトキシン**には，アフラトキシン B_1，B_2，G_1，G_2，M_1 などがあり，特に B_1 は天然物でもっとも強力な発がん物質で，主に肝臓がんを引き起こす。アフラトキシンは非常に強い毒性をもつことから，多くの国で規制対象となっている。日本では輸入された落花生，とうもろこしなどは輸入者の負担で検査が義務づけられている（命令検査）。

天然食品由来

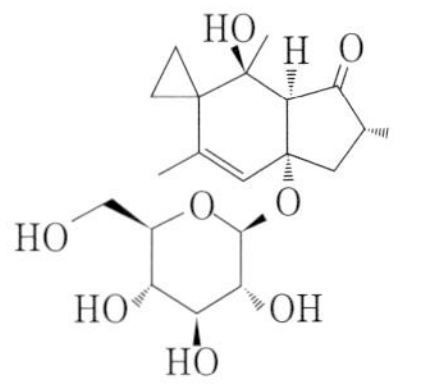

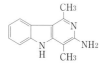

プタキロサイド

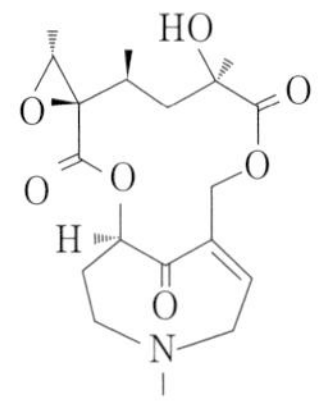

ペタシテニン

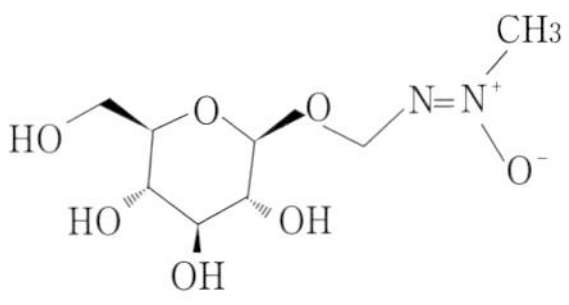

サイカシン

ヘテロサイクリックアミン

<Trp-P-1>

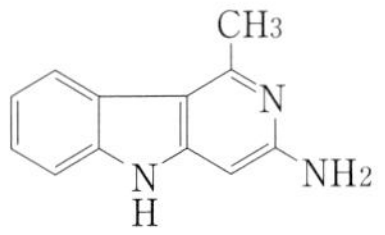

<Trp-P-2>

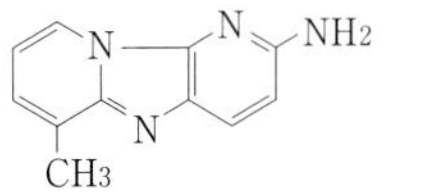

<Glu-P-1>

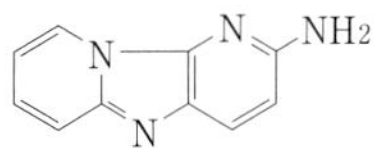

<Glu-P-2>

イミダゾキノン類

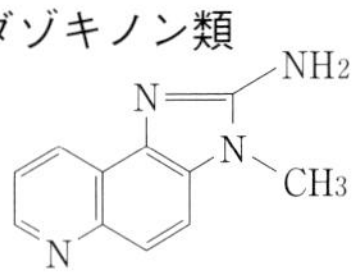

<IQ>

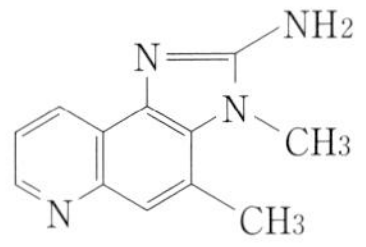

<MeIQA>

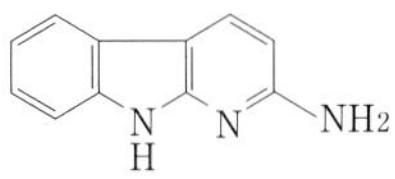

<AαC>

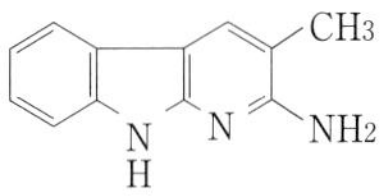

<MeAαC>

ベンツピレン

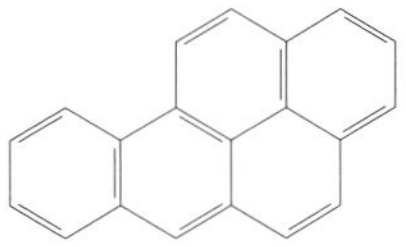

ニトロソアミン類

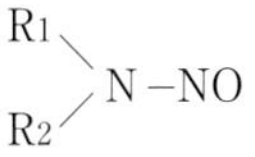

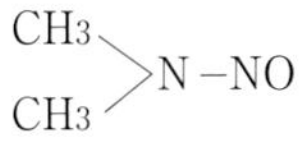

ジメチルニトロソアミン

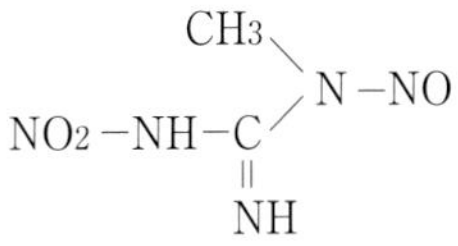

N-メチル-N-ニトロ-N-ニトロソグアニジン

脂質過酸化物

$OHC-CH_2-CHO$

マロンジアルデヒド

図5-5　変異原性物質の化学構造

(2)　食品の加熱や反応によって生成する変異原性物質

食材を加熱処理することにより，様々な変異原性をもつ物質が生成されることが知られている（図5-5）。

1）ヘテロサイクリックアミン

ヘテロサイクリックアミンは，肉類や魚類などを高温調理することにより，アミノ酸とクレアチンの反応で新たに生成される変異原性物質である。主に黒く焦げた部位に多く含まれていている。トリプトファンがもとになって生成されるTrp-P-1，Trp-P-2，グルタミン酸からGlu-P-1，Glu-P-2など，約20種のヘテロサイクリックアミンが報告されている。また焼き魚，ハンバーグなどには，IQ，MeIQなど，大豆からは主に大豆グロブリンに由来するAαC，MeAαCなどの**イミダゾキノン類**がみつかっており，これらはアミノカルボニル反応の産物のひとつとして考えられている。

2）ベンツピレン（ベンツ[a]ピレン）

ベンツピレンは，乾のり，かつお節，燻製肉などからみつかる変異原性物質である。タバコのタール中や排気ガスにも含まれ，喫煙や大気汚染による発がんの原因と考えられている。

3）ニトロソアミン類

ハムなどの食肉加工食品には，ボツリヌス菌の増殖防止や発色の目的で亜硝酸塩が添加されている。亜硝酸はほかのアミン類と反応することにより変異原生物質のニトロソアミンを生成する。体内では胃内の酸性条件下で亜硝酸はニトロソアミンへと変化する。野菜類に含まれている硝酸塩は口腔内細菌などにより亜硝酸塩に変化し，さらに胃内でニトロソアミンへと変化する。しかし，その反応は食品に含まれるビタミンCにより抑制されている。

4）脂質過酸化物

脂質は，呼吸に伴う酸化ストレスにより酸化的に分解され脂質過酸化物へと変化する。体内で発生した脂質過酸化物は，脂質の自動酸化を引き起こし細胞膜の機能の低下を招く。脂質過酸化物の分解により生じる**マロンジアルデヒド**（MDA）は強い変異原性をもつ。

第 6 章

食品成分の変化

　食品の多くは，食品素材に調理や加工操作を施して食されている。また，食品としてあるいは食品素材として保存・貯蔵し，必要に応じて食べ物として利用している。その保存・貯蔵や調理・加工の過程で，熱，水分，空気，光，圧力，酵素，pH などの影響により，食品成分に理化学的変化が起こる。その結果，一般には食品の栄養性や嗜好性が向上するが，場合によっては逆にこれらが低下し，ときには有害な成分が生じることもある。本章では，理化学的作用によって生じる食品成分の変化や，食品成分間の相互作用による変化について述べる。

1. たんぱく質の変化

　食品のたんぱく質は，アミノ酸配列やそれに基づく立体構造により多様性があるが，食品の保存，調理や加工の過程で様々な変化が起こる。その変化は，たんぱく質の構造変化と化学変化に分けられるが，両方の変化が起こる場合もある。変化の程度は，温度や pH，酸素の有無や共存する食品成分などの要因によるが，いずれの場合も，食感や食味，栄養価などに影響を及ぼす。

1.1　たんぱく質の構造変化

　たんぱく質の構造変化は，ペプチド結合の切断による分解 degradation とポリペプチド鎖の高次構造の変化による変性 denaturation に分けられる（図6-1）。

(1)　たんぱく質の分解

　たんぱく質は20種類のアミノ酸がたんぱく質ごとに決まった配列でペプチド結合によって連なっている（一次構造）。ペプチド結合は安定であるが，酵素（プロテアーゼ protease など）の作用を受けると，加水分解されてペプチド結合が切断され，分解物であるペプチドやアミノ酸が生じる。

　みそ，しょうゆなどの発酵食品では，こうじ菌の産生するプロテアーゼ類により大豆たんぱく質が分解され，生じたペプチドやアミノ酸が特有の風味をつくり出す。食肉調理の下処理として，カットしたパインアップルを混ぜて放置したり，しょうが汁に漬けたりすることで，食肉がやわらかくなる（食肉の軟化）。これは，パインアップルやしょうが汁に含まれるプロテアーゼが食肉のたんぱく質を分解することによる。一方，ゼラチンゼリーをつくるときは，生のパインアップルやキウイフルーツなどプ

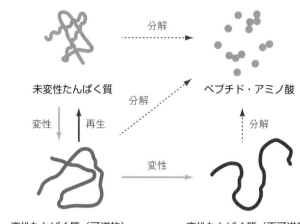

未変性たんぱく質　　　ペプチド・アミノ酸

変性たんぱく質（可逆的）　　　変性たんぱく質（不可逆的）

*たんぱく質のペプチド鎖は，アミノ酸の並び方で二次構造（αヘリックス構造やβシート構造な
ど）をとり，さらに疎水領域を内側にしてコンパクトな立体構造（三次構造）を形成している。
強い変性要因下では，疎水領域が露出し，互いに凝集して凝固・沈殿をつくる。たんぱく質分解
酵素によるペプチド鎖の加水分解では，酵素の種類により様々なアミノ酸，ペプチドが生成す
る。可逆的な変性では，部分的にペプチド鎖が緩んだ構造となるが，変性要因を取り除くと，も
との立体構造に戻る。

図6-1　たんぱく質の変化（分解と変性）

ロテアーゼを含む果実を入れるとゼラチンが分解されてゲル化が起こりにくくなる。

(2) たんぱく質の変性

　たんぱく質のポリペプチド鎖が形成した特有の高次構造（二次 ～ 四次構造）が変化
することを，**変性**という。

1) 変性の特徴と可逆性

　たんぱく質の構造は，水素結合，イオン結合，疎水結合などの比較的弱い相互作
用（結合力）と，たんぱく質の種類によってはシステイン残基にある–SH 基が２つ
結合したジスルフィド結合（S-S 結合）による強い結合により保持され，安定に保
たれている。調理や加工においては，加熱，凍結，泡立てなどの操作によって弱い
相互作用が壊れて，未変性たんぱく質 native protein のコンパクトな高次構造が崩
れ，**変性たんぱく質** denatured protein が生じる。調理や加工で変性したたんぱく
質は，酵素の作用を容易に受け，分解しやすく消化されやすくなる。

　ペプチド結合は共有結合によるため，通常の調理や加工では壊れない。そのた
め，変性したたんぱく質の一次構造は変化しておらず，ペプチド結合の切断を伴う
たんぱく質の分解とは区別される。

　たんぱく質が変性した場合でも，たんぱく質濃度が低い場合などには，変性の要
因を取り除くと元の状態に戻ることがある。しかし，通常の食品中ではたんぱく質
濃度が高いため，ゆで卵にみられるように，変性たんぱく質同士で相互作用が起こ
り，変性の原因を取り除いても（ゆで卵の場合，冷却しても），元の状態には戻らな

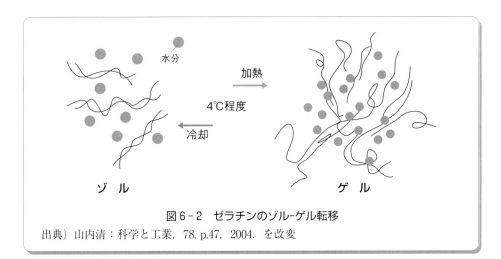

図6-2　ゼラチンのゾル-ゲル転移
出典）山内清：科学と工業，78, p.47, 2004. を改変

表6-1　たんぱく質の変性を利用した食品の調理，加工の例

変性方法	変性要因	食品の調理・加工例
加熱	煮る，焼くなど	ゆで卵，湯葉，かまぼこ，ちくわ，煮こごり
表面（界面）	表面張力，泡立て	スポンジケーキ，アイスクリーム，湯葉
凍結	凍結	凍り豆腐
酸	酢酸，乳酸など	ヨーグルト，しめさば
アルカリ	炭酸ナトリウム，石灰など	ピータン
金属・塩類	カルシウム，マグネシウムなど	豆腐
圧力	圧力	ハム，ソーセージ

出典）有田政信編：マスター食品学Ⅰ，建帛社，p.140, 2010. を一部改変

い。このように，調理や加工では，たんぱく質の変性は凝集，沈殿，凝固などの不可逆的変性が起こっている。一方では，魚の煮こごりのように，繊維状たんぱく質のコラーゲンが加熱によりゼラチンとなり，ゼラチンの加熱・冷却を繰り返すことにより，ゾルの状態とゲルの状態との間の変化（ゾル-ゲル転移）を可逆的に繰り返すものもある（図6-2）。

2) 変性の要因

たんぱく質の変性を引き起こす要因として，物理的要因と化学的要因がある。物理的要因としては，加熱，凍結，加圧，撹拌などがある。化学的要因としては，酸・アルカリによる pH の変化，界面活性剤，有機溶剤や変性剤（尿素など）がある。様々な食品で，調理や加工にたんぱく質の変性が利用されている（表6-1）。

①**加熱変性**　　たんぱく質は 5～10℃付近でその高次構造が安定に保たれ，それより低温あるいは高温では不安定になる。食品の調理や加工においては，加熱処理が行われることが多く，たんぱく質の加熱変性がよく利用される。たんぱく質は一般的に60～80℃で加熱変性を起こすが，たんぱく質の種類や濃度，pH，塩類などの共存物質により変性する温度は異なる。

　アルブミンやグロブリンは加熱変性しやすく，肉類，魚介類，卵類などのたんぱく質性食品の加熱凝固にはこれらのたんぱく質が関与している。牛乳を加熱すると，表面近くの水分が蒸発して加熱変性したたんぱく質が脂肪などを取り込んで，表面に膜ができる。これと同様に，豆乳を加熱してできた膜を分離したものが湯葉（ゆば）であり，脂質や炭水化物を含んでいる。また，茶わん蒸しの卵白ゲルは，オボアルブミンが58℃で変性しはじめ，62〜65℃で流動性を失い，70℃でほぼ完全に凝固することによりつくられる。

　すり身は，魚肉に食塩を添加してすりつぶし，練ることでつくられる。魚肉の筋原線維たんぱく質であるミオシンとアクチンが抽出され，これらが結合して**アクトミオシン**がつくられ，網目構造を形成している。すり身を加熱すると，たんぱく質が変性して凝固し，アクトミオシンの網目構造に水を取り入れてゲルとなる。加熱の方法や形によって，かまぼこ，ちくわ，さつま揚げなどの食品になる。

　豆腐の製造では，生大豆を水とともにすりつぶして呉とし，加熱して大豆たんぱく質（グロブリン）を抽出して豆乳をつくる。このとき，大豆たんぱく質は加熱変性しているが凝固はしない。熱い豆乳に凝固剤（にがり：塩化マグネシウム，すまし粉：硫酸カルシウム）を加えると，変性たんぱく質に二価の金属イオン（Mg^{2+}，Ca^{2+}）が結合し，疎水結合が強まり凝固する。これを型に流しそのまま固めたものが絹ごし豆腐で，孔のあいた箱に入れて水分を抜いたものが木綿豆腐である。

②凍結変性　　たんぱく質は凍結融解によって変性する（凍結変性）。これを利用した食品に，凍り豆腐（高野豆腐）がある。豆腐を凍結することでたんぱく質が氷の間に濃縮され，網目構造を形成し氷の部分が孔となりスポンジ状になる。食品の凍結による変性は，氷結晶の成長により食品組織が破壊されることで起こる。図6-3に，氷結温度と食品の最大氷結晶生成帯を示す。この**最大氷結晶生成帯**（およそ−1〜−5℃）を早く通過させることが，食品の変質を防ぐために重要である。したがって，氷結晶の成長を抑える目的で急速冷凍が有効である。

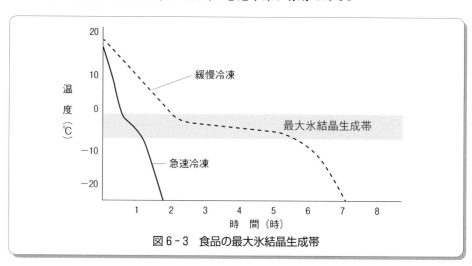

図6-3　食品の最大氷結晶生成帯

③**界面変性（表面変性）**　界面とは，均一な液体や固体が接している境界であり，液体と気体が接しているものを特に表面とよぶ。空気と水の表面では，たんぱく質はその分子の中で疎水性の高い部分が空気の方を向き，親水性の高い部分が水の方を向くことで，構造が変化し，変性する（界面変性）。

　卵白溶液を激しく撹拌すると，**オボアルブミン**が空気に触れる液面で界面変性を起こし，安定な泡をつくる。この性質を起泡性という。

　油とたんぱく質の相互作用は，マヨネーズの製造に利用される。マヨネーズでは，卵黄たんぱく質の疎水性の高い部分が油に，親水性の高い部分が水の方を向くことで界面変性し，エマルションを安定化させる。これは，たんぱく質の界面変性によってもたらされる乳化作用である。

④**圧力変性**　たんぱく質は圧力によっても変性する。たんぱく質は常圧（1気圧 ≒ 0.1MPa）付近で安定であるが，たんぱく質溶液に数100MPa（数千気圧）程度の圧力をかけることで変性する（圧力変性）。卵を高圧下（500〜600MPa ≒ 5,000〜6,000気圧）に置くと，圧力変性が起こり卵は凝固する。高圧処理では，加熱処理に比較して成分の化学変化が起こらないため，風味や色の変化が少ないという特徴があるため殺菌効果も期待できる。

　大豆たんぱく質を原料として肉と類似した組織をもつ食品素材（大豆ミート）が開発されている。これは，エクストルーダーとよばれる機械で，連続的に加圧，加熱処理し，たんぱく質を凝集させることでつくられている。

⑤**酸・アルカリ変性**　たんぱく質は一般には中性付近で安定であり，pHの変化によっても変性する。たんぱく質は，酸性側やアルカリ性側では，たんぱく質表面の官能基の電離（プラス，またはマイナスに電荷を帯びること）により静電反発力が強くなり，その結果，たんぱく質の高次構造が不安定となる。また，等電点付近では静電反発力が弱くなり，溶解度が低下し，凝集し沈殿するものもある。等電点付近での**沈殿**を等電点沈殿とよび，等電点の異なるたんぱく質を分離するときに利用されている。ヨーグルトの製造ではカゼインの等電点沈殿を利用している。

1.2　たんぱく質の化学変化

　食品の調理や加工のときのたんぱく質の化学変化は，アミノ酸側鎖の官能基で起こる。たんぱく質の構造が変化し，必須アミノ酸の減少，有害物質の生成，たんぱく質の架橋による消化性の低下などが起こる。

(1)　架橋形成

　多くのたんぱく質は，その構成アミノ酸にシステイン（Cys）を含む。システイン残基のチオール基（SH基）は，酸化されてたんぱく質分子内や分子間にジスルフィド結合（S-S結合）を形成し，たんぱく質分子の構造を安定化させる。また，たんぱく質の会合，凝集，凝固の要因となる。

　小麦たんぱく質の80％以上は，繊維状で弾力に富むが延びにくい**グルテニン**

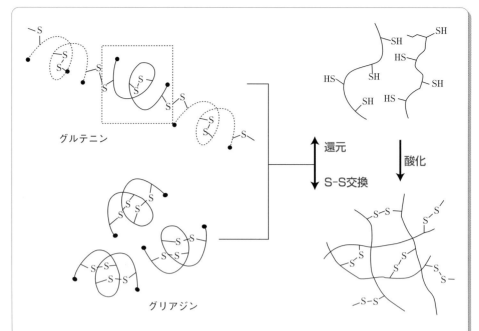

*グルテニンはアミノ酸100残基あたり，2.6個のシスチン残基をもち，分子内および分子間S−S
結合で架橋されている。グリアジンのシスチン残基は，2〜3％を占めるが，S−S結合による
架橋は，分子内だけである。

図6-4　グルテニンとグリアジンのS-S結合形成によるグルテンの形成

出典）山内清：科学と工業，78，224−232，2004.

glutenin と，球状で弾力は弱いが粘着性のある**グリアジン** gliadin からなる。製パン
の生地形成においては，これら2つのたんぱく質が絡み合い分子間相互作用が強まる
とともに，SH 基が酸化してS-S結合が形成されて分子間架橋が形成される。その結
果，粘着性と弾性のあるたんぱく質の凝集体である**グルテン** gluten が形成される。
パン生地の性質（伸びやすさなど）は，S-S結合の形成と密接な関係がある（図6-4）。

　たんぱく質の特定のアミノ酸残基の間を架橋する酵素であるトランスグルタミナー
ゼは，たんぱく質分子にあるグルタミン（Gln）残基とリシン（Lys）残基を架橋す
る。この酵素は，食肉の結着や，麺類のコシを強めるなどの加工に利用される（図
6-5）。

(2)　アルカリ処理による変化

　たんぱく質をアルカリ処理すると，たんぱく質中のシスチンやホスホセリン（セリ
ンがリン酸化したもの）などがデヒドロアラニンになり，それがリシン残基と架橋反応
してリシノアラニンが生成される（図6-6）。**リシノアラニン**が生成すると，たんぱく
質のリシンが減少して栄養価が低下する。

　たんぱく質を構成するアミノ酸には，グリシンを除いて光学異性体が存在するが，
たんぱく質を構成するアミノ酸はすべてL型である。アルカリ処理により，アミノ酸
の光学異性体であるD型のアミノ酸が生じるラセミ化が起こる。

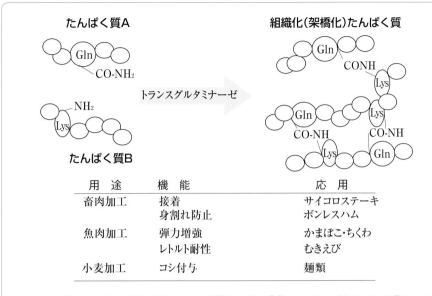

たんぱく質A　　　　　　　　組織化(架橋化)たんぱく質

トランスグルタミナーゼ

たんぱく質B

用　途	機　能	応　用
畜肉加工	接着	サイコロステーキ
	身割れ防止	ボンレスハム
魚肉加工	弾力増強	かまぼこ・ちくわ
	レトルト耐性	むきえび
小麦加工	コシ付与	麺類

＊トランスグルタミナーゼは，ポリペプチド鎖中の Gln 残基のγ-カルボキシアミド基のアシル転移反応を触媒する。アシル受容体としてたんぱく質中の Lys 残基のε-アミノ基が作用すると，分子内および分子間に架橋が形成される。

図6-5　トランスグルタミナーゼによるたんぱく質の架橋形成と食品への応用

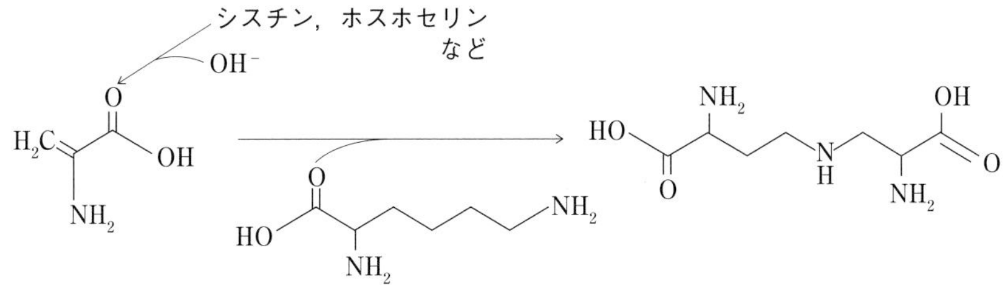

シスチン，ホスホセリンなど
OH⁻

デヒドロアラニン　　　　　　　　リシン　　　　　　　　リシノアラニン

図6-6　リシノアラニンの生成

　皮蛋（ピータン）は，アヒルの卵殻表面にアルカリ性物質を塗り，アルカリを浸透させる。たんぱく質は変性してゲル化し，卵白は黒色のゼリー状に，卵黄は翡翠（ひすい）色となる。

(3)　亜硝酸との反応

　ハムやソーセージの製造の際，発色剤として硝酸ナトリウム $NaNo_3$ などの硝酸塩を加える。硝酸塩は食肉中で還元されて亜硝酸塩を生じるが，これはプロリン，ヒスチジン，トリプトファンなどの第二級アミンと反応して，ニトロソアミンを生成する（図6-7）。ニトロソアミンは発がん作用を示すが，実際の食肉製品中の生成量は少なく，問題ないとされている。

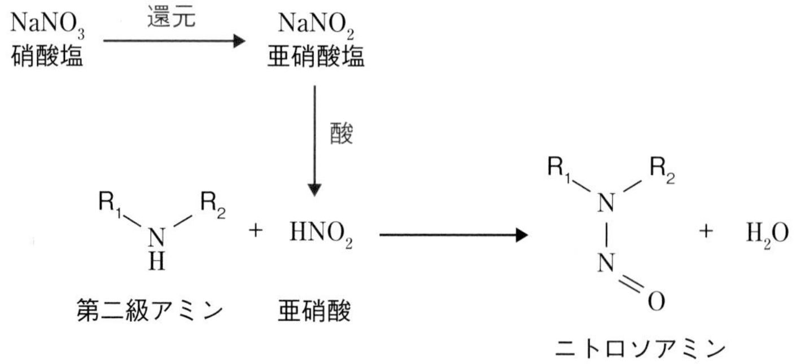

*たんぱく質などの第二級アミンをもつアミノ酸残基が，硝酸塩の還元で生成した亜硝酸
　と反応してニトロソアミンを生成する。

図6-7　第二級アミンと硝酸塩によるニトロソアミンの生成

(4) 酸 化 反 応

　過酸化物質のラジカルは，トリプトファン，リシン，ヒスチジン，システインなど
を攻撃して架橋形成にいたる反応を起こす。

　伝統的な手延べそうめんの製造では，ごま油などを塗布して麺線にし，熟成させ
る。熟成中に遊離した脂肪酸の酸化物がたんぱく質に作用して，そうめんのコシと風
味が増すが，同時にリシン，ヒスチジンが酸化され，減少することが知られている。
脂質の過酸化や非酵素的褐変などで発生する**フリーラジカル**は，たんぱく質中のメチ
オニン残基を酸化し，メチオニンスルホキシドを生成し，たんぱく質利用効率が低下
する（図6-8）。メチオニンスルホキシドは，さらに酸化が進むとメチオニンスルホン
になる。メチオニンスルホキシドは，体内で還元されメチオニンに戻る。

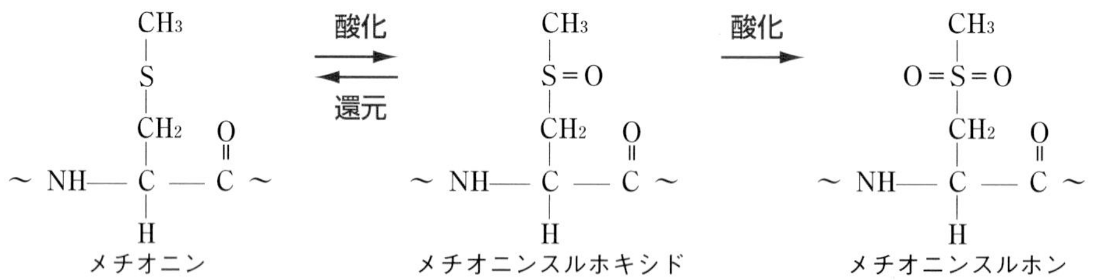

図6-8　たんぱく質中のメチオニン残基の酸化

2. 炭水化物の変化

　炭水化物は糖質と食物繊維に大別され，生体ではエネルギー貯蔵物質や植物の構造組成物となっている。食品の炭水化物の多くは多糖類であり，調理や加工における変化は，高分子である多糖の立体構造変化による物性の変化が大きい。

2.1　でん粉の糊化と老化

(1)　糊化による変化

　でん粉は植物の根や種の細胞内にでん粉粒として存在し，でん粉粒の形や大きさは植物の種類によって異なる。でん粉粒は直鎖構造の**アミロース**と枝分かれ構造をとる**アミロペクチン**からなり，その割合は起源により異なる（表6-2）。もち米のように粘りのあるものはアミロペクチンがほぼ100 %であり，うるち米やじゃがいもでん粉では約20 %がアミロースである。

表6-2　各種でん粉のアミロースとアミロペクチンの量比（%）

でん粉の種類	アミロース	アミロペクチン
じゃがいも	20	80
くず	24	76
小麦	24	76
とうもろこし	25	75
とうもろこし（ハイアミロース）	54	46
もち米	0	100
うるち米	17	83

　でん粉粒には，アミロースとアミロペクチン分子が規則的で緊密に配列した結晶部分（ミセル）と，それ以外の非結晶部分が存在する。結晶部分はアミロペクチンの分岐鎖がらせん構造を形成して束となっているが，非結晶部分のでん粉分子同士も水素結合で相互作用しており，常温で吸水させてもほとんど変化せず，水素結合が破壊されない範囲では可逆的な吸水と乾燥が可能である。

　生でん粉（β-でん粉）に水を加えて加熱すると，最初に水がでん粉粒の非結晶部分に浸入し，水和する。加熱を続けると，熱エネルギーにより分子が振動して水素結合が緩み，ミセルの部分にも水が入り込み膨潤する。さらに過熱を続けるとでん粉粒の形が崩れ，一部の水素結合を残し網状構造の中に大量の水を取り込んだ半透明な糊状になり糊化でん粉（α-でん粉）となる。この現象を**糊化またはα化**とよぶ（図6-9）。

　膨潤した糊化でん粉をさらに100℃以上で加熱すると，多量の水と水和してでん粉分子同士が絡み合い，葛湯などのような粘度の高いコロイド溶液となる。でん粉の糊化に伴う粘度変化は，アミログラフで測定される（図6-10）。糊化温度や粘度は，でん粉の種類により異なり，また同じ種類のでん粉でも品質（アミロースとアミロペクチンの比率など）によって異なる。

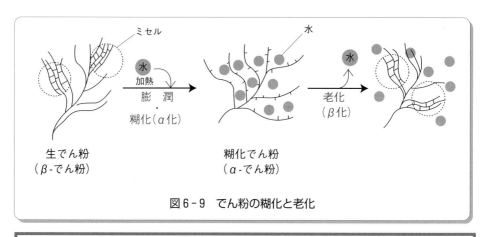

図6-9　でん粉の糊化と老化

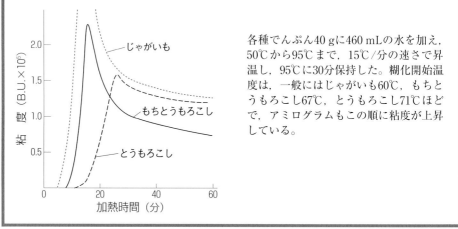

各種でんぷん40 gに460 mLの水を加え，50℃から95℃まで，15℃/分の速さで昇温し，95℃に30分保持した。糊化開始温度は，一般にはじゃがいも60℃，もちとうもろこし67℃，とうもろこし71℃ほどで，アミログラムもこの順に粘度が上昇している。

図6-10　各種でん粉のアミログラム

　生でん粉はミセル構造が安定で，水分子や酵素が入り込めないため，消化されにくい。一方，糊化でん粉はミセル構造が崩れ，アミラーゼなどのでん粉分解酵素の作用を受けやすくなり，消化されやすくなる。

(2)　糊化に影響する因子

　①でん粉の結晶化度　　糊化温度には，でん粉の結晶化度が影響する。結晶化度の低いじゃがいもでん粉は，沸騰水を加えて撹拌するだけで糊化するが，結晶化度の高いとうもろこしでん粉を糊化させるには沸騰させる必要がある（表6-3）。

表6-3　各種でん粉の糊化温度

でん粉種	糊化温度範囲（℃）	でん粉種	糊化温度範囲（℃）
じゃがいも	56.0～66.0	米	61.0～77.5
タピオカ	58.5～70.0	もちとうもろこし	63.0～72.0
とうもろこし	62.0～72.0	小麦	52.0～63.0

出典）Leach, H.W.：starch; Chemistry and Technology（Whistler, R.L. and Paschall, F.R., eds.）Academic Press, p.289，1965.

②**水分量と温度**　糊化温度には，水分量も関係する。水分が少ない場合には温度を高くしないと糊化しない。このため，水分の少ないパンやビスケットを焼きあげるには，水分のある場合の糊化温度より高温を必要とする。

③**pH**　アルカリ溶液やジメチルスルホキシドのような溶液中では，水素結合が切断されやすく，これらの溶液にでん粉を浸漬するだけで完全に糊化する。

④**アミロース含量**　でん粉粒には，脂質がわずかに（0.1 ～ 0.7 %）含まれている。穀類のでん粉には脂質が多く，じゃがいもでん粉には少ない。脂質はアミロースのらせん構造の内部に取り込まれ，熱に安定なアミロース-脂質複合体を形成しており，それによってでん粉全体の糊化を遅らせる。そのため，アミロース含量の多いとうもろこしでん粉は膨潤や糊化が起こりにくい。一方，じゃがいもでん粉やアミロースを含まないもち米でん粉は膨潤，糊化しやすい。

⑤**塩類**　多くの塩類は，わずかに存在するとでん粉を糊化しにくくするが，高濃度では逆に糊化しやすくする。米のでん粉では，カルシウムやナトリウムが糊化に影響し，米飯の性質にも影響することが知られている。

(3)　老化による変化

糊化でん粉溶液を放置すると不透明になり，やがて不溶性となって沈殿を生じる。また，温かい米飯を放置すると次第に粘着性が低下し，食味も低下する。これらの変化をでん粉の**老化またはβ化**とよぶ（図6-9）。

老化によって，アミロース分子内の水素結合が形成され，ミセル構造が部分的に再形成される。これにより，粘度が低下し，アミラーゼの作用を受けにくくなる。

でん粉の種類により老化の起こり方が異なる。アミロース含量が高いでん粉の方が老化が起こりやすく，アミロペクチンは分子間の水素結合が妨げられるため，ほとんど老化は起こらない。もち米のようにほとんどがアミロペクチンのでん粉は老化しにくく，米飯でもアミロース含量が多い品種では老化が起こりやすい。

老化は60℃以上の温度では起こりにくいが，低温（0 ～ 5℃付近）ではすみやかに起こる。水分については，乾燥状態（10 ～ 15 %以下）では起こらず，30 ～ 60 %の水分で起こりやすい。

(4)　老化の防止

でん粉の老化を防ぐには，糊化したでん粉を糊化温度（約60℃）以上で乾燥するか，急速冷凍して保存するのが有効である。凍結乾燥により水分を急速に除去するのも有効である。それにより，でん粉は糊化状態のまま乾燥され，老化しない。また，米飯を熱風で急速乾燥したものがα化米である。α化米は，乾燥状態で長期間保存でき，お湯や水を加えるだけで米飯の状態に戻すことができることから，非常食やレジャー用として利用されている。

砂糖などの添加物は老化の遅延効果がある。糖は膨潤したでん粉粒に入り込み，でん粉分子の水和を安定化させるため，でん粉同士の水素結合を妨げる。老化防止剤として，しょ糖脂肪酸エステルやモノグリセリドが用いられる。これらは膨潤したでん

粉粒の表面を覆い，粒の会合や離水を抑制して老化を防ぐ。

2.2　多糖類のゲル化

　多糖類が形成するゲルのタイプには，アルギン酸やペクチンなど，カルシウムイオン（Ca^{2+}）を媒介とするタイプと，寒天（アガロースやアガロペクチンからなる）やカラギーナンなど，長い多糖分子間のらせん構造を介したヒドロキシ基間の水素結合などの相互作用によるタイプがある（図6-11）。

　ペクチンのゲル化を利用して，ジャムやゼリーが製造される。メトキシ基（-OCH3）が多い**高メトキシペクチン**は，酸や糖とともに加熱・冷却すると，不可逆性のゲルを形成する。メトキシ基が少ない**低メトキシペクチン**は，カルシウムイオン（Ca^{2+}）やマグネシウムイオン（Mg^{2+}）などの二価金属イオンを加え，架橋を形成させてゲル化させる。

　こんにゃくは，こんにゃくいもに含まれるグルコマンナンをアルカリ（水酸化カルシウム水溶液など）でゲル化させて製造される。

2.3　炭水化物の熱による変化

　スクロースやグルコースなどの糖類を融点以上（160 ～ 200℃）に加熱すると，暗褐色に着色し，香気性の苦味を含む粘 稠 なカラメル caramel が生成する。この反応を糖の**カラメル化反応** caramelization とよび，糖の異性化や分子内脱水反応が起こり，環化によりフルフラール誘導体などの中間生成物ができる。さらに加熱により，これらの中間生成物の縮合が進み，褐色色素が生成される。

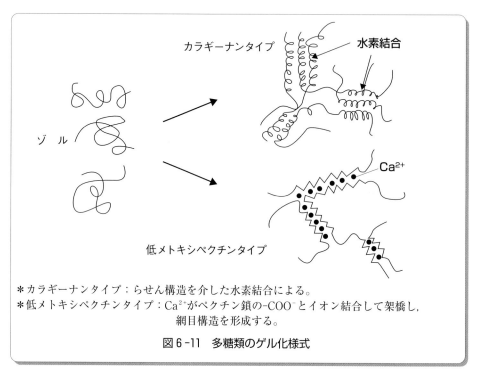

＊カラギーナンタイプ：らせん構造を介した水素結合による。
＊低メトキシペクチンタイプ：Ca^{2+}がペクチン鎖の-COO⁻とイオン結合して架橋し，網目構造を形成する。

図6-11　多糖類のゲル化様式

また，中間生成物の縮合や分解反応により，揮発性の香気成分が生成される（図6-12）。マルトールやフラノン誘導体はカラメル香を特徴づける成分である。シクロテンは，コーヒー，パンなどの食品の香気成分である。

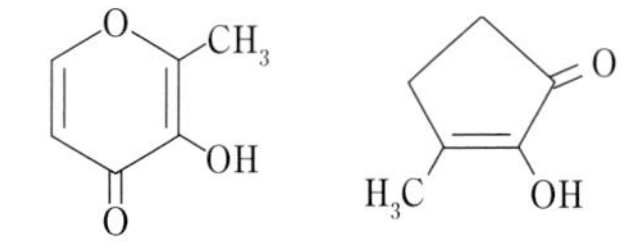

図6-12 カラメル化反応で生成する香気成分

マルトール　　シクロテン

2.4 炭水化物の分解

(1) デキストリン化

でん粉を酸やアミラーゼで処理した中間分解物を**デキストリン** dextrin という。また，$160 \sim 170\,^{\circ}\mathrm{C}$ ででん粉を乾熱すると，グルコシド結合が切断され，水に易溶性の焼成デキストリンが生成する。加熱の過程で再重合やグリコシド結合の転移が起こり，α-1,4結合の代わりにαおよびβ-1,6結合やβ-1,2結合なども多数生成する。これらのグリコシド結合はヒトの消化酵素では分解できないため，水溶性食物繊維としての作用をもち，**難消化性デキストリン**ともよばれ，特定保健用食品などの素材として利用される。

またデキストリンは，でん粉より分子量が小さく水可溶性で老化しにくいため，接着剤や乳化剤としても使用される。カレーのルウをつくるときに小麦粉を炒めるが，このときの加熱により小麦でん粉からデキストリンが生じるので粘性が低下する。

(2) 酵素によるでん粉の分解

各種のでん粉分解酵素の作用により，でん粉の消化・吸収や各種でん粉糖の製造が行われる。でん粉を分解するアミラーゼは，以下の3種類がある。

①**α-アミラーゼ**　　α-1,4結合をランダムに切断し，でん粉の粘度を低下させる。

②**β-アミラーゼ**　　でん粉を非還元末端からグルコースを2個ずつ切断し，マルトースを生成する。ただし，β-アミラーゼはアミロペクチンの分岐部分の結合を切断できないため，分岐構造の直前までの分解で止まった限界デキストリンが残る。

③**グルコアミラーゼ** glucoamylase　　非還元末端からグルコースを1個ずつ切断していき，アミロペクチンの分岐部分の結合も切断してグルコースを生成する。グルコースにグルコースイソメラーゼ glucose isomerase を作用させると，フルクトースに構造が変化する。これを異性化とよび，グルコースと生成したフルクトースとの混液を異性化糖という。異性化糖は，清涼飲料などの甘味料としてよく利用されている。

そのほか，でん粉に対して様々な作用をもつ酵素により，各種でん粉糖が生産されている（図6-13）。また，でん粉は結晶構造や老化により，消化酵素に抵抗性をもつことが知られている。これは食物繊維に類似したはたらきをして，**レジスタントスターチ**とよばれる（表6-4）。

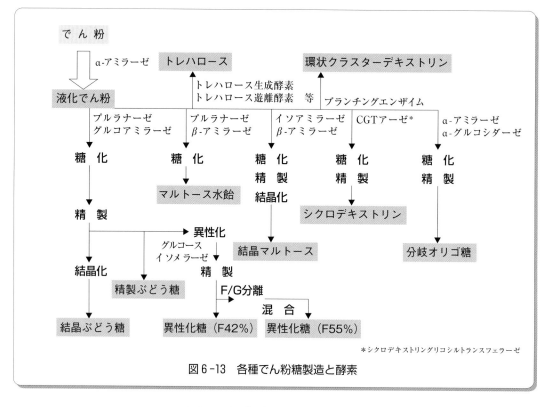

図6-13　各種でん粉糖製造と酵素

表6-4　レジスタントスターチの分類

分類	性　　　状	種　　　類
RS 1	物理的に酵素との接触が妨げられた状態にあるでん粉	全粒穀類，精製度の低い穀類，でん粉密度の高い食品（パスタなど）
RS 2	結晶構造の特徴により消化抵抗性を示すでん粉	生のポテトでん粉，未完熟バナナのでん粉，高アミロースとうもろこしでん粉
RS 3	老化でん粉（老化アミロース）	加工食品（一旦，糊化したでん粉を放置冷却したときに形成される）
RS 4	化工でん粉	各種加工を施して本来の構造や物性の一部を改質，改善したでん粉

出典）海老原清：第35回　食品新素材研究会　講演資料，2005.

3.　脂質の変化

　　古い油のいわゆる「油臭さ」は脂質の酸化によるものである。油脂の着色，粘度の上昇や魚の干物の油焼け，揚げ物用油の使い回しによる臭みなど，これらも脂質の酸化によるものである。このような脂質の劣化を，**変敗** deterioration あるいは**酸敗** rancidity とよび，食品の保存・調理・加工において頻繁に起こる反応である。この変化の原因は，酸素による不飽和脂肪酸の酸化であり，生じた過酸化脂質はたんぱく質やビタミンとも反応するため，食品の栄養性，物性，嗜好性など品質の低下を起こ

す。マロンジアルデヒドなどの毒性物質を生じることもある（第5章参照）。

3.1 油脂の酸化

　油脂の酸による化劣化，変敗もしくは酸敗は，室温でも起こり，熱，光のほか，食品中のほかの成分などによっても促進される。まずは室温で起こる自動酸化から，それぞれのケース別に示す。

(1) 酸化反応の種類

1) 自動酸化

　自動酸化 autoxidation は油脂と空気が接した状態でいるときに，しだいに構成している不飽和脂肪酸が酸化されて不快な臭いを発するようになる変化である。この酸化は，何らかの原因で生じた，反応性の高い脂質アルキルラジカルが空気中の酸素と結合し，**脂質過酸化物**（**ヒドロペルオキシド**）を連鎖的に生成する反応である。油脂の自動酸化の進行速度は，脂質の脂肪酸組成と不飽和度，抗酸化剤の有無，酸素分圧，温度，光，湿度などの様々な要因に支配される。油脂の酸化度を示す**過酸化物価**（**POV**）は，この脂質ヒドロペルオキシドの生成量を示す。脂質ヒドロペルオキシドはさらに

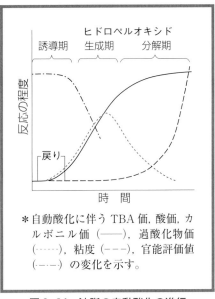

＊自動酸化に伴う TBA 価，酸価，カルボニル価（——），過酸化物価（……），粘度（− − −），官能評価値（−・−・）の変化を示す。

図6-14　油脂の自動酸化の進行

酸化二次生成物である。アルデヒド，ケトン，アルコールなどに分解され，この二次生成物は**カルボニル価**（**COV**）として示される。

a. 自動酸化の機構　　油脂の自動酸化は，①誘導期，②ヒドロペルオキシド生成期，③ヒドロペルオキシド分解期の順に進行する（図6-14）。酸化は主に二重結合をもつ脂肪酸，すなわち不飽和脂肪酸で起こり，二重結合が多いほど自動酸化が起こりやすく，進行もしやすい。たとえば，オレイン酸（18:1），リノール酸（18:2），リノレン酸（18:3）では，二重結合の数からもオレイン酸＜リノール酸＜リノレン酸と予想される。実際に酸化されやすさを数値化すると，およそ，1:10 〜 12:20 〜 25といわれる。これは自動酸化の開始反応である脂肪酸からの水素の引き抜きが二重結合の隣にある炭素で起こりやすいためである。特にリノール酸やリノレン酸のように二重結合が2つ以上ある多価不飽和脂肪酸の1,4-ペンタジエン構造では，2つの二重結合に挟まれたメチレン基（活性メチレン基）の反応性が特に大きく，水素の引き抜きが起こりやすい（図6-15）。

　自動酸化のラジカル反応は反応性が高いラジカルにより連鎖的に起こり，その過

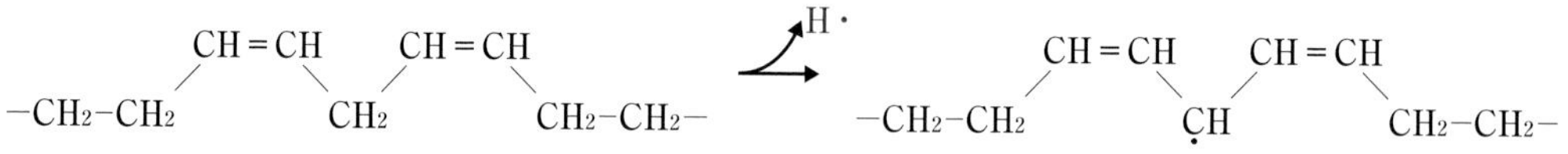

不飽和脂肪酸　　　　　　　　　　　　　　　脂質アルキルラジカル

図6-15　多価不飽和脂肪酸からの水素の引き抜き

[反応過程]

| 開　始
(initiation) | RH | ⟶ | R・ ＋ ・H | (1) |

| 成　長
(propagation) | R・＋ O₂ | ⟶ | ROO・ | (2) |
| | ROO・＋ RH | ⟶ | ROOH ＋ R・ | (3) |

展　開
(branching)

$$RH \longrightarrow R\cdot + \cdot H \quad (1)$$

$$R\cdot + O_2 \longrightarrow ROO\cdot \quad (2)$$
$$ROO\cdot + RH \longrightarrow ROOH + R\cdot \quad (3)$$

$$ROOH \longrightarrow RO\cdot + \cdot OH \quad (4)$$
$$2ROOH \longrightarrow ROO\cdot + RO\cdot + H_2O \quad (5)$$

停　止
(termination)

$$2R\cdot \longrightarrow R-R \quad (6)$$
$$R\cdot + ROO\cdot \longrightarrow ROOR \quad (7)$$
$$2ROO\cdot \longrightarrow ROOR + O_2 \quad (8)$$

＊脂肪酸（RH）からなんらかの原因でアルキルラジカル（R・）が生じ，酸素の存在下で，ペルオキシラジカル（ROO・）やアルコキシラジカル（RO・）を経て，ヒドロペルオキシド（ROOH）が形成され，自動酸化が進行する。この反応機構は自動酸化の初期状態にのみ適用できる。実際の場合は，これに加えて二次，三次反応が進行していく。なお・Hは水素ラジカル，・OHはヒドロキシラジカルを示す。

図6-16　脂肪酸の自動酸化機構

程は，開始，成長，展開，停止の4つに分けて考えることができる（図6-16）。まず反応（1）のように不飽和脂肪酸から水素原子がひとつ引き抜かれ，脂質アルキルラジカル（R・）が生成する（開始反応）。このラジカルがどのように生成するかは明らかになっておらず，紫外線や光増感反応による活性メチレン基からの水素の引き抜き，油脂中に微量に存在するヒドロペルオキシド（ROOH）の分解などが想定されている。反応の初期には，酸素の吸収がほとんどない誘導期間があり，油特有のにおいが発生する戻りとよばれる現象がみられる。また，そのとき発生する臭いを戻り臭とよぶ。

　次に，反応（2）のようにアルキルラジカルに空気中の酸素（³O₂）が結合してペルオキシラジカル（ROO・）が生成される（成長反応）。生じたペルオキシラジカルは不安定で反応性が高く，反応（3）のように未酸化の不飽和脂肪酸から容易

に水素を引き抜き，自らはヒドロペルオキシドとなると同時に相手にラジカルを残す。したがって，成長反応では反応（2）と（3）が連鎖的に進行して，ヒドロペルオキシドの蓄積に至るが，反応（3）の反応速度が比較的遅いため律速段階となり，誘導期間が生じることとなる。

　ヒドロペルオキシドが蓄積すると，反応（4）のように分解により新たなラジカル（RO・，・OH）が生じ自動酸化が加速される（展開反応）。この分解過程は重金属やヘム化合物の存在で促進される。また，この反応は油脂中のヒドロペルオキシドが微量存在した場合の自動酸化の開始過程とも考えられる。ヒドロペルオキシドの濃度が十分高いと，反応（5）に示されるようにヒドロペルオキシド同士で衝突し分解反応が起こる。食品中でこのような反応が起こる段階では，通常その食品は酸化が進みすぎており食用に適さない。

　さらに反応が進行し，未反応の不飽和脂肪酸が減少してくると，反応（6）〜（8）のようにそれと同時にラジカル同士が重合したり抗酸化物によりラジカルが捕捉され，安定な非ラジカル化合物となることで連鎖反応は停止する（停止反応）。反応（2）の速度が非常に速いため，大気中で生じるラジカルは大部分がヒドロペルオキシラジカルになり，反応（8）により終結する。

　リノール酸を例に，自動酸化機構を示す（図6-17）。油脂の自動酸化では，脂肪酸の様々な位置異性体やシス，トランス異性体のヒドロペルオキシドが生成される。これらのヒドロペルオキシド自身は無臭，無味であり食品の品質に直接影響を与えるものではない。

b. 酸化二次生成物　　生成したヒドロペルオキシドは不安定ではあるが，一部は油の中に一次生成物として蓄積する。ヒドロペルオキシドは加熱により容易に分解

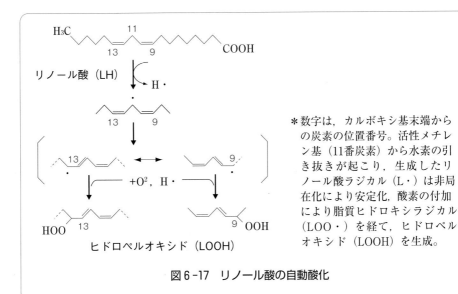

図6-17　リノール酸の自動酸化

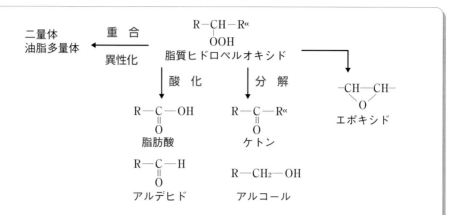

*ヒドロペルオキシドは，分解や酸化により低分子物質を生じると同時に，二量体の形成や重合物へ変化する。

図6-18　脂質ヒドロペルオキシドの分解物と重合物

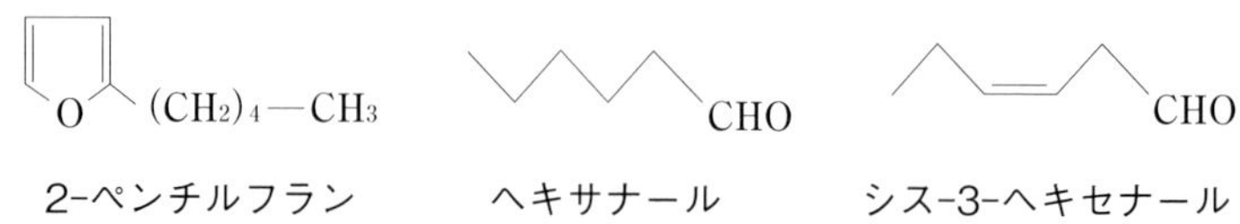

2-ペンチルフラン　　　ヘキサナール　　　シス-3-ヘキセナール

図6-19　戻り臭の原因物質

され，また，室温でも分解され，アルデヒドやケトン，カルボン酸などのカルボニル化合物，アルコール，炭化水素を生じる。これらの生成物のほかに，エポキシド，エーテルなども含め重合反応が起こり，油脂多量体などの二次生成物が生じ，チオバルビツール酸（TBA）価やカルボニル価が上昇するとともに著しい粘度の上昇がみられるようになる（図6-18）。たとえば，油脂含量の高い乾生食品の表面が，貯蔵中に粘ついてくるのはこの酸化重合によるものである。カルボニル化合物は窒素化合物と反応して，黄色系の着色物を生じる。分解によって生じる揮発性の低分子カルボニル化合物は臭気があり，微量でも品質に悪影響を及ぼす。これらの化合物が大豆油などに起こりやすい戻り臭の成分であり，油酸化のごく初期から感知される。その原因物質として，2-ペンチルフランやシス-3-ヘキセナールなど多数の化合物に見出されている（図6-19）。

　ヒドロペルオキシドは100℃以下では比較的安定であり，加工・調理の過程で急速に分解することはない。しかし，高温になればなるほど分解が急速に進む。このため，たとえば魚の干物などでは過酸化物価は焼くと半減する。一方，即席ラーメンの場合には，湯を加える前後で100℃を大きく超える温度上昇はないため，湯を加える前後で過酸化物価はほとんど変化がない。

ヒドロペルオキシドは，たんぱく質やアミノ酸と反応してメチオニン Met やリシン Lys などの構成アミノ酸を損傷し，酵素を不活性化したり，たんぱく質の溶解度を低下させるなどの変化を起こし，たんぱく質の栄養価を低下させる。さらに，脂質過酸化物価は，アスコルビン酸などを酸化するほか，ビタミン A やカロテノイドと反応して分解し，その結果，脱色する。

2）加熱による油脂の酸化

油脂の長時間の加熱は油脂の劣化を引き起こす。揚げ物を調理・加工する際に，油脂は高温（130 〜 170℃）で長時間，空気（酸素）と接触する。油脂の種類や加熱条件にもよるが，このとき油脂は自動酸化に似た酸化劣化を起こし，これを**熱酸化** thermal oxidation とよぶ。劣化にしたがって，油脂の物理化学的性質は次第に変化する（表6-5）。

表 6 - 5　熱酸化によるとうもろこし油の化学変化

加熱時間	ヨウ素価	ケン化価	過酸化物価	酸　価	粘　度
0時間	115	186	1.1	0.20	0.65
8時間	112	196	1.6	0.42	0.85
16時間	108	200	1.7	1.23	1.25
24時間	102	200	2.0	1.44	3.00
48時間	90.9	—	—	1.66	7.55

揚げ物に際して，油は高温の水蒸気と接触して加水分解を起こし，遊離脂肪酸が増加するため，酸価は上昇する。揚げ油の加熱劣化速度は，不飽和度の高い油脂ほど速く，油脂の分解で生成したカルボニル化合物や高分子の酸化重合物が生じるため，粘度が上昇する（熱酸化重合）。このため酸価は重合生成物の目安となる。一方，加熱により生じたヒドロペルオキシドは高温下（160℃以上）では生成しても熱によってただちに分解するため，加熱中の過酸化物価は低くなる。劣化した油は，泡立ち（カニ泡）や発煙，刺激臭を生じる原因となる。泡立ちは生成した化合物が水酸基をもち部分的に親水性となるため，界面活性作用をもつようになるためである。カニ泡の発生は食品添加物であるシリコンオイルを微量添加することで抑制できる。刺激臭はグリセロールに由来する**アクロレイン**によるものである。

加熱劣化した油脂や酸化した油脂では栄養価が低下するだけではなく，ときに毒性を示すこともある。空気のない状態で油を加熱した場合，付加重合によりシクロヘキセン環をもった二量体が形成され（熱重合 thermal polymerization），この物質はネズミを使った動物実験では強い毒性を示すことが報告されている（図6-20）。

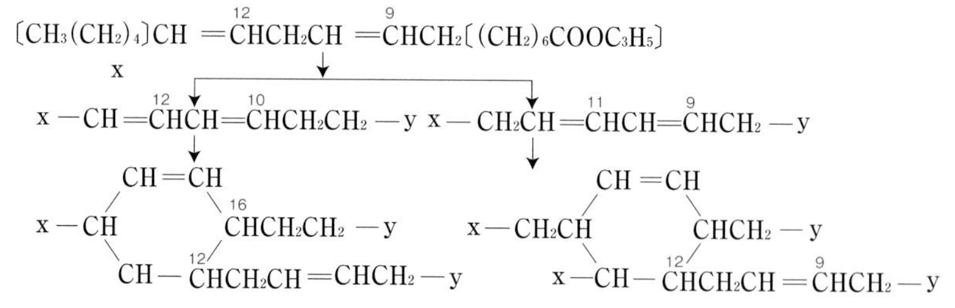

〔CH₃(CH₂)₄〕CH ＝CHCH₂CH ＝CHCH₂〔(CH₂)₆COOC₃H₅〕

(The figure shows chemical structures for the formation of dimers by thermal polymerization)

x−CH＝CHCH＝CHCH₂CH₂−y　x−CH₂CH＝CHCH＝CHCH₂−y

CH＝CH　　　　　　　　　　　　　CH＝CH

x−CH　　　　CHCH₂CH₂−y　　　x−CH₂CH　　　CHCH₂−y

CH−CHCH₂CH＝CHCH₂−y　　　x−CH−CHCH₂CH＝CHCH₂−y

＊熱重合物は，共役二重結合と非共役二重結合の間で起こり，重合物は6員環構造をもち，強い毒性が知られている。

図6-20　熱重合による二量体の生成

出典）太田静行：油脂食品の劣化とその防止，幸書房，p.261，1977.

3）組織変敗

　生肉の冷蔵保存中では，生肉中の脂質の酸化速度は小さいが，加熱した肉の脂質の酸化は急速に進む。加熱した肉では中性脂肪の酸化は少なく，主にリン脂質などの複合脂質の酸化がみられ，自動酸化とは区別されている。

　新鮮な食肉の色素はオキシミオグロビン oxymyoglobin という二価の**ヘム鉄**（Fe^{2+}）を含む色素たんぱく質（鮮赤色）による。これが加熱により酸化すると三価の**ヘマチン鉄**（Fe^{3+}）となったメトミオグロビン（褐色）に変化する。さらに，加熱によりたんぱく質部分が変性し，メトミオクロモーゲン metmyochromogen となる（第4章図4-5参照）。ヘマチン鉄はヒドロペルオキシドを分解しラジカルを生成するため，酸化を促進する。

　肉のリン脂質は不飽和脂肪酸含量が大きいため，リン脂質の酸化が顕著にみられる。同様な理由から，白身魚よりヘムを多く含む赤身魚の血合肉では脂質の酸化が早く進む。このようなヘム鉄に起因する酸化反応は植物油では起こらず，畜肉や魚肉でみられることから組織変敗 tissue rancidity とよばれる。

4）酵素による油脂の酸化

　豆類や穀類の植物性食品に多く存在する**リポキシゲナーゼ** lypoxygenase は，1,4-ペンタジエン構造をもつリノール酸，リノレン酸などを酸素により特異的に酸化する酵素である。植物に多く，特に大豆，小麦にその活性が強い。また，古米は独特の古米臭さをもつが，これもリポキシゲナーゼのはたらきによる脂質の酸化と分解が主な原因である。

　植物の細胞内に存在する酵素が調理・加工の際に細胞外に漏出することで基質である脂質と出会い，酸化反応がはじまる。この酵素による酸化は，自動酸化と同様にラジカル反応である。活性化した酸素が脂肪酸と反応し，ヒドロペルオキシドを生成するが，自動酸化の場合と異なり光学活性体で，酸素の反応する位置は酵素により異なる。また，生成されたヒドロペルオキシドの分解により，大豆などの青草臭の原因物質であるヘキサナールやヘキセナールなどが生成する（第4章 p.134参

照）。したがって，乾燥食品や冷凍食品にリポキシゲナーゼ活性が残っていると食品の風味低下につながる。

(2) 脂質酸化の促進と防止

油脂の酸化に影響する因子は多い。脂肪酸の不飽和度以外にも，温度，光，空気，金属，酵素などがあげられる。これらのうち，光と酵素は酸素を活性化してヒドロペルオキシドを生成し，金属はヒドロペルオキシドの分解を促進することにより自動酸化の開始を促進する。また，酸化を防止するために抗酸化剤の添加などの処理をすることもある。

1) 温　　度

自動酸化も一般の化学反応と同様に温度が上昇すると熱エネルギーの供給により反応速度があがるが，温度が10℃上昇すると酸化速度は2倍となる。したがって，油や油脂を含む食品は，できるだけ冷所に保存する必要がある。

2) 光

油脂にはクロロフィルのような色素が混在する場合が多く，可視光線が色素に吸収されることで酸素が活性化され，ヒドロペルオキシドが生成する（光増感酸化，p.179参照）。油は缶や着色びんに入れ暗所で保存する必要がある。紫外線はエネルギーが大きく，油脂中の微量のヒドロペルオキシドを分解し，ラジカル（RO・，・OH）を生成して酸化を促進する。

3) 空　　気

油脂は空気と接するだけで自動酸化を起こす。そのため，接触面積をできるだけ小さくすることで酸化を防ぐことができる。スナック食品のように多孔質の食品は接触面積が広く，酸化を起こしやすいので，包装に注意を要する。酸素透過性のない包装材料を使用し，真空包装，窒素ガス充填包装，脱酸素剤の併用などの工夫が大切である。魚肉などを冷凍貯蔵する場合は，**グレーズ** glaze（表面を氷で覆う）することで空気と食品との接触を避け，冷凍焼けや変色の防止が図られている。

4) 金　　属

鉄，銅などの遷移金属は酸化を促進する。特に銅はきわめて微量（0.05 ppm）で油脂の酸化を促進するといわれている。これは，これらの金属イオンが触媒としてはたらき，ヒドロペルオキシドの分解が促進されてラジカルが生成するからである。これを抑制するために，クエン酸やシュウ酸などの金属キレート剤 chelator を添加して金属イオンを補足することで酸化反応を抑制することができる。

5) 酵　　素

植物性食品のリポキシゲナーゼなどの酵素による酸化が起こる反応を防止するためには，酵素を失活させる。たとえば，冷凍食品，乾燥食品を製造する際にはブランチング（湯通し blanching）を行い，不飽和脂肪酸を酸化しヒドロペルオキシドを生成するリポキシゲナーゼを失活させる。

6）抗酸化剤

酸化を抑制する作用を**抗酸化作用**，その機能をもつ物質を**抗酸化剤** antioxidant という。抗酸化剤にはビタミンE，**トコフェロール**や**ポリフェノール**などの天然抗酸化剤とBHA（ブチルヒドロキシアニソール）やBHT（ジブチルヒドロキシトルエン）などの合成抗酸化剤などがある。

抗酸化剤の作用機構はいろいろ知られているが，基本的にはラジカルを捕捉 radical scavenge するものが多い。抗酸化剤のラジカル（A・）では不対電子の非局在化が起こり安定化するため，ほかの化合物と反応せずラジカルとして比較的長期間存在することで抗酸化作用を示し，最終的には二量体（A_2）に変化する。抗酸化作用を発揮する作用メカニズムのひとつとしては，活性酸素の励起エネルギー

ラジカルの捕捉	R・	＋ AH ──→	RH	＋ A・
	ROO・	＋ AH ──→	ROOH	＋ A・
	A・	＋ A・ ──→	A_2	
		＊ AH：抗酸化剤		
エネルギー消光	$^1O_2$	＋カロテン ──→	$^3O_2$	

図6-21　抗酸化剤の作用

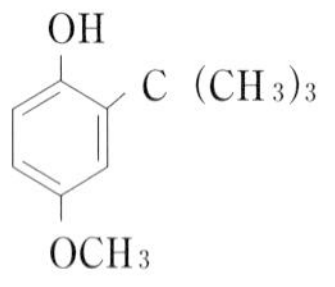

ブチルヒドロキシアニソール
butyl hydroxyanisole（BHA）

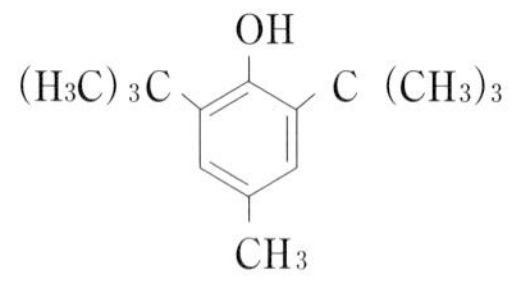

ジブチルヒドロキシトルエン
dibutyl hydroxytoluene（BHT）

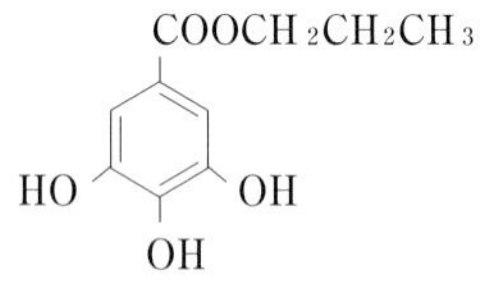

没食子酸プロピル
propyl gallate

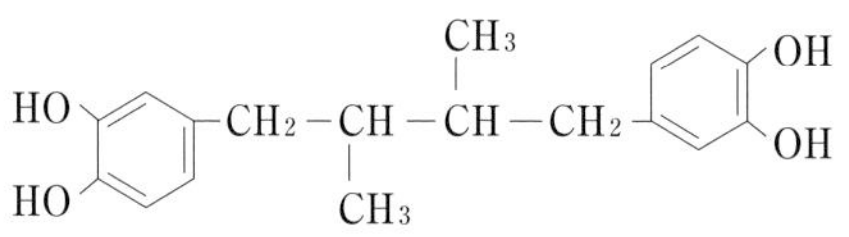

ノルジヒドログアヤレチック酸
nordihydroguaiaretic acid

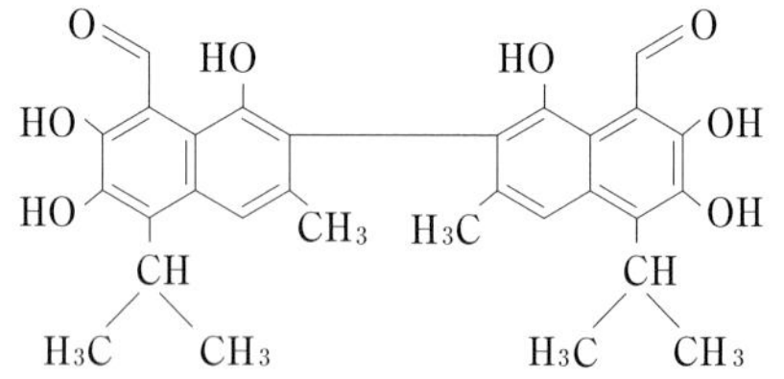

ゴシポール
gossypol

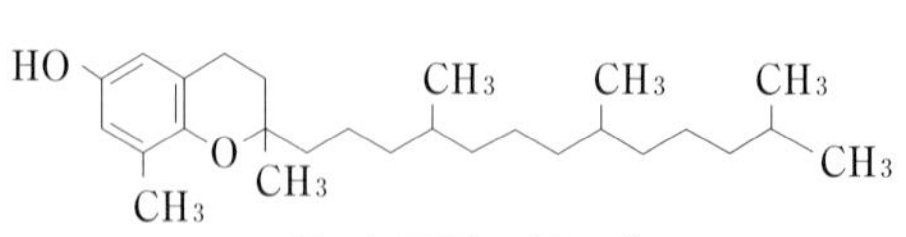

δ-トコフェロール
δ-tocopherol

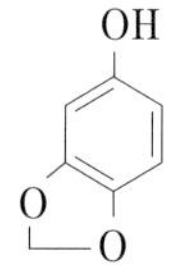

セサモール
sesamol

図6-22　主な抗酸化剤

を低下させるエネルギー消光も知られている（図6-21）。

　図6-22に主な抗酸化剤を示す。油脂類に使用される合成抗酸化剤の場合は，毒性をもたないことが重要で，BHA，BHTや**没食子酸プロピル**などが用いられている。一方，天然物の抗酸化剤の利用も増えており，たとえば，トコフェロールがもっともよく使われている。トコフェロールはほとんどの植物に含まれ，ごま油などの精製油にも抗酸化作用を示すのに十分な量が含まれている。添加剤としての抗酸化力は，$\delta > \gamma > \beta > \alpha$ の順であり，ビタミンEの抗不妊作用の生理活性の強さとは逆の順番である。

　ポリフェノール類は，多様な機能性をもつが，抗酸化剤としてもはたらく。綿実油に含まれるゴシポール，ごま油中のセサモール（セサモリン熱処理生成物），茶葉のエピカテキン epicatechin，果実などに多く含まれるフラバノン flavanone やフラボノール flavonol などがあげられる。食品の燻製では，木材中のリグニンが燃焼により揮発性のフェノール類に変化し，食品の表面に吸着することで抗酸化作用を示す。砂漠に生える草，クレオソートブッシュから生成されるノルジヒドログアヤレチック酸は抗酸化力の大きいことで知られている。

　抗酸化剤の効果は，相乗効果 synergism が認められ，アスコルビン酸やクエン酸などは抗酸化剤のはたらきを増強するシナジスト synergist としてはたらく。アミノカルボニル反応で生成するメラノイジンは，強い酸化防止作用があり，特にフェノール系抗酸化剤との相乗効果が知られている。

3.2　酸化反応以外の脂質の変化

　主に植物油を用いて，不飽和脂肪酸に水素添加を行い飽和脂肪酸とすることで硬化油のマーガリンやショートニングなどを製造する。天然に存在する不飽和脂肪酸中の二重結合はほとんどがシス形になっている。しかし，硬化油の製造過程で一部のシス型不飽和脂肪酸が**トランス脂肪酸**に変換されることが知られている。

　トランス脂肪酸を日本よりも多く摂取している諸外国の研究結果によると，過剰摂取により，心筋梗塞などの冠動脈疾患が増加する可能性が高いとされている。ただし，トランス脂肪酸の摂取量が相当多いケースでの研究結果であり，平均的な日本人の摂取量においては，これらの疾患リスクとの関連は明らかではない。WHOでは，心血管系疾患リスクを低減し，健康を増進するための勧告（目標）基準としてトランス脂肪酸の摂取を総エネルギー摂取量の1％未満に抑えるよう提示している。ただし，日本人のトランス脂肪酸の摂取量は，平均値で総エネルギー摂取量の0.3％であることがわかっており，2012（平成24）年に食品安全委員会が取りまとめた食品健康影響評価において，通常の食生活では健康への影響は小さいと考えられている。

4. 褐　　変

　　食品は，保存・調理・加工中などあらゆるケースにおいてその色が変化することがある。その多くの場合は褐色に変化する反応であり，この変化を**褐変** browning と総称している。褐変反応には酵素がかかわる場合の酵素的褐変反応 enzymatic browning と，かかわらない場合の非酵素的褐変反応 non enzymatic browning がある。また，褐変は食品の品質の低下をもたらす場合も多いが，食品の色，フレーバーを好ましく変化させるケースもある。どちらの場合もその作用機構を知り，褐変反応を抑制または促進することは重要である。

4.1　酵素的褐変

　　果実類や野菜類の切断面，剥皮面，損傷部位や，冷凍保存時や乾燥食品，ジュース製造の際など，食品では様々なケースで食品組織中の酸化酵素が関与し褐変が生じる。たとえば，りんごやじゃがいもの皮を剥いて放置すると褐変するが，これは組織が損傷を受けることで，細胞内に局在する酵素が液胞に含まれるフェノール性化合物に出会うことで酸化反応が起こり，褐色の色素が生じるためである。

(1)　酵素的褐変にかかわる酵素

　　りんごなどの褐変は，食品中のタンニン，クロロゲン酸などのポリフェノール類が**ポリフェノールオキシダーゼ** polyphenol oxidase によって酸化され，キノン構造となり，さらに非酵素的に酸化重合することで褐色の色素を生成することによる。ポリフェノールオキシダーゼは総称であり，カテコラーゼ，チロシナーゼ tyrosinase，ラッカーゼなどの酵素が含まれる。

　　じゃがいもの褐変は，ポリフェノールオキシダーゼの一種であるチロシナーゼの作用でチロシンがドーパ，次いでドーパキノンとなり，重合した着色物質メラニンによ

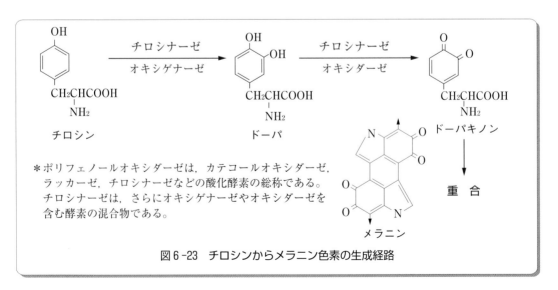

*ポリフェノールオキシダーゼは，カテコールオキシダーゼ，ラッカーゼ，チロシナーゼなどの酸化酵素の総称である。チロシナーゼは，さらにオキシゲナーゼやオキシダーゼを含む酵素の混合物である。

図6-23　チロシンからメラニン色素の生成経路

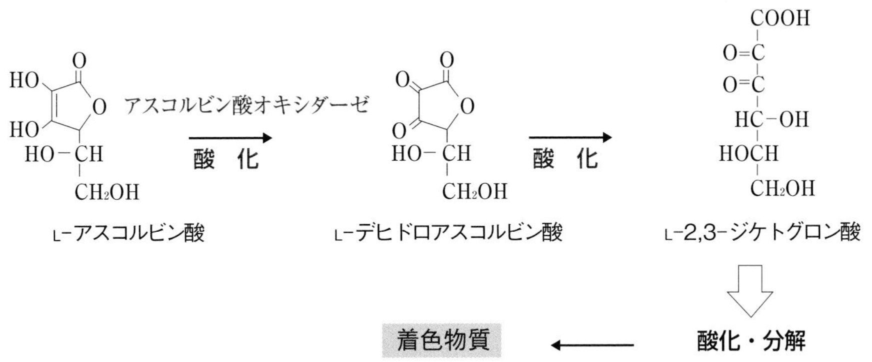

図6-24　アスコルビン酸の酸化による着色物質の生成

る（図6-23）。えびの黒変の原因物質もメラニンであるが，この生合成にはオキシダーゼが作用している。チロシンなどのモノフェノールから酸化によりオルトジフェノールを生成し，さらにオルトキノンへ酸化反応を起こし，中間生成物を経て重合反応によりメラニンを生成する（p.123参照）。

　野菜の種類によって酵素的褐変の強さは異なり，ごぼうやバナナと比べ，だいこんやパインアップルは反応性が弱い。これは基質となるポリフェノールなどや酸化酵素の活性，量に関係している。果汁や乾燥野菜では，アスコルビン酸オキシダーゼにより，酸化型アスコルビン酸であるデヒドロアスコロビン酸が生成し，これが2,3-ジケトグロン酸へ非酵素的に転換後，様々な分解反応を通じ着色物質を生成し，褐変する（図6-24）。

(2)　酵素的褐変の防止

　酵素的褐変反応は酵素を介した酸化反応であるため，酸素，酵素と基質が存在し，温度と pH の条件が整っている必要がある。したがって，これらのいずれかの条件を取り除くことで，褐変を防止できる。酵素が関与していることを考えれば，一般に酵素反応を阻害するような方法が褐変防止策となることも予想がつきやすい。

1) 加熱処理

　酵素であるポリフェノールオキシダーゼは，一般に熱に不安定であり中性付近に至適 pH をもつ。よって，野菜や果実の加工・調理の前に熱湯または蒸気により加熱処理を行い，酵素を不活性化することで褐変を防止できる。この加熱処理を**ブランチング** blanching とよび，処理時間や温度などの条件は食品の種類により異なる。ポリフェノールオキシダーゼは比較的熱に対する抵抗性が高いため，ブランチングが不十分だと，褐変による食品の風味低下が起こる。

2) pH の低下

　酸化酵素は微酸性から中性付近で作用することから，クエン酸や酢酸溶液，つま

り，レモン汁や食酢への浸漬でpHを低下させることも酸化防止として有効である。うどや切ったれんこんを酢水につけたり，バナナにレモン汁を絞って変色防止をする例があげられる。

3）物理的な酸素からの遮断

空気（酸素）との接触を避けて酸化反応を阻害する方法もある。たとえば，ささがきしたごぼうを水に浸けるのは，空気（酸素）との接触を避けて酵素的酸化反応による変色を防止するためである。

4）活性阻害剤，還元剤の添加

酵素に対する活性阻害剤を加えることも酵素的褐変反応の防止には有効であるが，食品に利用できる阻害剤は食塩やアスコルビン酸および還元作用のある亜硫酸塩に限られる。たとえば，0.1 mol/Lの食塩水は酸化酵素の活性の大部分を阻害するといわれており，剥皮したりんごを食塩水に浸けることで褐変が防止できる。亜硫酸塩やアスコルビン酸は還元剤として褐変を抑制するが，アスコルビン酸は食塩との併用でより効果を発揮できる。

4.2　非酵素的褐変

前項は酵素がかかわる褐変物質の生成であったが，本項では酵素がかかわらない褐色物質の生成，非酵素的褐変反応について述べる。特に2つの反応が重要であり，還元糖などのカルボニル化合物とアミノ酸などのアミノ化合物が最初に反応し，複雑な反応を経て褐色物質メラノイジンを生成する**アミノカルボニル反応** amino carbonyl reaction と，単糖やオリゴ糖の加熱により褐色物質カラメルを生成する反応がある。

(1)　アミノカルボニル反応

食品中のアミノ化合物と糖などのカルボニル化合物との反応で，最終生成物として褐色色素メラノイジン melanoidin を生成する反応をいう。メラノイジンは香気や抗酸化性も示す。この反応はこの現象をはじめて観察したフランス人科学者ルイ・カミール・マイヤーにちなみ，**メイラード反応** Maillard reaction またはマイヤー反応とよばれる。食品の加工・調理中や貯蔵中に起こる反応で，たいていの食品には糖とアミノ酸が存在するため，加熱食品のほとんどで起こる反応である。食品の加熱工程では焼き菓子，パン，ソースやしょうゆの香ばしい芳香や焼き色の褐色の色調を与える。その一方で，米飯の長時間保温による黄ばみなど，好ましくないケースもある。

1）アミノカルボニル反応機構

反応機構は非常に複雑であり，いまだに解明されていない部分も多い。図6-25にアミノカルボニル反応の主な経路でアルドースを出発物質とした例で示す。反応の過程は一般に，初期，中期，終期の三段階に分けて考えられる。

初期段階：まずは糖のカルボニル基に対する，アミノ酸，ペプチド，たんぱく質のアミノ基の求核反応からはじまる。アミノ酸やペプチドではα-アミノ基や末端アミノ基が基質となり，たんぱく質ではリシンのε-アミノ基やアルギニンのグアニ

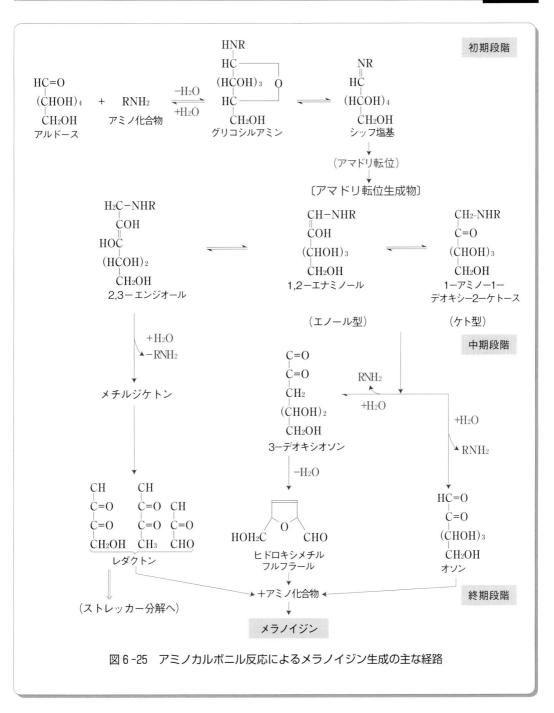

図6-25　アミノカルボニル反応によるメラノイジン生成の主な経路

ジル基が基質となる。糖が鎖状構造をとったときのアルデヒドにアミノ基が付加した後脱水し，シッフ塩基を生成する。シッフ塩基の二重結合（-N=C-）が転位し（アマドリ転位），1,2-エナミノールを生じる。1,2-エナミノールはケト型と平衡状態で存在し（ケトエノール互変異性）で存在し，2,3-エンジオールにもなる。

中期段階：反応の進行は温度や酸素の有無などの反応条件でさまざまな生成物を生じる。初期段階で生成したアマドリ転位生成物から，酸化，脱水，分解，縮合や脱アミノ反応によりオソン，3-デオキシオソン，メチルジケトンなどが生成し，さらにメチルジケトンからはレダクトン類が，3-デオキシオソンからはフルフラールが生成する。この段階で生じる香気成分もある。

終期段階：中期反応で生成したオソンやフルフラールなどのカルボニル化合物とアミノ化合物とが再び反応し，様々な香気成分が生じる。これら多様な低分子化合物のほかに重合反応などを経て，高分子化合物であり褐変物質であるメラノイジンが生成する。

　これらの反応は，酸性条件下（pH 5以下）では反応が遅いが，中性からアルカリ性では中期段階反応が促進される。糖の反応性は，ペントース＞ヘキソース＞二糖類の順で還元性のないしょ糖や糖アルコールは反応しない。アミノ化合物では第一アミン＞アミノ酸＞ペプチド＞たんぱく質の順に反応性が低くなる。なお，アミノ酸ではリシン，アルギニンのような側鎖にアミノ基をもつ塩基性アミノ酸は反応性が高い。アミノカルボニル反応速度を変化させる因子としては，温度，水分活性（Aw），pH，空気（酸素），金属イオンなどがあげられる。

2）ストレッカー分解

　アミノカルボニル反応に伴い，香気成分をもたらす重要な副反応に，**ストレッカー分解** strecker degradation がある（図6-26）。メイラード反応の中期段階で生じたジカルボニル化合物と遊離のアミノ酸とが高温で反応し，脱水，脱炭酸反応を経てアミノレダクトンやアルデヒドを生じる反応をいう。アミノレダクトンはさらに縮合・環化し，ピラジン類に変化する。生成した揮発性の高いアルデヒドやピラジ

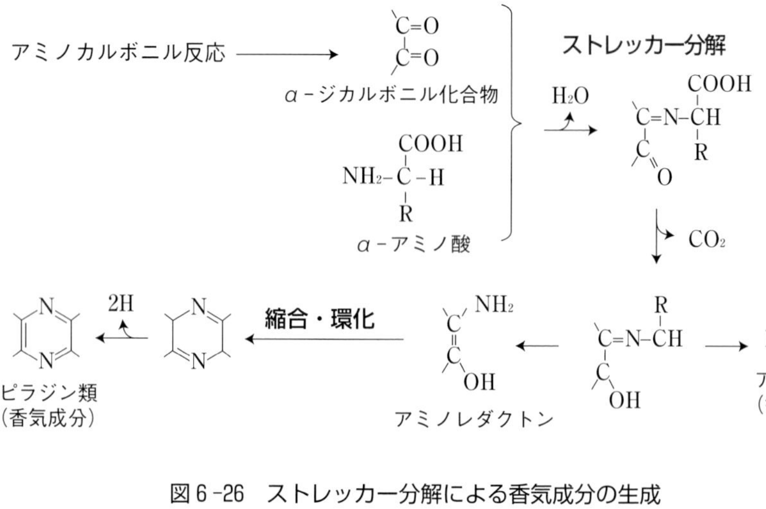

図6-26　ストレッカー分解による香気成分の生成

ン類は焙焼香気成分となる。生成する香気成分はアミノ酸の種類で異なり，チーズを焼いた香り，しょうゆのような香りなどがある。

3) アミノカルボニル反応の抑制

　一般に高温ほど反応は促進される。したがって，褐変を抑制するためには食品を10℃以下で保存するという対策はあるが，低温でも徐々に反応は進行する。食品の水分活性も反応に影響する。乾燥食品ではアミノカルボニル反応は起こりにくいが，水分含量10～40％，水分活性0.65～0.85の中間水分食品ではもっとも褐変が起こりやすく，アミノカルボニル反応を抑制するには水分活性を0.4以下にすることが望ましい。また，水溶液中でも褐変は進行する。

　酸性条件下では反応は起こりにくいため，pH 5以下に制御することが必要である。乾燥卵の製造では，pH を3以下にして乾燥処理を行うことで褐変を防いでいる。

　食品と空気，つまり酸素との接触は酸化的褐変を促進するため，脱酸素剤の使用や粉ミルク缶のように空気を不活性ガスなどで置換したり，冷凍魚の表面を氷で覆い空気との接触による魚の油焼けを防ぐことなども行われている。亜硫酸は還元剤として作用し，反応を抑制するとともに漂白剤としても作用する。鉄や銅などの金属イオンは酸化的褐変を促進するため，これらのイオンの除去や封鎖は有効である。

4) アクリルアミドの産生

　アミノカルボニル反応の過程で**アクリルアミド**が生成する。ポテトチップスやビスケットの製造過程において高温（120℃以上）で加熱することにより，含まれるアスパラギンとぶどう糖などの還元糖から生成すると考えられている。アクリルアミドは神経毒性・肝毒性などの毒性が報告されているが，ビスケットやポテトチップスに含まれる量は1 kg あたり0.2～0.4 mg ほどのわずかな量であり，ヒトが摂食する際の健康上での問題はきわめて低いといわれている。

(2)　カラメル化反応

　ぶどう糖や果糖などの単糖，しょ糖，麦芽糖などのオリゴ糖を加熱すると溶融状態になり，さらに加熱を続けると糖は分子内脱水を起こして褐色に着色する。この反応を**カラメル化反応**とよび，生成する褐色物質をカラメルという。反応は酸，アルカリ条件下で急速に進行する。エノール化，脱水，開裂，重合反応などが関与していると考えられているが，詳細な反応機構はいまだに解明されていない。

　果糖は，加熱脱水により反応性の高いヒドロキシメチルフルフラールを容易に生成し，カラメル化を起こしやすい。カラメル生成で糖が消費されてしまうので，栄養的にはマイナス要因であるが，着色料として製造され，しょうゆ，ソース，洋酒，清涼飲料水，ビスケット，プリンなどの着色とフレーバー付与に繁用される。また，コーヒー豆を焙煎する場合にもカラメル化が起こる。

(3)　そのほかの非酵素的褐変

　コーヒー豆中のポリフェノール成分の一種であるクロロゲン酸類は，焙煎時しょ糖に由来する分解物と反応し，褐色色素を生成する。

4.3　褐変が食品に及ぼす影響

　食品成分が褐変し，食品の色や香味に変化を及ぼす現象は，酵素がかかわる場合もそうでない場合も日常的にあらゆる場面で起こっているが，これらの褐変が食品にとって好ましい場合とそうでない場合とがある。

　酵素的褐変の好ましい例としては，紅茶がある。紅茶は茶葉を発酵させて製造するが，発酵の過程で茶葉に含まれるクロロフィル（葉緑素 chlorophyll）は分解して緑色が消える。また，葉に存在するポリフェノールオキシダーゼがカテキン類を酸化し，橙赤色のテアフラビンとその重合物テアルビジン（赤褐色）に変換する。

　非酵素的褐変の好ましい例もある。みそやしょうゆもろみも熟成の過程で褐変するが，この主反応はメイラード反応である。もろみをしぼって得た生しょうゆは製品にする前に加熱（火入れという）をするが，その際に褐変が進み，しょうゆの色は赤みの強い美しい色と香ばしい香り（火入れ香）が形成される。同様にパン，クッキー，コーヒー，麦茶などの食品を加熱処理する際にもメイラード反応やカラメル化反応が起こり，着色と同時に香ばしい香りが生じる。また，抗酸化能を有するレダクトン類が生成するため，焼き菓子中の脂質は酸化されにくい。

　カラメル化反応のところでも少しふれたが，褐変が栄養価の低下につながることもある。たとえば，メイラード反応では，たんぱく質中のリシン，アルギニン，トリプトファンなどのアミノ酸は反応性が高いため損失が大きく，栄養価に影響する。特にリシン残基の ε 位のアミノ基が反応しやすいため，リシンの非有効化が栄養価の低下の原因と考えられている。一方，メラノイジンは腸管からコレステロールを吸着排泄する作用があり，食物繊維同様の血中コレステロール低下能が知られている。

5. 光による成分変化

　あらゆる生物は，太陽光線の光エネルギーを受け取って多くの恵みを受けている。一方，種々の食品は，光エネルギーにより変色・退色，異臭の発生などの劣化を起こす。たとえば，油揚げせんべいは太陽光線にさらされた状態で保存した場合，暗所で保存した場合などと比較して劣化の速度が速くなる（図6-27）。光エネルギーによって引き起こされる化学変化，つまり光を吸収した物質が化学変化を起こすことを光化学反応 photochemical reaction という。

5.1　光エネルギーが起こす反応について

　光エネルギーの強さは光の波長に反比例する（$E=h\nu=hc/\lambda$）。短波長紫外線（UV-C：290 nm 以下，UV-B：290〜320 nm）は，分子同士の結合エネルギーを分断するほどのエネルギーをもち，食品の品質劣化を引き起こす。これにより食品中の不飽和脂肪酸が紫外線から光エネルギーを吸収し，活性メチレン基から水素が引き抜かれアルキルラジカルとなり（p.164図6-15参照），そのラジカルが酸素分子（$^3O_2$）と反応

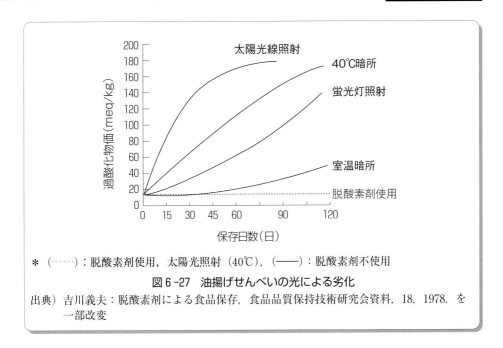

* （……）：脱酸素剤使用，太陽光照射（40℃），（――）：脱酸素剤不使用

図6-27　油揚げせんべいの光による劣化

出典）吉川義夫：脱酸素剤による食品保存，食品品質保持技術研究会資料，18，1978. を
　　　一部改変

して新たなラジカルを生成したり，油脂中にわずかに存在するヒドロペルオキシド
（ROOH）を分解してラジカルを生成するなど，油脂の自動酸化の引き金となると考
えられている（**光酸化** photooxidation）。

　一方，長波長紫外線（UV-A：320 ～ 380 nm）や可視光線（380 nm 以上）は食品中の
光増感剤 photosensitizer（リボフラビンやクロロフィルなど）にエネルギーを渡し，励
起（活性化）された増感剤は直接あるいは活性酸素の発生を通じて食品の酸化劣化を
引き起こす（**光増感酸化** photosensitized）。

5.2　光増感酸化による食品の酸化

　紫外線や可視光線が食品に照射されると，その光エネルギーが食品中の光増感剤に
吸収され，そのエネルギーにより食品中にスーパーオキシドアニオン O_2^{2-} や一重項酸
素（$^1O_2$）などの**活性酸素** active oxygen が生じる。スーパーオキシドアニオン O_2^{2-} か
らは過酸化水素（H_2O_2）が発生し，さらに遷移金属イオン（M^{n+}）との反応では，
活性酸素種であるヒドロキシラジカル（OH・）が生成する。ヒドロキシラジカルは
強い酸化力を示し，食品成分を酸化する。一重項酸素は不飽和脂肪酸の二重結合に結
合し，強い酸化力をもつヒドロペルオキシドなどを生成する。このように食品を光に
さらしたとき，反応する食品成分自体には光の吸収がなくても増感剤による光エネル
ギーの授受を通じ酸化反応が起こる反応機構を**光増感酸化**という。

　増感剤には光によって励起するのは同じだが，それが直接基質の過酸化物を生成す
る反応（type I）と励起分子から励起エネルギーを三重項酸素（$^3O_2$）に渡し，一重項
酸素を作る反応（type II）がある。一重項酸素は油脂中では水中に比べ安定で，不飽

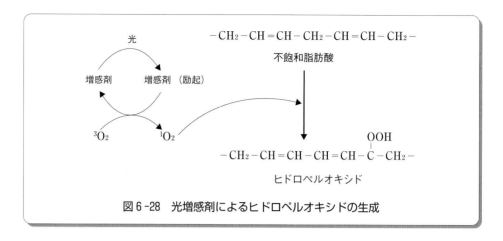

図 6 -28　光増感剤によるヒドロペルオキシドの生成

和脂肪酸から非ラジカル的に直接ヒドロペルオキシドを生成する（図6-28）。前者の増感剤にはフラビン類やキノン類があり，後者の増感剤にはクロロフィル，フェオフォルバイト，食用赤色104号・105号などの食品添加物色素がある。

5.3　光増感反応による食品の劣化例

　食品を光にさらしたとき食品に起こる種々の劣化反応は，食品成分中にある光増感剤を介した光増感酸化によるところが大きい。牛乳やビールを太陽光にさらしたときに起こる異臭の生成，明るい所に置いた日本酒の着色増加などの劣化現象は，**リボフラビン**による光増感反応であることが知られている。このような光によって起こる牛乳やビール，茶，日本酒の異臭を**日光臭** sun light flavor という。

(1)　牛　　乳

　牛乳は脂質，たんぱく質，糖質，そのほか多くの微量成分を含んでいる。たんぱく質やリボフラビンなどのビタミン類は光にさらされることで分解されやすくなる。光で励起されたリボフラビンがアミノ酸の一種メチオニンに作用し，光増感反応によりメチオナール，アクロレイン，グリオキザール，メチオニンスルホキシド，メチオニンスルホン，メチオナール，アンモニアなどが生成し，それらによる異臭（オフフレーバー）や脂質に由来する酸化臭を発生する。

(2)　嗜好飲料（茶と日本酒）

　茶も直射日光を受けると日光臭が生成する。日光によりフリーラジカルが生成した結果，茶の脂質が酸化分解されてアルデヒドやアルコール，ケトン類やカロテノイドからのヨノン類が生成するためである。

　日本酒の着色は，チロシン，トリプトファンなどのアミノ酸がリボフラビン，マグネシウムイオン（Mg^{2+}）などの存在下で光増感反応により着色物質を生じ，酸素の存在で促進される。

(3)　緑 色 野 菜

　緑色野菜などに含まれる緑色の色素はクロロフィルであり，高菜，野沢菜などの青

菜の漬物にももちろん存在する。クロロフィルやその分解物フェオフィチンは光増感剤として作用し，油脂の酸化を誘引したり過酸化水素を発生させたりする（p.169参照）。フェオフィチン pheophytin はさらに**フェオフォルバイド** pheophorbide に変換される。フェオフォルバイドを餌に混ぜてラットに与えて耳殻が脱落したり，抽出したフェオフォルバイドを腹腔内に注入して光を照射するとショック死を起こすなどの光過敏症が報告されている。クロレラの加工食品にはフェオフォルバイドが存在し，光過敏症による健康被害が確認されている。そのため，厚生労働省により基準値等が設けられ，クロレラ加工食品の製造方法の改善が進み，クロレラ加工食品中のフェオフォルバイド量は減少傾向にある。

5.4 光による食品劣化の防止法

　食品が光にさらされることにより生じる変色や異臭，栄養価の低下などの食品の劣化を防止するには，まずはその原因である光そのものを遮断すること，他には光により生じたラジカルの消去，酸素の除去と遮断，酸化反応の触媒としてはたらく金属イオンの封鎖などの手段がある。

(1)　光や酸素の遮断

　光は酸素の存在する状態で酸化促進因子としてはたらく。そのため，酸素との接触を防ぐために様々な方法がとられる。たとえば，真空包装や酸素を遮断するアルミ－ポリエチレンラミネート包装材で食品を包装したり，さらに酸素を窒素ガスと置換したガス充填包装や脱酸素剤などの副資材の併用による脱酸素剤封入包装などの密封包装などが酸化防止に有効であり，実際に使われている。

　牛乳，ジュース，日本酒などに利用されている紙容器には光透過性のないアルミ箔ラミネート紙が使用される。着色びんは光増感による増色や日光臭の生成が起こりにくく酸素が少ない状態では一層有効であるため，日本酒，ビールなどの液体食品の容器として使用されている。そのほか，アルミ箔，有色フィルムなどや，木や陶器も光を遮断できる包装材料である。

(2)　活性酸素種の消去・捕捉

　光の酸化で生じた一重項酸素などの活性酸素種に対して，カロテノイドやアスコルビン酸は消去作用がある。このような物質を**消光剤** quencher とよぶ。また，トコフェロールやポリフェノール類は，スーパーオキシドアニオンやヒドロキシラジカルなどのラジカルにはたらく，**ラジカル捕捉剤**（ラジカルスカベンジャー radical scavenger）としても知られており，牛ステーキ肉への添加で脂質酸化抑制やメトミオグロビン生成の遅延が報告されている。

(3)　金属イオンの封鎖

　遷移金属イオン（Fe^{2+}，Cu^{2+}）は酸化反応を触媒することから，これらイオンとキレートを生成するクエン酸やフィチン酸を添加することで食品酸化を抑制することも行われている。

6. 高圧処理による変化

　食品に水を圧力媒体として高い圧力を加えて加工する技術は，ジャム製造に日本で使用されて以来，食肉加工品，ジュース類の殺菌，甲殻類や貝類の脱殻などに利用されている。食品加工に利用する高圧処理の圧力は，異分野で取り扱う極端な高圧ではなく，数百 MPa 程である。

6.1　食品への高圧処理の効果

　食品の高圧処理により，均一に瞬時に圧力が伝わり，密度が増大することで物理的変化が起こり，分子運動が抑制され，常温では多くの化学反応が抑制される。そのため加熱処理に比べて食品の色や味，香り，栄養成分にも影響が少ないため，食品加工・調理に応用ができるが，乾燥食品や粉末食品などには利用できない。一方，非共有結合については生成，切断，再編が起こるため，たんぱく質やでん粉などでは新たなテクスチャーがつくり出せる。

　化学反応の抑制により食品の品質劣化を最小限にし，細菌など微生物を不活性化する方法としても利用されている。高圧処理では加熱殺菌とは異なり多くの化学反応は促進されず加熱臭も発生しないため，風味の低下を最小とすることもできる。染みこむのに時間がかかる高濃度の液体や高粘度の液体に食品を浸漬し圧力処理を行うことで，液体の含浸を促進させることもできる。

(1)　高圧処理によるたんぱく質の変化

　たんぱく質の場合，上記のように非共有結合である水素結合，イオン結合，疎水結合が変化することにより立体構造がくずれ，物性が変化する。その結果，たんぱく質の変性や凝固，生理活性のあるたんぱく質の失活が起こる。一方，化学反応は抑制されるため，一次構造の断片化は起こらないと考えられている。高圧処理により，魚肉や卵白などのたんぱく質も容易にゲル化するが，成分の化学変化は抑えられるため加熱の場合とは異なる物性となり，生の風味が保持される。上記のように，加熱処理と比較して低分子物質の損失が少なく，ビタミン類などもほとんど影響を受けない。

(2)　高圧処理によるでん粉の変化

　でん粉は水を加えて加熱することで糊化するが，高圧処理によっても類似した糊化が起こる。また，加熱の場合と同様に，糊化後の老化も認められている。でん粉懸濁液の加圧により，粒径の増大や結晶化度の低下，糊化熱の低下などが起き，消化性が向上するといわれる。らせん構造の相互のグルコース残基の水酸基が直接水素結合を形成する A 型でん粉（とうもろこしなど）は，間に水分子を介して水素結合を形成する B 型でん粉（じゃがいも，ユリなど）よりも圧力の影響を受けやすい。さらに C 型でん粉（さつまいもなど）は圧力に対して A 型と B 型の中間の耐性を示すことも報告されている。また，炊飯前の浸漬時に高圧処理を行った米飯は，炊飯直後の糊化が高く食味も良好であり，老化が起こりにくく，マイクロ波加熱器（電子レンジ）による

復元性もきわめて高いことが認められている。

6.2 加工食品への応用例

ソーセージなどの加塩加熱型の食品は保水性と結着性のよい製品とされている。そのため肉加工品を製造する前処理として肉を塩漬にするが，保水性や結着性を高めるため，高い塩濃度で塩漬している。しかし，高圧処理によって低塩濃度でも強いゲルが形成されること，殺菌処理などができることで，低塩，無塩漬の肉加工品（ハム，ソーセージ）などに実際に高圧処理が使われている。また，魚肉についても同様な効果を利用し実用化されている。

高圧処理によるペクチン質の可溶化を利用し，高圧加工したジャムも日本で1990（平成 2）年に製造されている。この方法で製造したいちごジャムは本来の風味，色や栄養成分を保持し，ビタミン C の残存率は95 〜 98 ％であり，ほとんど分解されていない。ほかにも，含浸効果を利用して高圧処理によるパックの米飯などの製造や，かき（貝）の風味と栄養成分を残したまま殺菌する際に高圧処理が利用されたりしている。

7. 酵素による食品成分の変化

酵素による食品成分の変化は，食品素材中に含まれる酵素による場合と，微生物と食品が共存することで微生物が産生する酵素が食品成分を変化する場合，食品にあとから酵素を混ぜて共存させて変化させる場合などがある。ここでは，特に食品成分の酵素による変化としてみられる，食品素材中の酵素もしくは微生物が産生する酵素による影響についてを記す。

7.1 食品素材中の酵素による成分変化

植物では収穫後も呼吸が続き，追熟，老化などにより酵素により成分変化が起こるほか，調理加工過程で組織が壊れ酵素反応が開始するケースもある。一方，動物では捕獲・屠殺後は呼吸が止まるため酸素が供給されず，嫌気的解糖系が進行し，それに伴う酵素反応などが起こる（図6-29）。

(1) 食品の酵素的褐変

酵素反応により褐色色素を生成する**酵素的褐変反応**は，酵素による成分変化のひとつである（p.172参照）。酵素的褐変による褐色色素の生成は，果実類・野菜類の褐変など多くの場合で食品の品質の低下につながるが，紅茶の色づきなど好ましい酵素的褐変もある。

(2) 辛味の生成

アブラナ科植物のわさび，だいこんなどの辛味成分は，とうがらしの辛味成分などと異なり，組織が破壊されてはじめて生成する辛味成分である。これは，裁断したり，すりおろしたり，咀嚼することで組織が破壊され，異なる場所に局在していた基

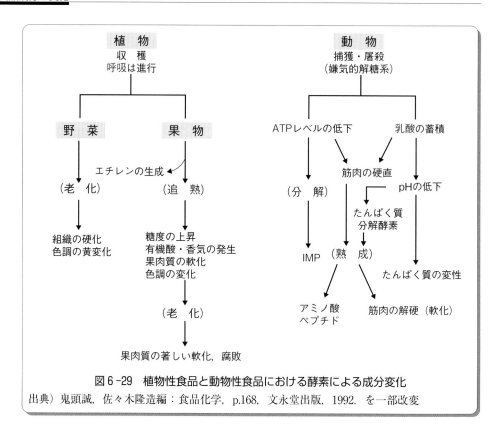

図6-29　植物性食品と動物性食品における酵素による成分変化

出典）鬼頭誠，佐々木隆造編：食品化学，p.168，文永堂出版，1992．を一部改変

質と酵素が出合い酵素反応が起こることにより生成する。

　アブラナ科植物は，からし油配糖体である**シニグリン**やシナルビンを含む。わさびをすりおろすと組織が破壊されてシニグリンが酵素**ミロシナーゼ** myrosinase により加水分解され，特有の辛味成分である揮発性のアリルイソチオシネートに変わる。からしの場合も同様に，からしを練るときに温水を用いるとミロシナーゼが活性化され，辛味成分（パラヒドロキシベンジルイソチオシアネート）の生成（第4章 p.132参照）が促進される。だいこんでは，からし油配糖体が辛味成分ミロシナーゼにより4-メチル-3-チオブテニルイソチオシアネートに変換される。根の先端部分に近いほどからし油配糖体が多いため辛味成分も多くなり，目的によって調理部位を使い分けることが多い。

(3)　ねぎのフレーバーの生成

　ねぎ，にんにく，にらなどのネギ属の仲間は共通して含硫化合物のにおい物質をもつ（第4章 p.137参照）。にんにくをすりつぶして細胞を破壊すると独特の強いにおいを発する。これも，前駆体が酵素の作用を受けて香気成分に変換される。にんにくに含まれる**アリイン**が酵素の**アリイナーゼ** alliinase によって分解されアリルスルフィン酸を生成し，さらに縮合して**アリシン**を生成する。たまねぎの1-プロペニルシステインスルホキシドはアリイナーゼの作用で催涙成分のプロパンチアール-S-オキシドを生成する。

(4) 青葉の香りの生成

新鮮な野菜の香りや青臭さの代表的なにおい物質は，青葉アルコールや青葉アルデヒドなどの揮発性アルコールやアルデヒドであるが，これらの不飽和アルコールや不飽和アルデヒドの生成には，多くの酵素が各段階で関与する。細胞膜の脂質の一部がリパーゼの作用を受け，リノール酸やリノレン酸に変化する。これの不飽和脂肪酸に**リポキシゲナーゼ** lypoxygenase などが作用し，リアーゼなどの作用を受けて生成する。切断される位置が特異的であるため，生じる不飽和アルコールの炭素数は6または9である。さらにこれらが酸化して生成する炭素数6または9の不飽和アルデヒドにもにおい物質が多い（第4章 p.134参照）。

(5) きのこの味の発現

しいたけなどは，煮出すことにより比較的熱に強い**ヌクレアーゼ** nuclease，核酸分解酵素の作用を受けて**5′-グアニル酸**が増加しうま味を増す。乾しいたけの水戻しの際は，ヌクレアーゼのほかにホスファターゼが作用するため，ヌクレアーゼにより生成した5′-グアニル酸がうま味をもたないヌクレオシドに分解される。中性付近で60℃以上ではホスファターゼが失活し，熱に対して安定であるヌクレアーゼが作用するため，水戻しと煮出しで味成分に違いが出る。また，この水戻しの際にはプロテアーゼもはたらくため，遊離アミノ酸や低分子ペプチドも増加する。

マッシュルームなどの香りは，上記の新鮮な野菜の香り同様な機構で揮発性のアルコールアルデヒドが生成する。乾しいたけの水戻しの際の独特な香り，レンチオニンは酵素反応により発現する（第4章 p.138参照）。

(6) 紅茶の色素生成

紅茶はその製造過程で酵素反応により特有の色と香りがつくられ，浸出液は鮮やかな紅赤色を呈するようになる。茶葉に含まれる**カテキン** catechin 類（エピカテキン，エピガロカテキン等）が，同じく葉に存在するポリフェノールオキシダーゼによって酸化され，これが重合して二量体になり，**テアフラビン** theaflavin 類（橙赤色）が生成する（第4章 p.121参照）。過度に酸化反応が進むとテアフラビン類が赤褐色の**テアルビジン** thearubigin に変わり，紅茶の品質に及ぼす影響は大きい（図6-30）。

(7) 畜肉と魚介類のうま味と鮮度変化

動物は死後，解凍系によってグリコーゲンから乳酸が生成する過程で ATP（アデノシン三リン酸）が合成される。解糖反応の停止とともに ATP は図6-31の分解経路のように減少しはじめる。ATP は，リン酸が外れて AMP になった後に核酸系うま味成分である**5′-イノシン酸**が生成する。イノシン酸はその後うま味をもたないイノシン，ヒポキサンチンに変化するため，肉の熟成時期をみきわめるにはうま味成分の量は指標となる（図6-32）。ATP の減少はたんぱく質のアクチンとミオシンが強く結合し，筋肉の硬直につながる。魚介類の鮮度測定は，ATP の分解から生じる関連化合物の量比を用いた K 値で表される（図6-31）。肉の熟成期間では，プロテアーゼの作用によりたんぱく質のペプチド結合が加水分解される。その結果，肉の軟化が起こっ

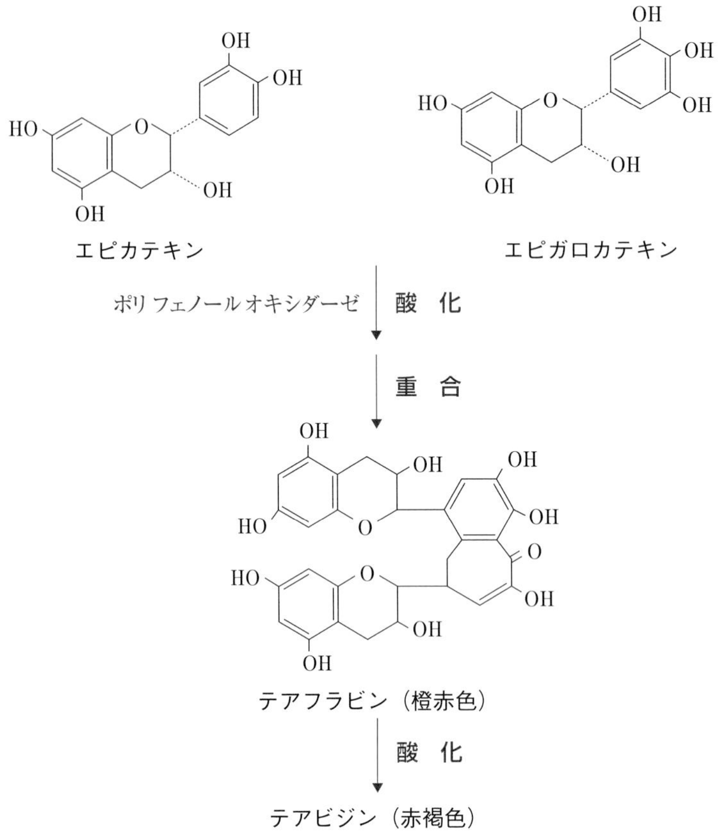

エピカテキン　　　　　　　　　　　　　　　　エピガロカテキン

ポリフェノールオキシダーゼ　　酸　化

重　合

テアフラビン（橙赤色）

酸　化

テアビジン（赤褐色）

図6-30　紅茶発酵中のカテキンの酵素的変化

ATPase　　myokinase　　AMP deaminase　　IMP phosphatase　　nucleoside phosphorylase

ATP ⟶ ADP ⟶ AMP ⟶ IMP ⟶ HxR ⟶ Hx
　　　　　　　　　　　　　　（うま味）　　　　　　　　　　　（苦味）

ATP：アデノシン三リン酸，ADP：アデノシン二リン酸，AMP：アデノシン一リン酸（アデニル酸）
AdR：アデノシン，IMP：イノシン一リン酸（イノシン酸），HxR：イノシン，Hx：ヒポキサンチン

$$K値（\%）= \frac{HxR+Hx}{ATP+ADP+AMP+IMP+HxR+Hx} \times 100$$

＊魚類の死後直後のK値は10％以内程度で，K値が20％以内程度であれば，さしみなど鮮魚として利用できる。

図6-31　魚介類のATPの分解経路とK値の算出

たり，遊離ペプチド，遊離アミノ酸が増加し，うま味などの味物質が多く生成する。
また，いかの塩辛は，熟成期間中に内臓など由来のプロテアーゼなどの酵素による自
己消化により，軟化やペプチド，アミノ酸などの呈味成分の増加が起きる。

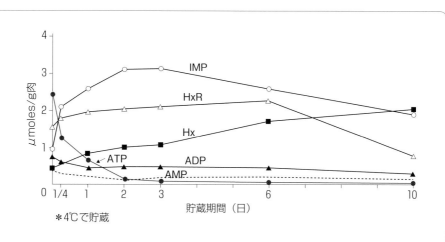

図6-32　豚肉中のATPとその分解物の経時変化

出典）Teraski M., Kajikawa M. et. al.: Studies on the Flavor of Meats Part I. Formation and Degradation of Inosinic Acids in Meats, Agr. Biol. Chem., 29(3), p.208-215, 1965. を日本語に訳

7.2　発酵食品と酵素

　微生物により食品成分は多様な変化をするが，このときヒトにとって有用な物質に変化する場合を**発酵**といい，好ましくない物質に変化する場合を**腐敗**という。これらの変化では微生物が産生する複数の酵素が関与し，いくつかの反応段階を経て最終生成物が産生される。

　上記の紅茶のテアフラビン生成は葉の酵素が起こす酸化反応であり微生物の関与はないが，歴史的に「発酵茶」とよばれている。

(1)　しょうゆ，みその発酵生産

　しょうゆ醸造では，蒸した大豆と焙煎した小麦を混ぜ，**こうじ菌**（*Aspergillus oryzae* など）を成育させて「こうじ」とし，食塩水を加え発酵・熟成する。こうじ菌のプロテアーゼやアミラーゼにより呈味性ペプチド，アミノ酸や糖が生成し，熟成中に乳酸菌による乳酸発酵，酵母によるアルコール発酵が加わり，味・風味・香りのよい調味料となる。みそも，米や麦あるいは大豆をこうじとし，同様の酵素分解・発酵過程を経て香り，風味のよい食品となる。これらの醸造工程中では，アミノカルボニル反応による着色など様々な変化が起きている（p.174参照）。

(2)　チーズの製造

　加熱殺菌した乳に**乳酸菌**（*Lactococcus lactis* など）を加えると乳酸発酵により酸性pHとなる。そこに子牛の第4胃から得られるたんぱく質分解酵素キモシン chymosinを加え，カゼインミセルのひとつκ-カゼインを分解する。それによりカゼインミセル表面の疎水性度が増加し，カルシウムイオン（Ca^{2+}）との感受性が高まりゲルネットワーク（凝固物）が形成される。きわめて多種のチーズが生産されているが，固形

分（カード）を集め青カビ（*Penicillium roqueforti* など）を植えつけ熟成するブルーチーズでは，熟成中にたんぱく質や脂質が酵素分解を受け，様々な分解物が産生し，味・香り・風味が付与される。

文　　献

●参考文献
　1）村田容常：焼いたスイーツとメイラード反応，化学と教育，67巻2号，p.90-91，2019.
　2）食品高圧加工における基礎及び応用に関する研究，山本和貴：日本食品工学会誌，21巻1号，p.11-23，2020.

食品の物性

　食品のおいしさは味，香り，色に加え食感も重要である。この食感のことをテクスチャーといい，食べ物の硬さ，やわらかさ，弾力性，付着性，のどごし，舌ざわり，口溶けなどの食品の物性がかかわっている。本章では，食品の性質を客観的に理解するために必要な，食品を構成する微粒子物質の挙動（**コロイド科学**），物質の流動と変形（**レオロジー**），レオロジーが影響を与える食感（**テクスチャー**），人間の感覚を用いて食品の評価を行う評価（**官能評価**）について学ぶ。

1. 食品のコロイド

　食品中の微粒子は食品の物性に関係が深い。この微粒子レベルの物性についての学問をコロイド科学という。コロイド科学を理解するためには，コロイド溶液の状態やコロイドが分散しているエマルションについての基礎知識が必要である。

1.1　コロイド
(1)　コロイド粒子
　低分子より大きいが，光学顕微鏡ではみえない$10^{-5} \sim 10^{-7}$cm（$100 \sim 1$nm）程度の大きさの粒子をコロイド粒子という。コロイド粒子が分散している溶液を**コロイド溶液**という。

(2)　コロイドの種類
　コロイド溶液のように，液体の中にほかの粒子が分散している系を**分散系**といい，分散している粒子を**分散相**，溶媒を**分散媒**（連続相）という。表7-1に，気体，液体，個体に分けられる分散相と分散媒の組み合わせによる分類を示した。

　分散相が単一の分子であるコロイドを分子コロイド（例：たんぱく質，でん粉，寒天などの高分子物質）という。低分子物質が会合してミセル状態となったものを**ミセルコロイド**（例：牛乳）という。

　分散媒が水のコロイドは，水と分散相との親和性により，親和性が弱いものを疎水コロイド，親和性が強いものを親水コロイドという。疎水コロイドは少量の電解質により中和されるため，分散媒は容易に凝集・沈殿する。この現象を**凝析**という。また，親水コロイドに多量の電解質を加え，凝析させることを**塩析**という。

表 7-1　分散系の分類

分散相／分散媒（連続相）	気　体	液　体	固　体
気　体	―	エアロゾル（香りづけのスモーク，噴霧中の液体など）	粉体（小麦粉，粉砂糖，粉ミルク，インスタントコーヒーなど）
液　体	気泡（ビールの泡，ホイップクリーム，ソフトクリーム，メレンゲなど）	エマルション（牛乳，バター，マーガリン，マヨネーズ，生クリームなど）	サスペンション（みそ汁，スープ，ジュースなど） ゾル（ソース，ポタージュなど） ゲル（ゼリー，水ようかん，プリンなど）
固　体	固体泡(パン，スポンジケーキ，乾燥食品,ビスケットなど)	固体ゲル（吸水膨潤した凍り豆腐，畜肉，魚肉など）	固体サスペンション（冷凍食品，チョコレートなど）

1.2　食品に関係するコロイドの種類

　コロイド分散系の中で，食品の物性を理解するうえで特に重要なものとして，エマルション，サスペンション，泡，ゾル，ゲルなどがある。

(1)　エマルション（emulsion，乳濁液）

1) エマルションの種類

　水と油など，通常混ざり合わない液体同士が乳化剤の作用で混ざり合っている（分散している）状態をエマルションという。エマルションをつくること，またはこの状態になることを乳化という。食品のエマルションには O/W （oil in water 水中油滴）型と，W/O （water in oil 油中水滴）型がある。O/W型は水の中に油が分散したエマルションであり，母乳，牛乳，マヨネーズなどがある。牛乳は水中に細かな乳脂肪とカゼインミセルが安定した状態で分散している。マヨネーズは酢の中に油滴が分散している状態である。W/O型は油の中に水が分散したエマルションで，バター，マーガリンなどがある。

2) エマルションの安定性

　エマルションの安定化や高濃度のエマルションを得るためには，界面の自由エネルギーを小さくする必要があるため**乳化剤**（界面活性剤）が用いられる。乳化剤は，親油基と親水基の両方をもつ物質である。親水基の大きい乳化剤を使用した場合にはO/W型エマルションとなり，疎水性の大きい乳化剤を使用した場合にはW/O型エマルションとなる。卵黄や大豆レシチンはO/W型エマルションを与える。食品添加物として使用される乳化剤のグリセリン脂肪酸エステル，プロピレングリコール脂肪酸エステルはW/O型のエマルションを与える。

　エマルションは水と油の混合体のため，乳化剤が含まれていても本来不安定なコロイドである。未処理の牛乳を長時間放置すると，脂肪球の大きなものから浮上し

てクリーム層を形成する。このようにエマルションが2層に分離することを**クリーミング**という。牛乳ではクリーミング防止のため，**均質化**処理で脂肪球を小さくしている。エマルションに温度や機械的ショックを与えると，粘度が急激に変化することがある。これをエマルションの**転相**という。たとえば，クリームからバターを製造するために，クリームを撹拌し（チャーニング），脂肪球を凝集させエマルションをO/W型からW/O型へと変化（転相）させる。

(2)　サスペンション（懸濁液）

液体を分散媒とし，固体微粒子が分散相であるようなコロイド分散系をサスペンション suspension という。サスペンションは固体のコロイド粒子が水などの分散媒に分散したコロイドであり，みそ汁，スープ，ジュースなどがある。

(3)　泡

気泡が集合した泡はコロイドの一種である。ビスケット，カステラ，マシュマロなど固体の分散媒の中にコロイド粒子としての気泡が分散している。固体コロイドともいわれる。空気のコロイド粒子がテクスチャーに絶妙な影響を与え，これらの食品の味をよくするはたらきをしている。

1.3　コロイド溶液の状態

コロイド粒子が液体に分散しているものをコロイド溶液という。

(1)　ゾルとゲル

液体を分散媒とし，固体を分散相とする分散系のうち，流動するものを**ゾル** sol，流動しないものを**ゲル** gel という。ゾルは solution（溶液）から，ゲルは gelatin（ゼラチン）に由来する。ゾルには，エマルションの牛乳，サスペンションのみそ汁やスープなどがある。また，ゾルが流動性を失い一定の形を保っているものがゲルである。水を分散媒とするゲルをハイドロゲルといい，その水分を蒸発などにより乾燥させたものを**キセロゲル**という。棒寒天や凍り豆腐（高野豆腐）はキセロゲルである。

(2)　固体-液体転移（ゾル-ゲル転移）

ゲルには魚の煮こごりや寒天ゼリー，ゼラチンゼリーのように加熱するとゾルとなり，冷却するとゲルにもどる可逆的なもの（熱可逆性）と，こんにゃく，かまぼこ，豆腐などのように，加熱しても元の状態に戻らない不可逆的なものがある。熱可逆性ゼリーのゾル-ゲル転移は温度に支配されるが，ゾル化温度（融解温度）とゲル化温度（固化温度）は一致しない。魚の煮汁中に出たゼラチンが低温でゲル化してできる煮こごりが高い室温でも融解しないなどはその例である。また，メチルセルロースなどのように加熱するとゲル化し冷却するとゾル化するものもある。

2.　食品のレオロジー

レオロジー rheology の rheo はギリシャ語で，流動 flow の意味である。物質の流

動と変形を取り扱う科学をレオロジーとよぶ。食品は固体と流体から成り立ち，食品の変形には固体と流体両方の力学についての理解が必要である。食品のレオロジー的性質はテクスチャーのような食品に対する感覚的評価を客観的に表現するために，またそれを食品の組織形態に照らして理解するために有用である。

2.1　食品のレオロジー
(1)　固体状（ゲル状）食品の弾性と変形

　固体状（ゲル状）食品の性質として，硬さ，もろさがある。固体の形や大きさによらない性質として"硬さ"を決定するためには，力ではなく，力を断面積で除した「応力」で表す。また変形は，変形の割合「歪み」で表す。

$$応力 = 弾性率 \times 歪み$$

　この関係を**フックの弾性法則**という。弾性率とは，その物質のゆがみにくさを示している。固体に一定の応力を加えたとき，弾性率が大きければ歪みは小さくなる。弾性率が大きい物体はゆがみにくく，変形させるのに大きな力が必要である。固体を伸長または圧縮変形する際の弾性率を**ヤング率**といい，物体の伸びにくさ，縮みにくさを示す。固定した面に対して平行に応力を作用させた場合の変形は**ずり変形**という（図7-1）。ずり変形は，歪みが小さい場合には応力と歪みが比例し，その比例定数をずり弾性率や剛性率という。

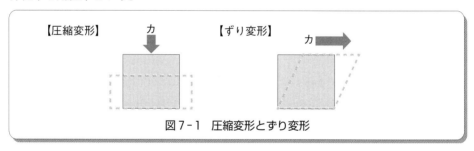

【圧縮変形】　　力　　　【ずり変形】　　　　力

図7-1　圧縮変形とずり変形

(2)　液状（ゾル状）食品

　液状（ゾル状）食品はその流動特性から，ニュートン粘性挙動と非ニュートン粘性挙動を示すタイプに大別される。

1) ニュートン流体挙動を示す液状食品

　粘度が高い液体は流れにくく，粘度が低いものは流れやすい。この粘度の関係は，応力を歪み速度で除したものであると定義される。歪み速度と応力の間に比例関係が成り立つ場合，歪み速度が変化しても粘度は一定である。このような流体を**ニュートン流体**とよぶ。水や油（液状），普通のジュースなどはニュートン流体である。ニュートンの粘性法則は，

$$P = \eta \times D$$

P：力（ずり応力），η：粘性率（粘度），D：流れの速度（ずり速度）

で表される。η（イータ）は比例定数であり，液体の流れにくさや粘りの程度を示

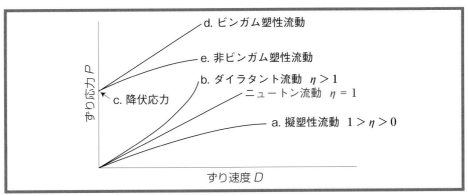

図7-2　流動曲線

す物質定数で，粘性率，粘度という。図7-2に流動曲線を示す。ニュートン流動では，ずり速度とずり応力の関係は原点を通る直線となる。また，液体の温度と圧力が一定であれば，粘度はずり速度に関係なく一定である。

2）非ニュートン流体挙動を示す液状食品

　エマルションやサスペンションのような複雑な分子構造や分子間凝集構造をもつ液状食品では，ニュートン流体の挙動を示さないものがある。このような流体を**非ニュートン流体**という。歪み速度と応力の間に比例関係が成り立たず，一定の粘度を求めることができない。その流動曲線は図7-2のように分類される。

a. 擬塑性流動　　糊化でん粉溶液，エマルション，クリーム，スープ，コンデンスミルクなど多くの液状食品は擬塑性流動を示す。この流体は，ずり速度Dとずり応力Pが増大すると，みかけの粘性率が減少する流動である。これは，ずり速度流動化流動という。この流動曲線は原点を通り，Dの増加に伴い流体の粘度が低下して，Pの増加率が次第に減少する曲線となる。このような粘性低下は，粒子である分散相間の相互作用が激しい撹拌により破壊されるためであると考えられている。

b. ダイラタント流動　　生のでん粉水溶液（図7-3），バターミルク製チョコレートなどは，ダイラタント流動現象を示す。この流体は擬塑性とは逆の挙動を示し，ずり速度Dの増加とともに粘度が増加する。これはずり速度粘稠化流動ともいう。この流動曲線は，原点を通りDの増加に伴い流体

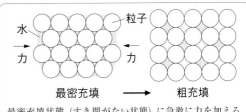

最密充填状態（すき間がない状態）に急激に力を加える（撹拌する）と粗充填状態となり，すき間が増加し，液体を吸い込み硬化する現象。

図7-3　ダイラタンシー

の粘度が上昇して，ずり応力Pの増加率が次第に増大する曲線となる（図7-2）。

c. 降伏値および塑性流動　　ずり応力が弱いうちは，固体のような弾性を示す

が，ある応力以上で流動をはじめる性質を塑性といい，ある応力を超えると流動（ずり速度）を生じる現象を塑性流動という。この塑性流動を起こす応力の限界を降伏値という。また，このときの応力を降伏応力という。

d. ビンガム塑性流動　降伏値を超えてからずり速度と比例してずり応力が増加するものをビンガム塑性流動という。例：マヨネーズ，ペースト，トマトケチャップ，ホイップクリーム。

e. 非ビンガム塑性流動　流動曲線が降伏値を超えてから擬塑性またはダイラタントのような挙動を示すものがある。例：濃厚なサスペンション

f. チキソトロピー　長く静置したトマトケチャップやマヨネーズは固まったようになっているが(a)，一度かき混ぜると流れ出すようになる (b)。これを再び放置すると，もとの流動しにくい状態(a) に戻るような現象をいう。撹拌により，流体のみかけの粘性率が減少することにより起こる。この現象を示す食品はソフトな食感を与える（図7-4）。

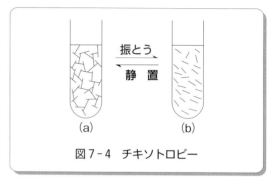

図7-4　チキソトロピー

g. レオペキシー　こんにゃく粉のゾルはかき混ぜていくうちに粘度が増し，流れにくくなる。このように，流動によりゲル化など，ある種の構造が形成される現象をレオペキシー流動現象という。これも撹拌する時間の長さや撹拌後の経過時間など，時間依存的に粘度が変化する。しかしチキソトロピーとは逆に，流動曲線は，下降時の粘度が上昇時より増大する。このような現象はヒステリシス（履歴現象）の一種である考えられる。レオペキシーを示す食品は重厚な食感を与える。

非ニュートン流体と時間依存性の関係を表7-2に示す。非ニュートン流体的な挙動を示す食品は，多くの場合，粘性的な性質と弾力的な性質をあわせもっている。すなわち，粘弾性体としての挙動を示す。

表7-2　非ニュートン流体の挙動

	時間非依存性	時間依存性
ずり速度流動化流動	擬塑性流動	チキソトロピー流動
ずり速度粘稠化流動	ダイラタント流動	レオペキシー流動

3) 曳糸性を示す食品

納豆，卵白，でん粉糊液，すりおろしたやまいもなどは粘稠液体である。これらの食品を箸で強く撹拌すると，弾性的に後もどり（引きもどし）する。粘稠液体に箸をつけて引き上げると，糸を引くようにみえる現象を曳糸性という。これは液体中に網目構造ができて，粘弾性をもつために生じると考えられている。

2.2 サイコレオロジー

サイコロジー psychology（心理学）とレオロジーの造語で，食品の物性と嗜好性の評価と組み合わせた分野をサイコレオロジーという。物質の力学的性質に対するヒトの触感のような感覚的判断の問題を実験心理学の立場から研究する領域である。食品の食感要素のテクスチャーあるいは知覚と食品のレオロジーの関係の面で重要視されている。

3. 食品のテクスチャー

3.1 テクスチャーの意味

テクスチャー texture は，織物という意味のテキスタイル textile に由来する言葉である。一般的には，"口あたり"，"歯ごたえ"，"舌ざわり"，"のどごし" など口腔内で感覚される食品の力学的性状を広く表す言葉として用いられている。ツェスニアク Szczesniak はテクスチャーを表現するのに用いる言葉を，3つの特性に分類して表7-3に示すような，テクスチャー・プロファイルを提唱した。この3つの特性である，「力学的特性」，「幾何学的特性」，「その他の特性」に対して，物理的性質の「硬さ」，「凝集性」，「粒子径と形」などの一次特性に対して「もろさ」「咀嚼性」などの二次特性を掛け合わせて考え。それらの性質を表現する用語を定めた。このことにより主観的な感覚の表現に共通認識をもたせて，客観的評価を可能とした。

表7-3 ツェスニアクのテクスチャー・プロファイル

	一次特性	二次特性	一般用語
力学的特性	硬 さ hardness		軟らかさ→歯ごたえのある→硬い soft　　firm　　　　　hard
	凝集性 cohesiveness	もろさ brittleness	ボロボロ→ガリガリ→もろい crumbly　crunchy　brittle
		咀嚼性 chewiness	軟らかい→強靭な tender　　tough
		ガム性 gumminess	崩れやすい→粉状→糊状→ゴム状 short　　mealy　pasty　gummy
	粘 性 viscosity		サラサラした→粘っこい thin　　　　　　viscous
	弾 性 elasticity		塑性のある→弾力のある plastic　　elastic
	粘着性 adhesiveness		ネバネバする→粘着性の→ベタベタする sticky　　　tacky　　gooey
幾何学的特性	粒子の大きさと形		砂 状，粒 状，粗粒 状 gritty　grainy　coarse
	粒子の形と方向性		繊維状，細胞状，結晶状 fibrous　cellular　crystalline
そ の 他	水分含量		乾いた→湿った→水気のある→水気の多い dry　　moist　wet　　　　watery
	脂肪含量	油 状 oily	油っこい
		グリース状 greasy	脂っこい

出典）A. S. Szczesniak: Classification texture characteristics. J. food Sci., 28, 385-389, 1963.

3.2　テクスチャーの機器測定

　テクスチャーの評価方法には，主観的方法の官能検査と測定機器を用いる客観的方法がある。客観的方法のひとつに，擬似的方法がある。テクスチャー・プロファイルをもとにテクスチャーの測定機器が開発され，人間の歯の形や動きを模して試験機がつくられている。ひとつの試験機ですべての食品のテクスチャーを計測することは難しく，対象の食品の物性に合わせて適切な機器の選択が必要である。

(1)　テクスチュロメーター　texturometer

　ヒトの咀嚼の歯の運動と同じように動くプランジャーと，それを受けるプレートが一対になっている。その間に食品試料を置き，プランジャーを上下運動させる。試料にかかる力が試験機に測定される。測定の目的に応じて適切な形状のプランジャーを選択する。テクスチュロメーターの出現により，食品の物性評価が客観的に行えるようになった。

(2)　テンデロメーター　tenderometer

　咀嚼時の歯の運動を解析して下あごの垂直にはたらく義歯によって，食物がどのように変化するかについて，歪み計を用いて電気的記録を解析する方法。主に，肉類のやわらかさ tender を計測する。

(3)　ペネトロメーター　penetrometer

　針入度計ともいう実用的な材料試験機で，一定の形状の針に重りをつけて，一定の温度で試料中に垂直に貫入させ，一定時間における貫入深度によって硬さを評価する。チーズなどの粘弾塑性を計測する。

(4)　カードメーター　curd meter

　チーズ製造の際，牛乳を凝固させたものをカードといい，表面にカードナイフをあてがい，表面が切断されるときの力，カードテンションを求める。ゼリー強度試験機の一種。

3.3　テクスチャー評価用語

　食物の物理的な性質を評価するには，検査により感じた内容を他者にわかるように表現することが必要である。国際標準化機構 ISO により定義されている基本的なテクスチャーの評価に用いる用語を下記に示す。テクスチャー評価用語には，他国語には，翻訳しえない微妙なニュアンスをもつものもある。

(1)　圧力・引っ張りによる食品の挙動関係用語

　硬い firm ＝ hard，軟（柔）らかい soft，こわい tough，しなやか tender，よくかめない chewy，もろい short，バネ状 springy，可塑性の plastic，付着性の sticky，もち状の glutinous（ねばっこい thick，付着性の sticky と同義語），割れやすい brittle，砕けやすい crumbly，ポリポリする crunchy（割れやすい brittle と砕けやすい crumbly と併合した性質），カリカリする crispy，ねばっこい thick，さらさらした thin

（16語）

(2) 食物の構造に関する用語

1）粒子の大きさに関する用語

滑らかな smooth，きめの細かい fine，粉状の powdery，砂状の gritty，粗粒状の coarse，まま粉状の lumpy　　　　　　　　　　　　　　　　　　　（6語）

2）構成単位の配列と形に関する用語

薄層状の flaky，繊維状の fibrous，すじ張った strings，パルプ状の pulpy，細胞状の cellular，ふくれた puffed，結晶状の crystalline，ガラス状の glassy，ゼリー状の gelatinous，泡状の foamed，スポンジ状の spongy　　　　　　　（11語）

3）口あたりに関する用語

口あたり mouthfeel，こく body，乾いた dry，湿った moist，濡れた wet，水っぽい watery，汁っぽい juicy，油性の oily，脂性の greasy，ろう様の waxy，粉ふき状の mealy，ぬらぬらした slimy，クリーム状の creamy，収れん性の astringent，熱い hot，冷たい cold，吸熱性の cooling　　　　　　　　　　　　（17語）

4. 食品の官能検査

4.1 官能検査とは

　官能検査とは，モノやヒトの官能特性（感覚器官で感知できる属性，たとえば味の強さ，咀嚼時の硬さ，色の濃さなど）を人間の感覚器官（視覚，嗅覚，味覚，触覚，聴覚）を用いて評価，測定することである。官能検査は，統計学の理論に基づき，計画された条件下で，複数の検査者の感覚を計器として物性を判断し，信頼性のある結論を導き出すための手段である。しかしながら個人の感覚には，個人差があり刺激に対する感度や好みは異なる。また環境にも影響されやすいので，科学的に信頼性のあるデータを得るためには，検査の計画と目的を明確にし，適切な手法やデータの統計処理を実行することが重要である。

4.2 食品の官能検査の実施

(1) 検査実施の手順

　食品の官能検査は一般に次のような手順により進行する。

　検査目的と項目の決定→被験者（パネル）の型と人数の決定→試料と試料数の決定→検査手法の決定→質問用紙作成→予備検査実施→官能検査の本試験実施→データの分析と解析→検査結果の妥当性の検討→報告書作成

(2) 検査の目的による官能検査の種類

1）分析型官能試験

　訓練されたパネルを用いて，食品の味，香り，色などの違いを分析し，食品の品質判定を行う。食品の品質管理や製品検査などに採用される。

2) 嗜好型官能試験

　一般人のパネルを用いて，食品の好みなどを調査する。新製品開発や消費者の嗜好を把握するために採用される。

(3)　パ　ネ　ル

　官能検査を行う検査員を**パネル**という。パネルは食品や食物の試料に偏見をもたず安定した客観的態度が求められる。したがってパネルには疾患や偏食，アレルギーのない健康な人が適当である。属性（性別，年齢，地域，職業など），理解能力，喫煙の有無などの条件を明確にしておく必要がある。分析型官能試験に用いられるパネルには，試料間の差異を検出することが求められる。分析型パネルには，多数の中から目的に従って5～30名選ぶ。その際には，味覚テストにより，味覚が正常であるか確認しておくとよい。また嗜好型パネルには偏った嗜好をもたず，普遍的な判断を下せる人を多数（数十～数百）選ぶ。味覚テストはしなくてよい。

(4)　検　査　手　法

　評価の目的，試料数，精度，結果の解析法などに応じて適当な方法を選択する。テストは複数のパネルによって行い，データは統計処理を行う。

1点試験法 monadic test：1個の試料を呈示し，その属性を判断する試験

2点試験法 pair test：2種類の試料を呈示し，それらの属性または優劣を比較する試験

3点試験法 triangular test：同じ試料 A 2点と，それとは異なる試料 B 1点とをコード化して同時に呈示し，性格の異なる1試料を選ばせる試験

振り分け試験法 sorting test：2種類の試料を，それぞれ数個ずつ同時に呈示し，同質の2群に分ける試験

1対2点試験法 duo-trio test：基準となる試料 A を呈示し，一方，これと同じ試料 A および，これと比較するべき試料 B をそれぞれコード化して呈示し，これらコード化された試料の中から基準となる試料と同一のものを選ばせる試験

2対5点試験法 two out of five test：同じ試料 A を2点と，これとは異なる試料 B を3点，合計5点をそれぞれコード化して同時に呈示し，A 群に属するものと B 群に属するものに分類させる試験

配偶（試験）法 matching test：多種類の試料があるとき，それらをコード化してから1種類ずつ含む2組の群を作製して呈示し，対になる同一種類の試料を選ばせる試験

一対比較（試験）法 paired comparison test：数個の試料があるとき，それらを2個ずつ組にして呈示し，比較判断によって評価する試験

順位法 ranking：指定した官能特性について，強度または程度の順序に試料を並べる

採点法 scoring：あらかじめ用意された基準に従って試料に点数を付与する

評定尺度法 rating scale test：試料のある特定の大きさについて，与えられた尺度上の該当する位置に印をつける

4.3　官能検査と感覚

　官能検査は，心理的影響や生理的感覚の影響を受けやすい。官能検査と関係の深い，感覚に関する用語および現象を呈する。

(1)　閾値（いきち，しきいち）

　刺激の有無，刺激の差異の識別をできる，できないかの境界となるような刺激の大きさ。感覚の性質の定義により次のものがある。

　弁別閾値：与えられた刺激を識別できる最小の刺激の量

　識知閾値：与えられた刺激の属性を認識できる最小の刺激

　最終閾値：それ以上刺激を増やしても感覚量は増加しない刺激の強さ

(2)　疲労順応効果

　官能検査などの際に，刺激の連続または継続によって感覚による判断が低下することが認められる効果。これは，生理的に刺激への順応が起こるためである。疲労は感覚の適応の一形態で，感度が低下する現象である。順応は適応と同じで，刺激を続けることによって感覚が一時的に変化する場合をいう。

(3)　順序効果

　2つ以上の試料を連続して評価するとき，先の試料の影響を受けて次の試料の評価が偏るという心理的効果。

(4)　対比効果

　2つ以上の刺激を同時に，または前後して呈示したときに，それらの刺激の差を実際より大きく感じる心理的効果。

(5)　期待効果

　先入観によって評価が左右される心理的効果。

(6)　相乗効果

　同質の感覚を引き起こす2つの刺激が同時に存在するとき，それぞれ単独のときに表れる感覚の強度を単純に加算したものより，大きい強度が表れる現象。グルタミン酸ナトリウムとイノシン酸に対する味覚には，相乗効果が認められている。

(7)　マスキング

　2つの刺激が同時に存在するときに，一方の刺激が部分的または完全に感知されなくなる現象。

(8)　残　味

　飲み終わった後に残っている味で，ビールなどの残味が，評価を左右するとされている。味の持続性は，味の種類によって特色があるため，食品が口中にあるときと，口中が空になったときとは違うことが多い。

(9)　時間強度曲線

　感覚の時間的変化を曲線図形で表したもの。

第 8 章

食品の機能性

食品は，3つの機能を有しており，第一次機能は，生命活動に不可欠な栄養素を供給する機能「栄養性」，第二次機能は，外観，味，におい，食感など生体の感覚に影響する機能「嗜好性」，そして第三次機能として，本章で取り上げる「生体調節機能」である。我々人類にとって，食品成分がもつ生体のリズムを調節する，老化を遅らせる，様々な生活習慣病の予防などの体内の恒常性を維持する機能もきわめて重要である。健康増進や様々な疾病を予防するためには，三次機能を有する食品を日常的に摂取することが有効である。

国が設定した安全性や有効性の規格基準を満たし，成分の機能性を表示できる食品を保健機能食品という。保健機能食品は3種類に分類されており，特定の栄養成分の補給・補完のために利用される食品**栄養機能食品**，消費者庁長官の許可などを受けて，食べることによって健康増進や病気の予防などに効果があることを科学的に証明された食品**特定保健用食品**，食品の安全性と機能性に関する科学的根拠などの必要事項を消費者庁に届ければ，食品の機能性を表示することのできる**機能性表示食品**がある。機能性表示食品は，特定保健用食品とは異なり，国が安全性や有効性の審査を行わないため，事業者の責任において，科学的根拠に基づき特定の機能性を表示することができる（第9章2参照）。

1. 消化管内で作用する機能

1.1　歯の健康維持に役立つ機能

(1)　う蝕（虫歯）の発症メカニズム

口腔内には，数多くの口腔内常在細菌が棲息している。その中でも，酸発酵性の連鎖球菌の一種であるミュータンス菌 *Streptococcus mutans* は，う蝕発生の主な原因菌と推定される。この菌は，グルコシルトランスフェラーゼとよばれる糖転移酵素を分泌し，ヒトが摂取した食物中のスクロースから不溶性のグルカンを合成する。グルカンは粘着性が高いため，ほかの細菌とともに歯の表面に付着して歯垢（プラーク）が形成される。この歯垢に含まれる増殖したう蝕原因菌が，糖代謝により酸を生成し，この酸により歯のエナメル質を溶かし，う蝕が進行すると考えられている。この酸によってエナメル質が溶ける際に，カルシウムイオン（Ca^{2+}）やリン酸イオン（PO_4^{3-}）の溶出が起こることを**脱灰**という。通常は，唾液の中和させるはたらきによって，

Ca^{2+} や $PO_4{}^{3-}$ をエナメル質に戻す，**再石灰化**が起こる。しかしながら，口腔内が常に糖分で満たされているなどして，脱灰と再石灰化のバランスが崩れたときにう蝕は進行する。

(2) 歯における食品成分のはたらき

糖アルコール，オリゴ糖などの三次機能をもつ糖質を機能性糖質とよぶ。無糖や低カロリーの食品，飲料水には，甘味料としてマルチトール，エリスリトール，還元パラチノース，キシリトールなどの糖アルコールが用いられている。これらの糖アルコールは，歯垢内においてミュータンス菌などによる酸生成を抑制するため，砂糖とは異なり，食しても脱灰が起こされにくい成分である。

お茶に含まれているポリフェノールは，ミュータンス菌の増殖作用を抑制する機能を有する。牛乳由来たんぱく質カゼインの分解物カゼインホスホペプチドと，非結晶リン酸カルシウムより人工的に製造されたカゼインホスホペプチド－非結晶リン酸カルシウム複合体（CPP-ACP），キシリトール，フクロノリ抽出物（フノラン），リン酸-水素カルシウム，リン酸化オリゴ糖カルシウム（POs-Ca）は，エナメル質に Ca^{2+} や $PO_4{}^{3-}$ を取り込みやすくし，再石灰化を促進するはたらきがある。そのほかにも，緑茶フッ素はエナメル質の耐酸性増強，ユーカリ抽出物は歯垢の生成を抑えるとともに，歯ぐきの状態を健康に保つはたらきがある。これらの食品成分は，歯の健康維持や歯科疾患の予防に適した食品として利用されている。

1.2　腸内環境を整える機能

(1)　プロバイオティクスとプレバイオティクス

ヒトや動物の腸内には，多種多様な細菌が棲息しており，これらの細菌を全体として**腸内細菌叢**（腸内フローラ）と総称される。腸内細菌には，健康に対して有益な作用を示す有用菌，身体に悪影響を及ぼす有害菌，腸内環境により善悪どちらにもなりうる日和見菌に分類される（表8-1）。

ヒトの健康を維持するためには，腸内細菌叢の環境を良好に保つことが重要である。そのためには，有用菌を腸内に定着させることが必要である。有用菌そのもの（乳酸菌やビフィズス菌など），または，それらを含み有用菌を腸内に定着させることのできる食品（ヨーグルトやぬか漬など）を**プロバイオティクス** probiotics とよぶ。オリゴ糖類，食物繊維のような，ヒトの消化管において消化・吸収されず，有害菌に利用されにくい有用菌の増殖を促進する作用をもつ食品成分を**プレバイオティクス**

表 8-1　主な腸内細菌

分　類	代表的な菌
有用菌（善玉菌）	ビフィズス菌，乳酸菌
有害菌（悪玉菌）	ウェルシュ菌，ぶどう球菌，大腸菌（有毒株）
日和見菌	バクテロイデス，連鎖球菌，大腸菌（無毒株）

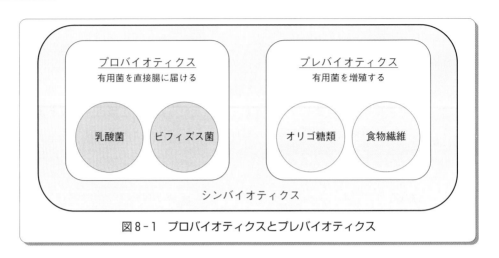

図 8-1　プロバイオティクスとプレバイオティクス

prebiotics とよぶ。また，このプロバイオティクスとプレバイオティクスの2つを組み合わせ，同時に摂取することを**シンバイオティクス** synbiotics とよぶ（図8-1）。最近では，**バイオジェニックス** biogenics という概念が提唱され，腸内細菌叢を介することなく直接生体に作用する，乳酸菌などの発酵により産生されるバクテリオシン（抗菌性のたんぱく質やペプチドの総称）などの食品成分が該当する。

(2)　有用菌の腸内における機能

1）乳 酸 菌

　乳酸菌は，1857年にパスツール Pasteur により発見され，乳酸を生産して放出する細菌である。ヒトや動物の消化管内のほかに自然界に広く存在しており，動物由来のものでは，牛乳が発酵して生産されるヨーグルトやチーズなどの乳製品，植物由来のものでは，みそ，しょうゆ，漬物などで生育している。乳酸菌には形態が桿状（棒状）の乳酸桿菌と球状の乳酸球菌の 2 種類がある。乳酸桿菌は，ラクトバチルス，カルノバクテリウム，乳酸球菌は，ストレプトコッカス，ラクトコッカス，エンテロコッカス，ペディオコッカス，テトラゲノコッカス，ロイコノストックなどである。

　乳酸菌が生産する乳酸により，腸内を酸性に保つことで有害菌の繁殖を抑制する。その結果，有害物質の生成が抑えられ，腸内細菌叢の環境が良好に保たれるとともに，腸の運動が向上し便秘や下痢を改善する。

2）ビフィズス菌

　ビフィズス菌は，1900年にティシエ Tissier により，母乳栄養児の糞便から分離された。ビフィドバクテリウム *Bifidobacterium* 属などに分類されており，ラテン語の「ビフィド」は「枝分かれ」を意味し，形態が枝分かれのある特徴的な Y 字型をしていることから名づけられた。実際には，腸内環境に適する形状に変化し，短桿状，球状，分枝状，湾曲状など多様な形態がある。

　ビフィズス菌は，乳酸に加え酢酸をつくることで有害菌の繁殖を抑制し，乳酸菌

と同じように便秘や下痢を改善する。

(2) 腸内における食品成分のはたらき

1) オリゴ糖類

単糖が2～10個程度結合した糖をオリゴ糖（少糖）とよぶ。通常，唾液などに含まれる消化酵素により分解され，消化・吸収されるが，フラクトオリゴ糖，ガラクトオリゴ糖，ラフィノースのような**難消化性オリゴ糖**は，ほとんど分解されずに，そのまま大腸に届く。大腸に届いたオリゴ糖の一部は，ビフィズス菌などの有用菌を増殖させ，腸内環境の改善に役立つ。

2) 食物繊維

食物繊維は，「ヒトの消化酵素で分解されない食物中の難消化成分の総体」と定義されており，**水溶性食物繊維**と**不溶性食物繊維**とに大別される。不溶性食物繊維は保水性が高いため，大きくふくらみ便の量を増やすとともに，腸内の運動を活発にし，便通を促進させる。食物繊維は，以前まで，消化酵素によって消化・吸収を受けないため，ほとんどエネルギー源にならないといわれてきた。しかし実際には，食物繊維の一部は，腸内細菌によって発酵分解され，短鎖脂肪酸を生成し一部吸収されてエネルギー源として利用される。実際，日本食品標準成分表2020年版（八訂）では，食物繊維総量由来のエネルギーは，成分値にエネルギー換算係数2 kcal/gを乗じて算出されている（表8-2）。

表8-2　食物繊維のエネルギー換算係数

食物繊維	エネルギー換算係数（kcal/g）
寒　　天 キサンタンガム サイリウム種皮 ジェランガム セルロース 低分子化アルギン酸ナトリウム ポリデキストロース	0
アラビアガム 難消化性デキストリン ビートファイバー	1
グアーガム（グアーフラワー，グアルガム） グアーガム酵素分解物 小麦胚芽 湿熱処理でん粉（難消化性でん粉） 水溶性大豆食物繊維（WSSF） タマリンドシードガム プルラン	2
食物繊維総量*	2

＊文部科学省：日本食品標準成分表2020年版（八訂）

このように，発酵性を示す発酵性食物繊維と，発酵性を示さない非発酵性食物繊維に分類される。また，不溶性食物繊維よりも水溶性食物繊維の方が発酵性が高い。発酵性食物繊維は，有用菌の増殖を促進させることから整腸作用を示す。

1.3　血中コレステロールの上昇を抑制する機能

(1) コレステロール過剰摂取の生体内への影響

コレステロールは食事から摂取されるほか，主に肝臓で生合成され，生体内において，細胞膜の構成成分，ステロイドホルモンや胆汁酸の原料として，大変重要な役割を果たしている。しかしながら，コレステロールの多い食品を過剰に摂取し，血中のLDL コレステロールが上昇すると，血管壁にたまり動脈硬化を引き起こす。その結果，脳では脳梗塞，心臓では狭心症や心筋梗塞を引き起こす原因となる。

(2)　血中コレステロールの上昇を抑える成分

1) 植物ステロール

食事由来のコレステロールは，小腸において肝臓から分泌される胆汁酸とともに，混合ミセルを形成し，可溶化することで吸収される。

植物ステロール（フィトステロール）とよばれる，ヒトや動物のコレステロールと化学構造やはたらきが類似しているステロールが，果実類や野菜類などの植物にも広く含まれている。植物ステロールは，同時に摂取したコレステロールよりも優先的に混合ミセルに取り込まれる。植物ステロールを取り込んだ混合ミセルは，小腸粘膜細胞に吸収されずに糞便中に排泄される。同時に，コレステロールの混合ミセルへの取り込みが抑制されるため，結果的に吸収されることなく，余剰なコレステロールも糞便中に排泄される。

2) キトサン

天然のキトサンは，カビの一種である接合菌の細胞壁に含まれているが，自然界に多く存在するキチンと比べ少ない。キチンは，えびやかになどの甲殻類の外側の殻，きのこ類など真菌類の細胞壁などに広く存在している天然素材である。キトサンは，キチンをアルカリ溶液中で脱アセチル化することにより得ることができる。

キチン，キトサンともに多糖類であるが，キチンは難溶性であるのに対して，キトサンは胃酸に溶解する。胃酸に溶解したキトサンは，胆汁酸と結合して糞便中に排泄することにより，血中コレステロールを低下させる。

1.4　ミネラルの吸収を促進する機能

(1)　カルシウムの吸収

ミネラル（無機質）とは，酸素（O），炭素（C），水素（H），窒素（N）の主要な4元素以外のものの総称で，微量な元素でありながら，生体組織の構成成分や生体機能を調節するなど，食物成分として必要な栄養素である。

ミネラルの中でも，体内での存在量がもっとも多いカルシウム（Ca）は，人体中

に約1.4 ％存在し，そのうちの99 ％はリン酸カルシウムの一種であるハイドロキシアパタイトとして骨や歯の形成・維持している。残りの1 ％は，筋肉の収縮，血液凝固，細胞内のシグナル伝達などに関係している。カルシウムの吸収は，主に小腸上部で吸収されるが，その吸収率は低いことで知られている。最も吸収率が高いとされている牛乳でもおよそ30 ％とみられている。カルシウムの吸収は，同時に摂取される食品成分にも影響され，ほうれんそうに多く含まれるシュウ酸，豆類，穀類に多く含まれるフィチン酸などが阻害する。

(2) カルシウムの吸収を促進する成分

1) カゼインホスホペプチド casein phosphopeptide（CPP）

リンたんぱく質であるカゼインは，牛乳たんぱく質の約8割を占めている。たんぱく質を構成するアミノ酸として，リン酸化されたアミノ酸を多く含むことから，分子全体としてリン酸基のマイナス電荷を帯びており，カルシウムイオン（Ca^{2+}）やナトリウムイオン（Na^+）と結合しやすい性質がある。CPP は，消化酵素によるカゼインの部分消化産物として見出された（表8-3）。カルシウムなどのミネラルは，フィチン酸などと結合していると吸収されず利用されにくいが，あらかじめ CPP と結合していると吸収されやすくなるので，結果的にミネラルの吸収を促進する。

表8-3　カゼインホスホペプチド（CPP）の一次構造

名　称	由　来	アミノ酸配列
α-CPP	α$_{S1}$-カゼイン	Gln-Met-Glu-Ala-Glu-Ser(P)-Ile-Ser(P)-Ser(P)-Ser(P)-Glu-Glu-Ile-Val-Pro-Asn-Ser(P)-Val-Glu-Gln-Lys
β-CPP	β-カゼイン	Arg-Glu-Leu-Glu-Glu-Leu-Asn-Val-Pro-Gly-Glu-Ile-Val-Glu-Ser(P)-Leu-Ser(P)-Ser(P)-Ser(P)-Glu-Glu-Ser-Ile-Thr-Arg

※（P）はリン酸化しているホスホセリン。アミノ酸の略号は，p.79図3-32を参照。

2) クエン酸リンゴ酸カルシウム calcium citrate malate（CCM）

CCM はカルシウムに，果実類などに含まれる有機酸で，酸味料として食品によく利用されているクエン酸とリンゴ酸を，ある基準にしたがって一定の比率で配合させたものである。カルシウム単体では，体内において酸やアルカリの影響により，溶解性や吸収性が大きく変わるが，CCM はそのような影響を受けにくく，吸収されやすい。

3) ポリグルタミン酸

ポリグルタミン酸は，特有の糸引きと強い粘着性をもっており，納豆のネバネバの成分である。カルシウムはリン酸などと結合するために，吸収が阻害されるが，ポリグルタミン酸は，この結合を阻止することができ，その結果，カルシウムの吸収を促進するものと考えられている。

4) 難消化性オリゴ糖

難消化性オリゴ糖は，腸内環境を整える機能に加え，カルシウムの吸収促進作用

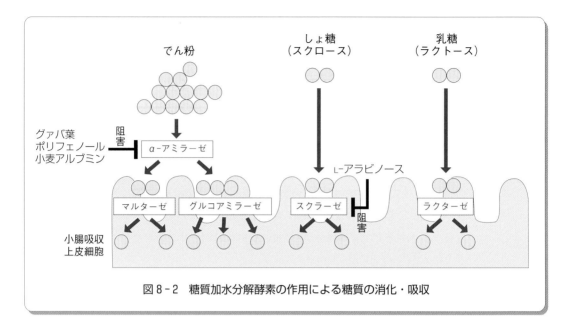

図8-2　糖質加水分解酵素の作用による糖質の消化・吸収

が認められている。フラクトオリゴ糖や乳果オリゴ糖のような難消化性オリゴ糖を摂取すると，有用菌が増殖し有機酸が生成され，大腸内のpHが低下することによりカルシウムの可溶性を高め，吸収が促進される。

1.5　血糖値上昇を抑制する機能

(1)　糖質の消化・吸収

食物中に含まれる糖質は，多くの消化酵素により単糖に分解したのち，吸収される。でん粉は，唾液や膵液に含まれる**α-アミラーゼ**により消化され，オリゴ糖を産生する。さらに，小腸粘膜上皮細胞において，マルターゼ，グルコアミラーゼなどにより単糖類にまで分解し吸収される。また，しょ糖（スクロース）や乳糖（ラクトース）などの二糖類は，α-アミラーゼの作用は受けず，スクラーゼやラクターゼなどにより単糖類にまで分解し吸収される。産生された単糖は，小腸吸収上皮細胞膜に存在する**糖輸送担体**により細胞内に取り込まれ，血液，肝臓へと送られる（図8-2）。

適正な血糖値を維持するためには，食後の急激な血糖値の上昇を抑えるために，糖質の消化・吸収を緩慢にする，インスリンの感受性の改善や分泌を刺激することなどが必要となる。血糖値の高い状態が続く糖尿病は，長期間放置しておくと，網膜症，脳卒中など，様々な重大な合併症が引き起こされる。

(2)　糖質の移行を阻害する成分

1)　難消化性デキストリン

デキストリンは，でん粉をアミラーゼで加水分解した際に得られる低分子量の炭水化物の総称であり，難消化性デキストリンは，加水分解後に未分解物より難消化性成分を取り出し，得られた水溶性食物繊維の一種である。

難消化性デキストリンは，小腸吸収上皮細胞膜のグルコース輸送担体のはたらきを阻害することにより，食後の血糖値の上昇を抑制する。

(3) 糖分解酵素のはたらきを阻害する成分

1) グァバ葉ポリフェノール，小麦アルブミン

熱帯，亜熱帯地域に自生する常緑低木グァバの葉に含まれるポリフェノールおよび小麦に含まれている水溶性たんぱく質アルブミンは，α–アミラーゼによるでん粉の分解を抑制し，糖質の吸収を緩慢にするはたらきをもつ（図8-2）。

2) L-アラビノース

L-アラビノースは，植物の細胞壁を構成する多糖類（アラビノキシランなど）の構成成分で，五単糖のひとつである。L-アラビノースは，スクラーゼによる分解を抑制し，スクロースによる血糖値上昇を抑える（図8-2）。

2. 消化管吸収後の標的組織での生理的機能調節

2.1 血圧を調節する機能

(1) 血圧調節のしくみ

高血圧の状態が続くと，血管に負荷がかかり，動脈硬化が進行し脳卒中や心筋梗塞が引き起こされたり，心不全になったりするため注意が必要である。ヒトの血圧の調節には，**神経系調節**と**体液性調節**の2つに大別される。神経系調節とは，自律神経系の調節で，交感神経により血圧を上昇させ，副交感神経により血圧を降下させる。一方，体液性調節としては，血圧を上昇させる必要があるときに，腎臓から分泌される酵素レニンによりアンジオテンシンⅠというペプチドが生成され，さらにアンジオテンシンⅠは**アンジオテンシン変換酵素** angiotensin converting enzyme（**ACE**）によって，アンジオテンシンⅡに変換される。このアンジオテンシンⅡが，アルドステロンの分泌を促し，ナトリウムおよび水分の再吸収を促進させ，その結果，血液量が増加し血圧が上昇する。ブラジキニンの作用としては，血管拡張による血圧降下があるが，ACE により速やかに加水分解される（図8-3）。

(2) ACE 阻害ペプチドによる血圧降下作用

様々な動物性および植物性食品に含まれるたんぱく質の酵素消化物から，ACE を阻害するペプチドが単離されている（表8-4）。ACE のはたらきを抑えることにより，血管収縮などにかかわるアンジオテンシンⅡの生産低下や，血管拡張により血圧を降下させるブラジキニンの分解を抑制することにより，血圧を降下させる。

(3) 神経系への作用により血圧を降下させる成分

1) γ-アミノ酪酸 gamma-aminobutyric acid（GABA）

GABA は，たんぱく質を構成しないアミノ酸の一種であり，ヨーグルトや漬物などの発酵食品に含まれている。高等動物では，神経の興奮を抑える神経伝達物質として機能していることが明らかとなっている。交感神経の亢進を抑え，血管の収

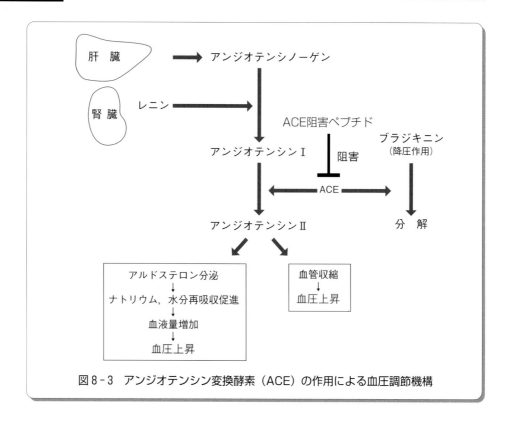

図8-3 アンジオテンシン変換酵素（ACE）の作用による血圧調節機構

表8-4 ACE阻害ペプチド

ペプチド	アミノ酸配列	由 来
サーデンペプチド	Val-Tyr	いわし
ローヤルゼリーペプチド	Ile-Val-Tyr	ローヤルゼリー
ゴマペプチド	Leu-Val-Tyr	ご ま
ラクトトリペプチド	Val-Pro-Pro, Ile-Pro-Pro	乳酸菌発酵乳
かつお節オリゴペプチド	Leu-Lys-Pro-Asn-Met	かつお節
カゼインドデカペプチド	Phe-Phe-Val-Ala-Pro-Phe-Pro-Glu-Val-Phe-Gly-Lys	牛 乳
海苔ペプチド	Ala-Lys-Tyr-Ser-Tyr	の り

縮にはたらくノルアドレナリンの分泌を抑制することにより，血圧を降下させると考えられている。

2）杜仲葉配糖体

　中国原産の落葉高木である杜仲の葉には，配糖体としてイリドイド配糖体，フラボノイドなど多量に存在するが，その中でも，イリドイド配糖体であるゲニポシド酸は特徴的な成分である。ゲニポシド酸は体内に吸収されると，副交感神経を刺激して，動脈や筋肉を弛緩させることにより，血圧を降下させるはたらきがある。

2.2 骨粗鬆症を予防する機能

(1) 骨のリモデリングと骨粗鬆症の発症要因

　ヒトの骨は，古い骨を壊し，新しい骨を構築するということが定期的に行われており，これを**骨のリモデリング**という。骨のリモデリングでは，破骨細胞により古くなった骨を溶かし（骨吸収），骨芽細胞により骨が構築され（骨形成），これらの2つの細胞がバランスよく協働することで，正常な強度の骨を維持することができる。

　加齢や閉経後では骨密度が低下していくが，その理由として，ビタミンDの活性低下によるカルシウム吸収率低下や，女性ホルモン（エストロゲン）の分泌量減少などがあげられる。その結果，骨粗鬆症が発症し，骨粗鬆症の骨では，骨吸収される速度が骨形成される速度を上回ってしまい，骨強度が低下する。

(2) 食品成分による骨粗鬆症の予防

1) 大豆イソフラボン

　大豆イソフラボンは，エストロゲンの構造と類似していることから，生体に対して弱いエストロゲン様作用をもつことが明らかとなっている。代表的な大豆イソフラボンは，ゲニステイン，ダイゼイン，グリシテインがある（図8-4）。大豆や大豆製品に含まれる大豆イソフラボンは，糖が結合した配糖体として存在しており，食事として体内に入ると，腸内細菌のはたらきで糖が切断され，アグリコンとして吸収される。

　疫学的に，日本をはじめとするアジアの女性は欧米人の女性と比較して，骨粗鬆症の顕著な症状である大腿骨骨折の発症率が低いことが知られている。これは，大豆食品の摂取量の違いが理由のひとつとして考えられている。

2) ビタミンK

　血液凝固に必要な栄養素として知られているビタミンKは，骨粗鬆症の予防にも有効な成分であることが見出された。ビタミンKは，骨にカルシウムを沈着さ

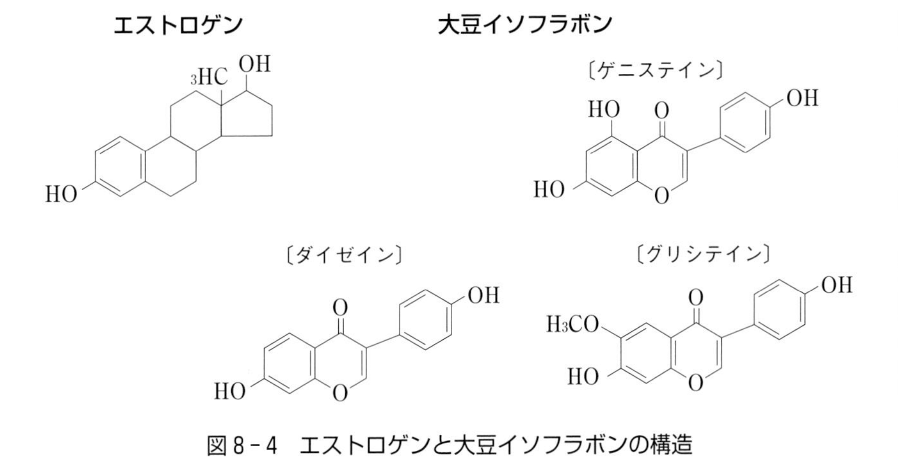

図8-4　エストロゲンと大豆イソフラボンの構造

せる機能をもつたんぱく質オステオカルシンを活性化し，石灰化を調節することが明らかとなっている。

3）乳塩基性たんぱく質 milk basic protein（MBP）

　MBPは牛乳や母乳に微量しか含まれない塩基性の乳清たんぱく質である。破骨細胞のはたらきを抑制して骨からカルシウムが損失することを阻止し，同時に骨芽細胞の増殖を促進することで骨へのカルシウムの取り込みを促進させる，といった2つの作用を有する。

2.3　活性酸素による障害を予防する機能
（1）　活性酸素と疾病との関係

　ヒトを含む地球上に生息する生物は，一部の嫌気性微生物を除き，生存するために呼吸により酸素を体内に取り込むが，高い反応性をもつため，ミトコンドリアにおいて，酸素の一部は毒性の強い**活性酸素** reactive oxygen species（**ROS**）に転換される。活性酸素は，通常の酸素よりもさらに反応性が高いため，脂質，たんぱく質，DNAなどを含む物質を標的とし，多くの疾病の原因となっている（図8-5）。疾病の9割以上は，活性酸素となんらかの因果関係があるといわれている。

　活性酸素の中で不対電子をもつ化学種は**フリーラジカル**といい，軌道に1つの電子しかないため，きわめて反応性が高い。フリーラジカルには，スーパーオキシドやヒドロキシルラジカルなどがあり，過酸化水素，一重項酸素などは非ラジカルである（表8-5）。

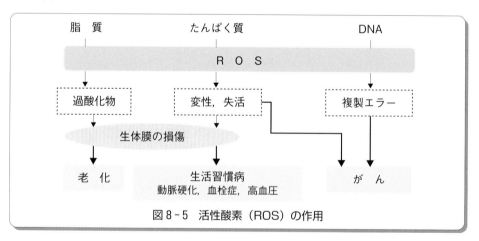

図8-5　活性酸素（ROS）の作用

表8-5　主な活性酸素種

フリーラジカル	化学式	非ラジカル	化学式
スーパーオキシド	$O_2^- \cdot$	過酸化水素	H_2O_2
ヒドロキシラジカル	$\cdot OH$	一重項酸素	$^1O_2$
ヒドロペルオキシラジカル	$HO_2 \cdot$	脂質ヒドロペルオキシド	$LOOH$
脂質ペルオキシラジカル	$LOO \cdot$		

(2) 抗酸化酵素

ヒトの体内では，過剰に発生した活性酸素による障害をできるだけ受けないようにするために，活性酸素を無毒化する酵素が合成されている。主なものとして，スーパーオキシドを過酸化水素と酸素に分解する，**スーパーオキシドジスムターゼ** superoxide dismutase（**SOD**），過酸化水素や脂質ヒドロペルオキシドを分解する，**グルタチオンペルオキシダーゼ** glutathione peroxidase，過酸化水素を酸素と水に分解する，**カタラーゼ** catalase の3種類が知られている。

(3) 抗酸化能を有する食品成分

1) 抗酸化ビタミン

脂溶性ビタミンである**ビタミンE**は，α，β，γ，σ-トコフェロールとα，β，γ，σ-トコトリエノールが存在する。脂質ペルオキシラジカルを捕捉する反応により，脂質の連鎖的過酸化反応を止め，抗酸化効果を発揮する。加えて，ラジカル捕捉作用のほかに，一重項酸素の消去作用もあることが認められており，光増感酸化の防止にも有効である。このように，ラジカル捕捉能を有するものを**ラジカルスカベンチャー** radical scavenger，一重項酸素の消去作用を示すものを**クエンチャー** quencher という。

水溶性ビタミンである**ビタミンC**には，還元型（アスコルビン酸）と酸化型（デヒドロアスコルビン酸）が存在し，通常は還元型である。アスコルビン酸は酸化されてデヒドロアスコルビン酸となるが，この過程で一重項酸素やラジカルを還元し，活性酸素を無毒化する。生体内では，酸化型になったトコフェロールは，アスコルビン酸の作用によって，再び抗酸化作用をもつ還元型に再生される。

2) カロテノイド

カロテノイドは，動物や植物に広く存在する，赤色，橙赤色，黄色などの天然色素である。体内でレチノールに変換されるプロビタミン A の β-**カロテン**は，活性酸素の中でも，特に一重項酸素の消去能力が高いことが知られている。**リコペン**はプロビタミン A ではないが，同様に抗酸化効果が報告されている。

3) ポリフェノール

ポリフェノールは，多くの植物に存在する苦味，渋味，アクや色素の成分である。ポリフェノールには様々な種類があり，強い抗酸化作用を有する。食品に含まれる代表的なポリフェノールとして，アントシアニン，カテキン，リグナン，レスベラトロールなどがある。

アントシアニンは，フラボノイド系色素の一種であり，ブルーベリー，ぶどう，紫キャベツ，なすなど野菜や果実に多く含まれている。アントシアニンは，抗酸化作用をはじめ，視力回復作用など多様なはたらきを有している。

カテキンは，緑茶の渋味の主成分であり，エピカテキン，エピガロカテキン，エピカテキンガレート，エピガロカテキンガレートなど，約4種類のカテキン類が含まれている。この割合は，エピガロカテキンガレートが50〜60％ともっとも多

く，抗酸化力ももっとも強い。

リグナンは，動物の体内で合成することができず，植物の種子，樹皮，茎根などに多く含まれている。その中でも，特にごまやごま油に多く含まれており，セサミノール，セサモリン，セサミン，セサモールなどがあげられる。ごま油はほかの植物油とくらべ，酸化されにくいことが知られているが，その理由として，ごま油に含まれているセサモリンが，セサモールやセサモリノールに変化することで抗酸化作用を発揮するからである。

レスベラトロールは，赤ワイン，ぶどう果皮部，落花生（ピーナッツ）の薄皮などに含まれており，活性酸素のはたらきを抑制する機能があるといわれている，長寿遺伝子（サーチュイン遺伝子）を活性化することで注目を集めている。

文　　　　献

●**参考文献**
1）青柳康夫：食品機能学 改訂第 4 版，建帛社，2021．
2）森田英利，田辺創一：わかりやすい食品機能学 改訂第 2 版，三共出版，2018．
3）川﨑英二：栄養指導にすぐ活かせるイラスト機能性成分入門，MC メディカ出版，2017．
4）公益財団法人 日本健康・栄養食品協会：特定保健用食品＜トクホ＞ごあんない 2022年版，https://www.jhnfa.org/
5）国立研究開発法人 医薬基盤・健康・栄養研究所：「健康食品」の安全性・有効性情報，https://hfnet.nibiohn.go.jp/

第 **9** 章

食品の表示と規格基準

　食品の表示を行う目的は，食品を摂取する際の安全性の確保と消費者が自らの合理的な判断で食品を選択する機会の確保である。また消費者の利益の増進を図り，国民の健康の保持・増進，食品の生産・流通の円滑化，消費者の需要に即した食品の生産振興に寄与することである。このため，表示を利用する消費者にも，表示を行う事業者にもわかりやすい制度が必要となっている。

1. 表示の種類

　食品の表示は，これまで複数の法律に定めがあり複雑であったが，2015（平成27）年4月1日に食品表示に関する新しい法律，**食品表示法**が施行された。食品表示法は，「健康増進法」「JAS法（p.216参照）」「食品衛生法」の3法の食品表示に関する規定を整理，統合したものである（図9-1）。

1.1　期限表示
　食品の期限表示（消費期限・賞味期限）については，1995（平成7）年に国際規格との整合性をとって製造年月日表示から期限表示に変更し，2003（平成15）年には，食品衛生法の品質保持期限とJAS法の賞味期限が統一され**賞味期限**となった（図9-2）。

（1）消費期限
　決められた方法で保存した場合，期限を過ぎたら食べない方がよい期限（use-by date）で，おおよそ製造・加工後5日以内である。年月日で表示し，対象食品は弁当，サンドイッチ，生めん，食肉などである。

（2）賞味期限
　袋や容器を開けずに決められた方法で保存した場合，おいしく食べることができる期限（best-before）で，おおよそ製造・加工後6日以後である。この期限を過ぎても，すぐに食べられないということではない。3か月を超えるものは年月で表示し，3か月以内のものは年月日で表示する。対象食品はスナック菓子，カップ麺，缶詰などである。

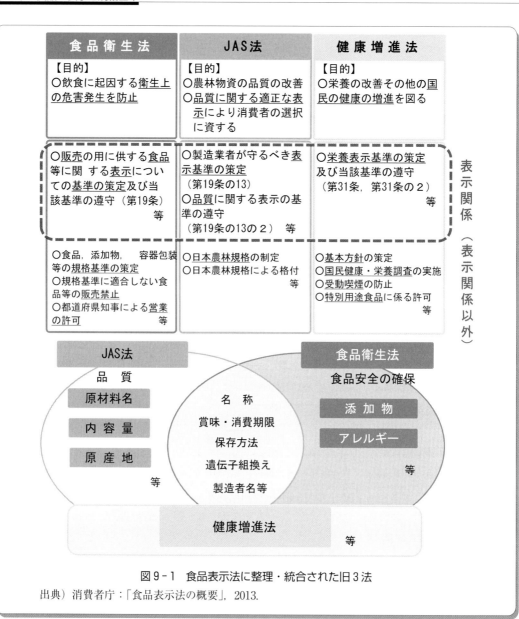

図9-1　食品表示法に整理・統合された旧3法

出典）消費者庁：「食品表示法の概要」，2013.

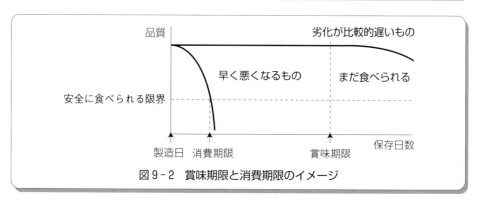

図9-2　賞味期限と消費期限のイメージ

1.2 成分表示

消費者が食品選択のうえで，適切な情報が提供されることを目的としているものとして，栄養成分表示・アレルギー表示・添加物表示がある。

（1） 栄養成分表示

栄養成分表示は，2020（令和2）年4月1日より新たな食品表示制度が完全施行となり，**栄養成分表示が義務化**された。消費者に販売される容器包装に入れられて加工食品および添加物について義務づけられている（表9-1）。また，栄養成分の量および熱量（エネルギー）について「たっぷり」や「低○○○」のような強調表示を行う場合は，強調する栄養成分，熱量について，食品表示基準（平成27年内閣府令第10号）に定められた基準を満たす必要がある。

（2） アレルギー表示

食物が原因で引き起こされるアレルギーを食物アレルギーといい，症状としては，蕁麻疹，下痢，吐気などである。また，重篤になると，呼吸困難，血圧降下，意識消失などを引き起こすことがある。そのため2001（平成13）年4月より食品衛生法により，容器包装された加工食品には特定原材料（2023（令和5）年3月現在8品目　えび・かに・くるみ・小麦・そば・卵・乳・落花生）の表示義務と，特定原材料準ずるもの（令和元年9月より20品目，あわび・いか・いくら・オレンジ・カシューナッツ・キウイフルーツ・牛肉・ごま・さけ・さば・大豆・鶏肉・バナナ・豚肉・まつたけ・もも・やまいも・りんご・ゼラチン・アーモンド）には奨励表示がある。アレルギー表示には，キャリーオー

表9-1　栄養成分表示の栄養素等（食品表示基準別表第9より）

栄養素等	単位	栄養素等	単位
たんぱく質	g	マンガン	mg
脂質	g	モリブデン	μg
飽和脂肪酸	g	ヨウ素	μg
n-3系脂肪酸	g	リン	mg
n-6系脂肪酸	g	ナイアシン	mg
コレステロール	mg	パントテン酸	mg
炭水化物	g	ビオチン	μg
糖質	g	ビタミンA	μg
糖類	g	ビタミンB_1	mg
食物繊維	g	ビタミンB_2	mg
亜鉛	mg	ビタミンB_6	mg
カリウム	mg	ビタミンB_{12}	μg
カルシウム	mg	ビタミンC	mg
クロム	μg	ビタミンD	μg
セレン	μg	ビタミンE	mg
鉄	mg	ビタミンK	μg
銅	mg	葉酸	μg
ナトリウム*	mg	熱量	kcal
マグネシウム	mg	＊食塩相当量（g）に換算して表示する。	

表9-2　アレルギー表示の例

名　　　称	菓子パン　　ほのかな甘みイチゴジャム＆マーガリン
原材料名	小麦粉，いちごジャム，マーガリン，砂糖，卵，パン酵母，食塩，米粉加工品，酵母エキス粉末，脱脂粉乳／増粘多糖類，酢酸Na，糊料，調味料（アミノ酸），香料，V.C，カロチノイド色素，（一部に卵・乳成分・小麦・大豆を含む）

バーは認められていない。表9-2に表示の例を示す。

（3）　添加物表示

　食品添加物は，食品の製造過程において，または食品の加工もしくは保存の目的で，食品に添加，混和，湿潤その他の方法によって使用するものである（食品衛生法第4条）。2022（令和4）年10月現在での添加物の品目数は，**指定添加物** 474品目，**既存添加物** 357品目，**天然香料基原物質** 612品目，**一般飲食物添加物** 約110品目である。

　使用したすべての食品添加物を「物質名」で食品に表示する原則になっているが，添加物表示の例外として，①一括名で表示，②用途名も併記，③表示免除されるものもある（表9-3）。

1.3　JAS法による規格

　JASとは，日本農林規格（Japanese Agricultural Standard）の略称である。

　「日本農林規格等に関する法律（JAS法）」は，1950（昭和25）年にはじまり，1970（昭和45）年には品質表示基準制度が加わってJASと品質表示基準の2つの制度からなっていた。その後，2015（平成27）年の食品表示法の施行に伴い，食品表示に関する規定は同法に移管された。2017（平成29）年6月にJAS法が改正，規格の対象が拡大された新しいJAS法が公布され，2018（平成30）年4月から施行されている。

　JAS法は，適正な認証と試験等の実施を確保し，飲食料品以外の農林物資の品質表示の適正化の措置を行い，農林物資の品質の改善や生産，販売などの取扱いの合理化や国内外における取引の円滑化，消費者の合理的な選択の機会の拡大を図ることなどを目的としてつくられている。本制度は，農林水産大臣が制定したJAS（日本農林規格調査会の議決を経る）を定め，その規格に適合しているか判定（格づけ）し，格づけを受けた製品にJASマークを貼付することを認めるものである（図9-3）。なお，格づけを行うかどうかは食品製造業者の任意である。

　規格対象としては，酒類，医薬品等を除く，飲食料品及び油脂，農産物，林産物，畜産物，水産物（及びこれらを加工したもの）であり，食品に限らない。また，規格には「平準化規格」と「特色のある規格」があり，試験方法の規格規定された測定方法試験所制度としては試験方法JASが新たに定められている。

（1）　平準化規格

一般JAS：品位，成分，性能，その他の品質についてのJAS（一般JAS）を満たす食品や林産物などにJASマークを貼付することができる。

表9-3　添加物表示の例外

一括名で表示可	

　複数の組み合せで効果を発揮することが多く，個々の成分まですべてを表示する必要性が低いと考えられる添加物や，食品中にも常在する成分であるため，一括名で表示しても，表示の目的を達成できるために認められている。ただし，通知において列挙した添加物を，示した定義にかなう用途に用いた場合に限る。例：飲み下さないガムベース，通常は多くの組み合わせで使用され添加量が微量である香料，アミノ酸のように食品中にも常在成分として存在するもの　等

一　括　名	目　　　　　的
イーストフード	パンなどのイーストの発酵をよくする
ガムベース	チューインガムの基材に用いる，ガム特有の食感を出す
香　料	食品に香りをつけ，おいしさを増す
酸味料	食品に酸味を与える
調味料	食品にうま味などを与え，味を調える
豆腐用凝固剤	豆腐をつくるときに豆乳を固める
乳化剤	水と油を均一に混ぜ合わせる
pH 調整剤	食品の pH を調整し，品質をよくする
かんすい	中華めんの食感，風味を出す
膨張剤	ケーキなどをふっくらさせ，ソフトにする
苦味料	苦味を与えることで味をよくする
光沢剤	食品の保護および表面に光沢を与える
軟化剤	チューインガムを柔軟に保つ
酵　素	触媒作用で食品の品質を改善する

用途名も併記	

　消費者の関心が高い添加物について，使用目的や効果を表示することで，消費者の理解を得やすいと考えられるものは，用途名を併記する。
　例：甘味料(サッカリン Na)，着色料（赤色3号），保存料（ソルビン酸）

用　途　名	目　　　　　的
甘味料	食品に甘味を与える
着色料	食品を着色し，色調を調整する
保存料	かびや細菌の発育を抑制，食品の保存性をよくする
増粘剤，安定剤，ゲル化剤	食品に滑らかな感じや，粘り気を与え，安定性を向上
酸化防止剤	油脂などの酸化を防ぎ，保存性をよくする
発色剤	ハム，ソーセージ等の色調・風味を改善する
漂白剤	食品を漂白し，白く，きれいにする
防かび剤	輸入柑橘類等のかびの発生を防止する

表示免除	

　最終食品に残存していない食品添加物や，残存してもその量が少ないため最終食品に効果を発揮せず，期待もされていない食品添加物については，表示が免除される。

加工助剤	食品の加工の際に添加される物であって， 表示を省略できる場合 ①当該食品の完成前に除去されるもの ②当該食品の原材料に起因してその食品中に通常含まれる成分と同じ成分に変えられ，かつ，その成分の量を明らかに増加させるものではないもの または ③当該食品中に含まれる量が少なく，かつ，その成分による影響を当該食品に及ぼさないもの 例：次亜塩素酸を食品の殺菌剤として使用した場合
キャリーオーバー	食品の原材料の製造または加工の過程において使用され，かつ，当該食品の製造または加工の過程において使用されない物であって，当該食品中には当該物が効果を発揮することができる量より少ない量しか含まれていないもの 例：せんべいに使用されるしょうゆに含まれる保存料
栄養強化剤	栄養素を強化するもの 例：ビタミンA，乳酸カルシウム

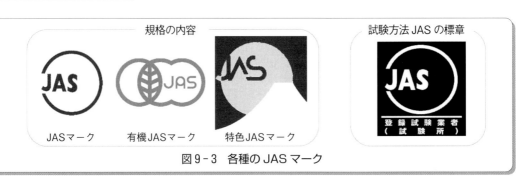

図9-3　各種のJASマーク

（2）　特色のある規格

有機JAS：有機栽培された農作物など有機JASを満たす農産物などに，有機JASマークを貼付することができる。有機JASマークがない農産物と農産物加工品に「有機」「オーガニック」などの名称表示やこれと紛らわしい表示をすることは禁止されている。

特色JAS：品質，生産工程，流通工程，産品の取り扱い，経営管理などに，相当程度明確な特色のあるJASを満たす製品に，特色JASマークを貼付することができ，その規格の内容を端的に示す標語がマークに付与される。たとえば，特別な製造方法である熟成ベーコンや，めん線を引き延ばす行為を手作業で行いその後一定期間以上熟成する手延べ干しめんなどがある。

（3）　試験方法JAS

　機能性が報告されている農産物の機能性成分（お茶のカテキン，うんしゅうみかんのβ-クリプトキサンチン，ほうれんそうのルテイン，トマトのリコペン，しめじのオルニチン，魚類の鮮度（K値），リンゴジュースのプロシアニジン類）が定量試験法の規格である。定められた試験方法が実行できる能力があることが認められ，農林水産大臣の登録を受けた試験業者は，試験方法JASの標章を試験証明書に表示できる（図9-3）。

1.4　遺伝子組換え食品

　遺伝子組換え表示制度は，安全性が確認された遺伝子組換え作物とその加工品について，食品表示基準（平成27年度内閣府令10号）に定められている。

（1）　表示制度の義務対象

　表示義務の対象は，安全性審査を経て流通が認められた「9農産物及びそれを原材料とした33加工食品群」である（表9-4）。

　表9-4の中で遺伝子組換えの表示義務の対象となるのは，主な原材料（原材料の重量に占める割合の高い原材料の上位3位までのもので，かつ，原材料及び添加物の重量に占める割合が5％以上）であるものになる。また，上記の表示義務の対象の内，下記の条件にあてはまる場合は遺伝子組換えや不分別の表示が義務になる。

　また，2022（令和4）年3月30日に「食品表示基準の一部を改正する内閣府令」が

表9-4　食品表示基準「9農産物及びそれを原材料とした33加工食品群」[*1]

対象農産物	加工食品[*2]
大　豆 （枝豆及び 大豆もやしを含む）	1 豆腐・油揚げ類，2 凍り豆腐，おから及びゆば，3 納豆，4 豆乳類，5 みそ，6 大豆煮豆，7 大豆缶詰及び大豆瓶詰，8 きなこ，9 大豆いり豆，10 1から9までに揚げるものを主な原材料とするもの，11 調理用の大豆を主な原材料とするもの，12 大豆粉を主な原材料とするもの，13 大豆たんぱく質を主な原材料とするもの，14 枝豆を主な原材料とするもの，15 大豆もやしを主な原材料とするもの
とうもろこし	1 コーンスナック菓子，2 コーンスターチ，3 ポップコーン，4 冷凍とうもろこし，5 とうもろこし缶詰及びとうもろこし瓶詰，6 コーンフラワーを主な原材料とするもの，7 コーングリッツを主な原材料とするもの（コーンフレークを除く），8 調理用のとうもろこしを主な原材料とするもの，9 1から5までに揚げるものを主な原材料とするもの
ばれいしょ	1 ポテトスナック菓子，2 乾燥ばれいしょ，3 冷凍ばれいしょ，4 ばれいしょでん粉，5 調理用のばれいしょを主な原材料とするもの，6 1から4までに揚げるものを主な原材料とするもの
な た ね	
綿　実	
アルファルファ	アルファルファを主な原材料とするもの
てんさい	調理用のてんさいを主な原材料とするもの
パパイヤ	パパイヤを主な原材料とするもの
からしな	

※義務対象　従来のものと組成，栄養価等が同等のもの
*1 組換え DNA 等が残存し，科学的検証が可能と判断された品目
*2 表示義務の対象となるのは主な原材料（原材料の重量に占める割合の高い原材料の上位３位までのもので，かつ，原材料及び添加物の重量に占める割合が5％以上のものであるもの）
出典）食品表示基準別表第17号（平成27年内閣府令第10号），消費者庁：「知っていますか？遺伝子組換え表示制度」を参考に作成

　公布（2022年４月１日に施行）され，義務表示の対象農産物に「からしな」が加えられた。

（２）遺伝子組換え表示制度

　遺伝子組換え表示制度は，2023（令和５）年４月から改定される部分と，現行のまま維持される内容がある。遺伝子組換え表示制度は，義務表示と任意表示の２つに分かれている。現行の制度と新たな制度の違いを，表9-5に示す。

　この改正では，「任意表示制度」の内容が厳格化されているのがポイントとなる。「遺伝子組換えでない」等と表示していたものを，以下の２つに分別する必要がある。

> 意図せざる混入率が５％以下の大豆およびとうもろこし，またはその加工食品
> 「分別生産流通管理済み」

表9-5　遺伝子組換え表示制度の新旧比較

	従来制度	新 制 度 （2023（令和5）年4月1日〜）
義務表示	●対象となるもの 大豆，とうもろこし，ばれいしょ，なたね，綿実，アルファルファ，てんさい，パパイヤ，からしな。これらの原料を使用した33の加工食品群。 ●対象の範囲 加工食品に使う原材料として，重量の占める割合が高い上位3位までで，かつ原材料と添加物の重量に占める割合が5％以上であること。 ●表示方法 「遺伝子組換え」「遺伝子組換え不分別」など。	従来通り（変更なし）
任意表示	●対象となるもの 分別生産流通管理をして，意図せざる混入を5％以下に抑えている大豆およびとうもろこし。またそれらを原料とする加工食品。 ●表示方法 「遺伝子組換えでない」「非遺伝子組換え」などの表示が可能	●対象となるもの 分別生産流通管理をして，意図せざる混入を5％以下に抑えている大豆およびとうもろこし。またそれらを原料とする加工食品。 ●表示方法 適切に分別生産流通管理された旨の表示が可能 <表示例> 「原材料に使用しているとうもろこしは，遺伝子組換えの混入を防ぐため分別生産流通管理を行っています」 「大豆（分別生産流通管理済み）」等 （施行前でも表示できる） ●対象となるもの 分別生産流通管理*をして，遺伝子組換えの混入がないと認められる大豆およびとうもろこし。またそれらを原料とする加工食品。 ●表示方法 「遺伝子組換えでない」「非遺伝子組換え」などの表示が可能

＊分別生産流通管理：遺伝子組換え農産物と非遺伝子組換え農産物を，生産，流通および加工の各段階で善良なる管理者の注意をもって分別管理し，それが書類によって証明されていること。
出典）消費者庁：「知っていますか？遺伝子組換え表示制度」を参考に作成

> 遺伝子組換え作物の混入がない原材料
> 「遺伝子組換えでない」「非遺伝子組換え」

　これまでは「分別生産流通管理を行い，意図せざる混入を5％以下に抑えている大豆およびとうもろこし，それらを原料とする加工食品」の場合，「遺伝子組換えでない」旨の表示が可能だった。しかし新しい制度ではそうした任意表示が認められなく

なり，代わりに「分別生産流通管理を適切に行っている」旨の表示が推奨されている。そして遺伝子組換えの混入がないと認められたものに限り，「遺伝子組換えでない」「非遺伝子組換え」などの表示ができる。

1.5 「いわゆる健康食品」の表示の概略（食品衛生法，健康増進法，景品表示法，医薬品医療機器等法）

「健康食品」という言葉は，法令などにより明確な定義はされていない。一般に，健康の保持増進に資する食品として販売・利用される食品を総称している。食品には，実際に健康の保持増進効果があるかどうかが確認されているものもあれば，そうでないものもある。一定の基準等を満たし，機能性表示ができるものが**保健機能食品**であり，**特定保健用食品，栄養機能食品，機能性表示食品**の3つに分類される（図9-4）。

保健機能食品制度は2001（平成13）年4月に創設され，2005（平成17）年2月に表示内容の充実と表示の適正化のために見直しがなされた。さらに2015（平成27）年4月に機能性をわかりやすく表示した商品の選択枝を増やし，商品の正しい情報を得て選択できるよう**機能性表示食品**が追加された。

特定保健用食品とは，身体の生理学的機能などに影響を与える保健機能成分を含む食品で通常，「トクホ」とよばれる。ヒトによる食品の危険率を検証する比較試験での結果等によって科学的に健康の維持・増進に役立つことが証明され，その機能表示が許可されている食品である。消費者委員会や事務局の厳格な審査を通過できなければ，消費者庁長官による特定保健用食品としての販売許可が得られない。

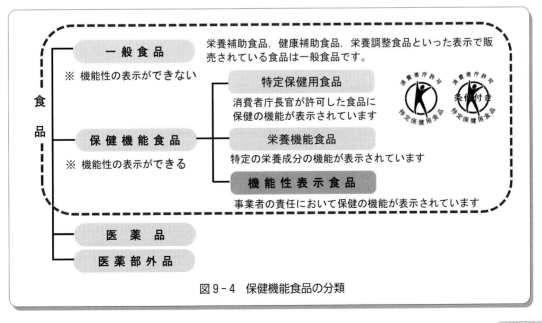

図9-4　保健機能食品の分類

表9-6　規格基準がきめられている栄養成分

脂　肪　酸	n-3系脂肪酸
ミネラル類	亜鉛，カリウム*，カルシウム，鉄，銅，マグネシウム
ビタミン類	ナイアシン，パントテン酸，ビオチン，ビタミンA，ビタミンB₁，ビタミンB₂，ビタミンB₆，ビタミンB₁₂，ビタミンC，ビタミンD，ビタミンE，ビタミンK，葉酸

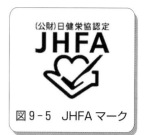

図9-5　JHFAマーク

＊錠剤，カプセル剤等の形状の加工食品にあっては，カリウムを除く。

　栄養機能食品とは，1日あたりに必要とされる栄養成分のうち，特定の栄養成分の補給のために利用される食品であるが，指定する表示の対象となる特定の栄養成分は表9-6に示す，脂肪酸1種類，ミネラル6種類，ビタミン13種類（2023（令和5）年3月現在）である。また，これらは科学的根拠が医学的・栄養学的に広く認められ確立されたものである。規格基準を満たしていれば，特に届出なしで，国が義務づける機能表示方法にて販売が可能である。

　機能性表示食品とは，ヒトによる比較試験を行う必要はないが，すでに発表されている論文等を科学的根拠として明示することで，事業者の責任において機能性を表示した食品であり，個別の許可は必要ない。

　健康の保持増進を目的とした食品の製造・販売である「健康食品」のうち，保健機能食品を除いたものが「いわゆる健康食品」であり，それら「いわゆる健康食品」を安全に信頼して使えるように，以下の法律などが関与してくる。すなわち食品衛生法に基づく表示に関する内閣府令では，保健機能食品と紛らわしい名称，栄養成分の機能および特定の保健の目的の期待等の表示の禁止，健康増進法では虚偽・誇大表示を禁止，不当景品類及び不当表示防止法（景品表示法）」では優良誤認，優位誤認，不実証広告の規制を受ける。さらにJAS法，「医薬品，医療機器等の品質，有効性及び安全性の確保等に関する法律（医薬品医療機器等法）」に違反してはならない。

　「健康補助食品」，「栄養補助食品」，「サプリメント」などと称して市販されている商品の安心・安全のために，財団法人日本健康・栄養食品協会では健康食品の規格基準の設定とその基準に則した認定制度を実施している。対象となった食品について，その規格，成分および表示内容について審査し，健康補助食品として認定したものにJHFAマークの表示を許可している（図9-5）。

　特別用途食品とは，乳児，妊産婦・授乳婦，病者といった医学・栄養学的配慮が必要な対象者の発育や健康の保持・回復に適する特別の用途の表示が許可された食品である。（健康増進法第43条）。特別用途食品の分類を図9-6に示す。

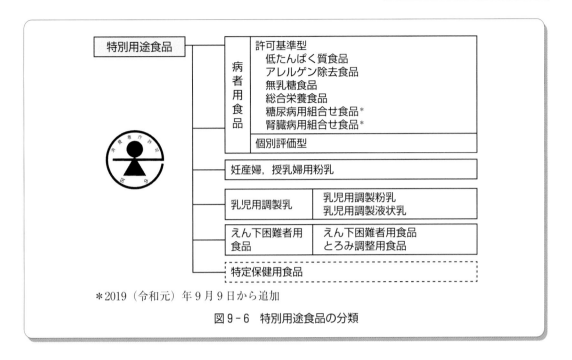

＊2019（令和元）年9月9日から追加

図9-6　特別用途食品の分類

2．健康や栄養に関する表示の制度

2.1　特定保健用食品

　特定保健用食品は，食品の三次機能に注目して，偏りがちな食生活や食習慣を正し，生活習慣病の一次予防に役立てるために1991（平成3）年に創設された。健康増進法で規定される特別用途食品のひとつであるが，保健機能食品制度の創設により，保健機能食品のひとつとしても取り扱われることになった。

（1）　個別評価型

　個別評価型は，科学的試験結果に基づいた個別の生理的機能，特定の保健機能や安全性について国の審査を受け，その表示内容の許可を得たもので，「特定保健用食品」のマークがつけられる。また，消費者に正確な情報を提供し，正しく選択されるように，商品のラベルや箱に保健の用途を表示する必要がある。認められている保健の用途の表示は，「健康の維持・増進に役立つ，または適する旨の表現」であり，疾病の診断・治療・予防などに関する表現は認められない。

（2）　疾病リスク低減表示

　疾病リスク低減表示（2005（平成17）年2月施行）は，含有成分の摂取により疾病のリスクが低減することが，医学的・栄養学的に広く認められ，確立されているものに限り，疾病リスク低減表示が許可された。現在，「若い女性のカルシウム摂取と将来の骨粗鬆症になるリスクの関係」と「女性の葉酸摂取と神経管閉鎖障害をもつ子どもが生まれるリスクの関係」が認められている。

（3）　条件付き

　条件付き（2005（平成17）年2月施行）は，特定保健用食品の審査で要求されている有効性の科学的根拠のレベルに届かないが，一定の有効性が確認される食品について，限定的な科学根拠である旨の表示をすることを条件として，許可された食品である。「根拠は必ずしも確立されていませんが」および「（特定の保健の用途に適する）可能性がある食品です」という限定的条件文とすること，また条件付き特定保健用食品の許可証票または承認証票としてマークをつけることになっている（p.222図9-4）。現在，血糖値が気になりはじめた人に適する食品として，豆鼓^{トウチ}エキスが認められている。

（4）　規格基準型

　規格基準型（2005（平成17）年2月施行）は，特定保健用食品として許可実績が十分であるなど科学的根拠が蓄積されている関与成分について規格基準を定め，審議会の個別審査ではなく，事務局において規格基準に適応するか否か審査が行われ，許可（承認）されたものである。食物繊維とオリゴ糖について規格基準が定められている。

2.2　特別用途食品

　特別な用途の表示の許可制度である特別用途食品制度は，1952（昭和27）年に旧栄養改善法により定められ，ほとんど改定されずに維持されていたが，過剰摂取による生活習慣病患者の増加などの現況に応じた制度にするために，2009（平成21）年4月に新しい特別用途食品制度が発足した。特別用途食品は，健康増進法第43条で「販売に供する食品につき，乳幼児，妊産婦，病者用などの特別の用途に適する旨の表示をしようとする者は，内閣総理大臣の許可を受けなければならない」と規定され，許可された食品は許可マークをつける。また，特別用途食品の審査・許可は厚生労働省から，消費者庁に移管され，厚生労働大臣の許可から内閣総理大臣の許可になった。図9-6に特別用途食品，保健機能食品の制度を示す。

　特別用途食品には，許可基準型の病者用食品では①たんぱく質含有量が30％以下の**低たんぱく質食品**，許可される特別用途表示は，「たんぱく質摂取制限を必要とする疾患（腎臓疾患等）に適する」，②特定のアレルゲンを不使用，除去または低減したものである**アレルゲン除去食品**，③無乳糖という文字を表示することとされた**無乳糖食品**，許可される特別用途表示は，「乳糖不耐症またはガラクトース血症に適する」，④疾患などにより経口摂取量が少ない人の食事代替品である，いわゆる濃厚流動食**総合栄養食品**，がある。

　個別評価型の病者用食品では，食事療法上の効果が認められた個々の食品について審査が行われる食品であり，原則として錠剤，カプセルは許可されず，医師の指示により使用可能になるため，「○○疾患に適する」旨（病名）の表示が認められる。

　そのほか，糖尿病用組合せ食品と腎臓病用組合せ食品（2019（令和元）年から追加），妊産婦・授乳婦用粉乳，乳児用調製粉乳，乳児用調製液状乳，えん下困難者用食品，

とろみ調整用食品（2018（平成30）年より追加），**特定保健用食品**がある。

2.3 栄養機能食品

　栄養機能食品は，食生活の乱れや通常の食生活が困難で，必要な量を摂取できない成分の補給・補完に利用されることを目的とし，栄養素の機能を表示して販売される食品である。栄養機能食品として販売するにあたっては，個別審査はなく，1日あたりの摂取目安量に含まれる当該栄養成分量が，定められた上・下限値の範囲内にあること，栄養機能表示だけでなく注意喚起表示等も表示する必要がある。栄養成分は2001（平成13）年4月に定められ，2004（平成16）年4月に亜鉛，銅，マグネシウムが追加されて以来ビタミン12種類，ミネラル5種類であった。2014（平成26）年4月にn-3系脂肪酸，ビタミンK，カリウムの3成分が追加され，n-3系脂肪酸，ビタミン13種類，ミネラル6種類が認められている（表9-7，9-8）。カリウムについては，過剰摂取のリスク回避を目的に，錠剤，カプセルなどの食品を対象外とすることになり，栄養機能食品で形状を規制するのははじめてである。

2.4 機能性表示食品

　機能性表示食品は，特定保健用食品とは異なり，国が安全性と機能性の審査を行わない。事業者が自らの責任において科学的根拠を基に適正な表示を行う必要がある。

　機能性については，臨床試験または研究レビュー（人を対象として，ある成分または食品の摂取が健康状態に及ぼす影響について評価する介入研究）によって科学的根拠を説明する必要がある。なお，2023（令和5）年3月現在では約6,600の届出（消費庁ホームページ「機能性表示食品届出情報検索」より）があり，製品には「届出番号」が表示される。

2.5 栄養成分表示

　加工食品にみられる栄養表示は，健康増進法に基づき定められた栄養表示基準で表示されてきたが，2015（平成27）年4月に新たに食品表示基準が施行され，栄養表示が義務化された。新基準の義務表示項目は5項目，将来義務化を目指す項目として「推奨表示」の飽和脂肪酸と食物繊維の2成分と，その他として「任意表示」がある（表9-9）。

　栄養成分を強調した栄養強調表示は，『日本人の食事摂取基準（2020年版）』の考え方によって数値が見直されている（表9-10，9-11）。基準を満たさないとつけることができない。具体的な強調表示とその意味を表9-12に示す。また，それにかかわるルールを表9-13に示す。

表9-7　栄養機能食品の規格基準と栄養機能表示，注意喚起表示（n-3系脂肪酸およびミネラル6種類）

栄養成分	1日当たりの摂取目安量に含まれる栄養成分量		機能表示	注意喚起表示
	下限値	上限値		
n-3系脂肪酸	0.6 g	2.0 g	n-3系脂肪酸は，皮膚の健康維持を助ける栄養素です。	本品は，多量摂取により疾病が治癒したり，より健康が増進するものではありません。1日の摂取目安量を守ってください。
亜　　鉛	2.64 mg	15 mg	亜鉛は，味覚を正常に保つのに必要な栄養素です。亜鉛は，皮膚や粘膜の健康維持を助ける栄養素です。亜鉛は，たんぱく質・核酸の代謝に関与して，健康の維持に役立つ栄養素です。	本品は，多量摂取により疾病が治癒したり，より健康が増進するものではありません。亜鉛の摂り過ぎは，銅の吸収を阻害するおそれがありますので，過剰摂取にならないよう注意してください。1日の摂取目安量を守ってください。乳幼児・小児は本品の摂取を避けてください。
カリウム	840 mg	2,800 mg	カリウムは正常な血圧を保つのに必要な栄養素です。	本品は，多量摂取により疾病が治癒したり，より健康が増進するものではありません。1日の摂取目安量を守ってください。腎機能が低下している方は本品の摂取を避けてください。
カルシウム	204 mg	600 mg	カルシウムは，骨や歯の形成に必要な栄養素です。	本品は，多量摂取により疾病が治癒したり，より健康が増進するものではありません。1日の摂取目安量を守ってください。
鉄	2.04 mg	10 mg	鉄は，赤血球を作るのに必要な栄養素です。	
銅	0.27 mg	6.0 mg	銅は，赤血球の形成を助ける栄養素です。銅は，多くの体内酵素の正常な働きと骨の形成を助ける栄養素です。	本品は，多量摂取により疾病が治癒したり，より健康が増進するものではありません。1日の摂取目安量を守ってください。乳幼児・小児は本品の摂取を避けてください。
マグネシウム	96 mg	300 mg	マグネシウムは，骨の形成や歯の形成に必要な栄養素です。マグネシウムは，多くの体内酵素の正常な働きとエネルギー産生を助けるとともに，血液循環を正常に保つのに必要な栄養素です。	本品は，多量摂取により疾病が治癒したり，より健康が増進するものではありません。多量に摂取すると軟便（下痢）になることがあります。1日の摂取目安量を守ってください。乳幼児・小児は本品の摂取を避けてください。

出典）食品表示基準別表第11（平成27年内閣府令第10号）

表9-8　栄養機能食品の規格基準と栄養機能表示，注意喚起表示（ビタミン13種類）

栄養成分	1日当たりの摂取目安量に含まれる栄養成分量		機能表示	注意喚起表示
	下限値	上限値		
ナイアシン	3.9 mg	60 mg	ナイアシンは，皮膚や粘膜の健康維持を助ける栄養素です。	本品は，多量摂取により疾病が治癒したり，より健康が増進するものではありません。1日の摂取目安量を守ってください。
パントテン酸	1.44 mg	30 mg	パントテン酸は，皮膚や粘膜の健康維持を助ける栄養素です。	
ビオチン	15 µg	500 µg	ビオチンは，皮膚や粘膜の健康維持を助ける栄養素です。	
ビタミン A	231 µg	600 µg	ビタミン A は，夜間の視力の維持を助ける栄養素です。ビタミン A は，皮膚や粘膜の健康維持を助ける栄養素です。	本品は，多量摂取により疾病が治癒したり，より健康が増進するものではありません。1日の摂取目安量を守ってください。妊娠3か月以内又は妊娠を希望する女性は過剰摂取にならないよう注意してください。
ビタミン B₁	0.36 mg	25 mg	ビタミン B₁は，炭水化物からのエネルギー産生と皮膚や粘膜の健康維持を助ける栄養素です。	本品は，多量摂取により疾病が治癒したり，より健康が増進するものではありません。1日の摂取目安量を守ってください。
ビタミン B₂	0.42 mg	12 mg	ビタミン B₂は，皮膚や粘膜の健康維持を助ける栄養素です。	
ビタミン B₆	0.39 mg	10 mg	ビタミン B₆は，たんぱく質からのエネルギー産生と皮膚や粘膜の健康維持を助ける栄養素です。	
ビタミン B₁₂	0.72 µg	60 µg	ビタミン B₁₂は，赤血球の形成を助ける栄養素です。	
ビタミン C	30 mg	1,000 mg	ビタミン C は，皮膚や粘膜の健康維持を助けるとともに，抗酸化作用を持つ栄養素です。	
ビタミン D	1.65 µg	5.0 µg	ビタミン D は，腸管でのカルシウムの吸収を促進し，骨の形成を助ける栄養素です。	
ビタミン E	1.89 mg	150 mg	ビタミン E は，抗酸化作用により，体内の脂質を酸化から守り，細胞の健康維持を助ける栄養素です。	
ビタミン K	45 µg	150 µg	ビタミン K は，正常な血液凝固能を維持する栄養素です。	本品は，多量摂取により疾病が治癒したり，より健康が増進するものではありません。1日の摂取目安量を守ってください。血液凝固阻止薬を服用している方は本品の摂取を避けてください。
葉　　酸	72 µg	200 µg	葉酸は，赤血球の形成を助ける栄養素です。葉酸は，胎児の正常な発育に寄与する栄養素です。	本品は，多量摂取により疾病が治癒したり，より健康が増進するものではありません。1日の摂取目安量を守ってください。葉酸は，胎児の正常な発育に寄与する栄養素ですが，多量摂取により胎児の発育がよくなるものではありません。

出典）食品表示基準別表第11（平成27年内閣府令第10号）

表 9 - 9　栄養表示基準

義　　務	任　　　　　意	
	推　奨	そ　の　他
エネルギー（熱量）　（kcal） たんぱく質　　　　　（ g ） 脂　　　質　　　　　（ g ） 炭 水 化 物　　　　　（ g ） 食塩相当量　　　　　（ g ）	飽和脂肪酸　（ g ） 食 物 繊 維　（ g ）	糖質，糖類　　　（ g ） コレステロール　（ mg ） n-3系脂肪酸　　　（ g ） n-6系脂肪酸　　　（ g ） ビタミン類　（mg, μg） ミネラル類　（mg, μg）

表 9 - 10　栄養強調表示

栄養成分	高い旨の表示の基準値		含む旨の表示の基準値		強化された旨の表示の基準値
	食品100g あたり（一般に飲用に供する液状の食品100mLあたりの場合）	100kcalあたり	食品100g あたり（一般に飲用に供する液状の食品100mLあたりの場合）	100kcalあたり	食品100g あたり（一般に飲用に供する液状の食品100mLあたりの場合）
たんぱく質	16.2 g　（8.1 g）	8.1 g	8.1 g　（4.1 g）	4.1 g	8.1 g　（4.1 g）
食物繊維	6 g　（3 g）	3 g	3 g　（1.5 g）	1.5 g	3 g　（1.5 g）
亜　鉛	2.64 mg（1.32 mg）	0.88 mg	1.32 mg（0.66 mg）	0.44 mg	0.88 mg（0.88 mg）
カリウム	840 mg　（420 mg）	280 mg	420 mg　（210 mg）	140 mg	280 mg　（280 mg）
カルシウム	204 mg（102 mg）	68 mg	102 mg　（51 mg）	34 mg	68 mg　（68 mg）
鉄	2.04 mg（1.02 mg）	0.68 mg	1.02 mg（0.51 mg）	0.34 mg	0.68 mg（0.68 mg）
銅	0.27 mg（0.14 mg）	0.09 mg	0.14 mg（0.07 mg）	0.05 mg	0.09 mg（0.09 mg）
マグネシウム	96 mg　（48 mg）	32 mg	48 mg　（24 mg）	16 mg	32 mg　（32 mg）
ナイアシン	3.9 mg（1.95 mg）	1.3 mg	1.95 mg（0.98 mg）	0.65 mg	1.3 mg（1.3 mg）
パントテン酸	1.44 mg（0.72 mg）	0.48 mg	0.72 mg（0.36 mg）	0.24 mg	0.48 mg（0.48 mg）
ビオチン	15 μg　（7.5 μg）	5 μg	7.5 μg　（3.8 μg）	2.5 μg	5 μg　（5 μg）
ビタミンA	231 μg（116 μg）	77 μg	116 μg　（58 μg）	39 μg	77 μg　（77 μg）
ビタミンB$_1$	0.36 mg（0.18 mg）	0.12 mg	0.18 mg（0.09 mg）	0.06 mg	0.12 mg（0.12 mg）
ビタミンB$_2$	0.42 mg（0.21 mg）	0.14 mg	0.21 mg（0.11 mg）	0.07 mg	0.14 mg（0.14 mg）
ビタミンB$_6$	0.39 mg（0.20 mg）	0.13 mg	0.20 mg（0.10 mg）	0.07 mg	0.13 mg（0.13 mg）
ビタミンB$_{12}$	0.72μg（0.36μg）	0.24 μg	0.36 μg（0.18 μg）	0.12 μg	0.24 μg（0.24 μg）
ビタミンC	30 mg　（15 mg）	10 mg	15 mg　（7.5 mg）	5 mg	10 mg　（10 mg）
ビタミンD	1.65μg（0.83μg）	0.55 μg	0.83 μg（0.41 μg）	0.28 μg	0.55 μg（0.55 μg）
ビタミンE	1.89 mg（0.95 mg）	0.63 mg	0.95 mg（0.47 mg）	0.32 mg	0.63 mg（0.63 mg）
ビタミンK	45 μg　（22.5 μg）	15 μg	22.5 μg（11.3 μg）	7.5 μg	15 μg　（15 μg）
葉　酸	72 μg　（36μg）	24 μg	36 μg　（18 μg）	12 μg	24 μg　（24 μg）

出典）食品表示基準別表第12（平成27年内閣府令第10号）

表9-11　適切な摂取ができる旨の表示の基準値

栄養成分	[第1欄] 含まない旨の表示は，次の基準値に 満たないこと	[第2欄] 低い旨の表示をする場合は， 次の基準値以下であること 低減された旨の表示をする場合は，次の いずれかの基準値以上低減していること
	食品100 g あたり（　）内は一般に飲用に 供する液状の食品100 mL あたり	食品100 g あたり（　）内は一般に飲用に 供する液状の食品100 mL あたり
熱　　　量	5 kcal（5 kcal）	40 kcal（20 kcal）
脂　　　質	0.5 g（0.5 g）	3 g（1.5 g）
飽和脂肪酸	0.1 g（0.1 g）	1.5 g（0.75 g） かつ飽和脂肪酸由来エネルギーが 全エネルギーの10 ％以下
コレステロール	5 mg（5 mg） かつ飽和脂肪酸の含有量1.5 g（0.75 g）未満 かつ飽和脂肪酸のエネルギー量が10 ％未満	20 mg（10 mg） かつ飽和脂肪酸の含有量1.5 g（0.75 g）以下 かつ飽和脂肪酸のエネルギー量が10 ％以下
糖　　　類	0.5 g（0.5 g）	5 g（2.5 g）
ナトリウム	5 mg（5 mg）	120 mg（120 mg）

備考）　1　ドレッシングタイプ調味料（いわゆるノンオイルドレッシング）について，脂質の「含まない旨
の表示」については「0.5 g」を「3 g」とする。
　　　　2　1食分の量を15 g 以下である旨を表示し，かつ，当該食事中の脂肪酸の量のうち飽和脂肪酸の
量の占める割合が15 ％以下である場合，コレステロールに係る含まれない旨の表示および低い旨
の表示のただし書きの規定は，適用しない。
出典）食品表示基準別表第13（平成27年内閣府令第10号）をもとに作成。

表9-12　栄養強調表示の例とその意味

強調表示の例	意　　味	強調表示がされた商品の例
「源」「供給」「含有」 「入り」「使用」「添加」等	ある栄養成分を，決められた値以上含んでいる	ビスケット「カルシウム入り」 →100 g あたりカルシウムが102 mg 以上含んでいる
「～より強化」	増やした栄養成分の量（従来品との差）が，決められた値以上	ドレッシング「従来品よりビタミンE を強化」 →従来品より増やしたビタミンE の 量の差が100 mL につき0.63 mg 以上
「高」「多」「豊富」 「リッチ」「たっぷり」等	ある栄養成分を，決められた値以上含んでいる	ビスケット「カルシウムたっぷり」 →100 g あたりカルシウムが204 mg 以上含んでいる
「無」「ゼロ（0）」「ノン」 「レス」「フリー」等	熱量（エネルギー）や糖類，ナトリウムなどの量が決められた値未満で，ほとんど含んでいないといえる	清涼飲料水「カロリーゼロ」 →100 mL あたりの熱量（エネルギー） が，5 kcal 未満
「低」「ひかえめ」「少」 「ライト」「ダイエット」 「オフ」等	熱量（エネルギー）や糖類，ナトリウムなどの量が，決められた値以下である	清涼飲料水「カロリーオフ」 →100 mL あたりの熱量（エネルギー） が，20 kcal 以下
「～より低減」	減らした熱量（エネルギー）や糖類，ナトリウムなどの量（従来品との差）が，決められた値以上	ドレッシング「従来品より脂質を低減」 →従来品より減らした脂質の量の差が 100 mL につき1.5 g 以上

表9-13　栄養強調表示にかかわるルール

1）相対表示（コーデックスの考え方を導入）

a. 低減された旨の表示をする場合（熱量，脂質，飽和脂肪酸，コレステロール，糖類およびナトリウム）および強化された旨の表示をする場合（たんぱく質および食物繊維）には，基準値以上の絶対差に加え，新たに，25％以上の相対差が必要。

b. 強化された旨の表示をする場合（ナトリウムを除くミネラル類，ビタミン類）には，「含む旨」の基準値以上の絶対差に代えて，栄養素等表示基準値の10％以上の絶対差（固体と液体の区別なし）が必要。

2）無添加強調表示（コーデックスの考え方を導入）

食品への糖類無添加に関する強調表示および食品へのナトリウム塩無添加に関する強調表示（食塩無添加表示を含む）は，それぞれ，一定の条件が満たされた場合にのみ行うことができる。

2.6　虚偽・誇大広告などの禁止

　食品として販売されているものの中に，必ずしも実証されていない健康の保持増進効果を虚偽または誇大に表示しているものがある。さらに継続的摂取を推奨される傾向にある。著しく事実に相違または人を誤認させる広告が取り締まられることなく放置された場合，健康に重大な支障を起こす可能性があるため，健康増進法第65条により，健康の保持増進の効果等に関して虚偽または誇大な広告を禁止している。景品表示法（不当景品類及び不当表示防止法）第1条では，うそつき表示，大げさな表示など，消費者をだますような表示を禁止している。事業者が自己の供給する商品または役務（サービス）の取引における①その品質，規格，その他の内容，②価格その他の取引条件，③内閣総理大臣の指定するもの，についての不当な表示を禁止している。

3．基　　準

3.1　製造・加工・調理基準

　日本の食品の規格に関しては，厚生労働省の「食品衛生法」，「健康増進法」，「乳及び乳製品の成分規格等に関する省令」（乳等省令），農林水産省の「JAS法」，消費者庁の「景品表示法」，経済産業省の「不正競争防止法」により，製造基準，衛生基準が定められている。食肉製品の規格および基準の例を表9-14に示す。

1）国際食品規格（CODEX）

　コーデックス委員会は，消費者の健康の保護，食品の公正な貿易の確保等を目的として，1963年にFAOおよびWHOにより設置された国際的な政府間機関であり，国際食品規格の策定等を行っており，日本は1966年に加盟した。

2）国際標準化機構（International Organization for Standardization；ISO）

　1947年に設立された非政府系の国際標準化機関であり，電気および電子技術分野を除く全産業分野（鉱工業，農業，医薬品等）に関する国際規格の作成を行っている。JIS（日本産業規格）を制定している日本産業標準調査会（JISC）は1952年に加盟した。品質管理および品質保証のための基準であるISO9001は多くの食品企業で採用されて

表9-14　食肉製品の規格および基準の例（別に保存基準あり）

成分規格	一般規格			・亜硝酸根：0.070g/kg 以下
	個別規格	乾燥食肉製品	乾燥食肉製品とは，乾燥させた食肉製品であって，乾燥食肉製品として販売するものをいう。 　ビーフジャーキー，ドライドビーフ，サラミソーセージ等	・*E.coli**：陰性（0.1g×5中，EC 培地法） ・水分活性：0.87未満
		非加熱食肉製品	非加熱食肉製品とは，食肉を塩漬した後，くん煙しまたは乾燥させ，かつその中心部の温度を63℃で30分間加熱する方法またはこれと同等以上の効力を有する加熱殺菌を行っていない食肉製品であって，非加熱食肉製品として販売するものをいう（乾燥食肉製品を除く）。 　水分活性0.95以上：パルマハム，ラックスシンケン，コッパ，カントリーハム等 　水分活性0.95未満：ラックスハム，セミドライソーセージ等	・*E.coli**最確数：100/g 以下（EC 培地法） ・黄色ブドウ球菌：1,000/g 以下（卵黄加マンニット食塩寒天培地法） ・サルモネラ属菌***：陰性（25g 中，EEM ブイヨン増菌法＋MLCB または DHL 培地法） ・リステリア・モノサイトゲネス：100/g 以下
		特定加熱食肉製品	特定加熱食肉製品とは，その中心部の温度を63℃で30分間加熱する方法またはこれと同等以上の効力を有する方法以外の方法による加熱殺菌を行った食肉製品をいう（乾燥食肉製品および非加熱食肉製品を除く）。 　ウエスタンタイプベーコン，ローストビーフ等	・*E.coli**最確数：100/g 以下（EC 培地法） ・黄色ブドウ球菌：1,000/g 以下（卵黄加マンニット食塩寒天培地法） ・クロストリジウム属菌**：1,000/g 以下（クロストリジウム培地法） ・サルモネラ属菌***：陰性（25g 中，EEM ブイヨン増菌法＋MLCB または DHL 培地法）
		加熱食肉製品	加熱食肉製品とは，乾燥食肉製品，非加熱食肉製品および特定加熱食肉製品以外の食肉製品をいうボンレスハム，ロースハム，プレスハム，ウィンナーソーセージ，フランクフルトソーセージ，ベーコン等	イ．容器包装に入れた後，殺菌したもの ・大腸菌群：陰性（1g×3中，B.G.L.B.培地法） ・クロストリジウム属菌**：1,000/g 以下（クロストリジウム培地法） ロ．加熱殺菌した後，容器包装に入れたもの ・*E.coli*：陰性（0.1g×5中，EC 培地法）* ・黄色ブドウ球菌：1,000/g 以下（卵黄加マンニット食塩寒天培地法） ・サルモネラ属菌***：陰性（25g 中，EEM ブイヨン増菌法＋MLCB または DHL 培地法）

注）*E.coli：大腸菌群のうち44.5℃で24時間培養したときに，乳糖を分解して，酸およびガスを生ずるものをいう。
　**クロストリジウム属菌：グラム陽性の芽胞形成桿菌であって亜硫酸を還元する嫌気性の菌をいう。
　***サルモネラ属菌：グラム陰性の無芽胞性の桿菌であって，アセトイン陰性，リシン陽性，硫化水素陽性およびオルトニトロフェニル-β-ᴅ-ガラクトピラノシド（ONPG）陰性でぶどう糖を分解し，乳糖および白糖を分解しない，運動性を有する通性嫌気性の菌をいう。
出典）厚生労働省告示「食品，添加物等の規格基準」（令和4年11月22日改正現在）

いる。

3）FAO/WHO 合同食品添加物専門家会議（Joint FAO/WHO Expert Committee on Food Additives；JECFA）

FAO と WHO が合同で，食品添加物の安全性について審議している。JECFA の結果は，国内の新規食品添加物の指定に反映される。

3.2　保 存 基 準

食品の保存基準は，厚生労働省令「乳及び乳製品の成分規格等に関する省令」および同省告示「食品，添加物等の規格基準」に掲載されている。保存基準の規格や基準のある食品例を表9-15に示す。

3.3　器具・容器包装の安全性の規格基準

食品衛生法に基づき，「食品及び添加物，器具及び容器包装」に規格基準がある。食品用器具・容器包装は食品に接触するすべてのものが対象であり，材質の原料や構成成分により溶出物が異なるため，材質別に規格が定められている。

（1）　ガラス，陶磁器，ホウロウ製品

陶磁器およびホウロウ製品には着色顔料や釉薬（うわぐすり）などが使用され，中には有害金属である鉛，カドミウムを含むものがあり，焼成温度が低い製品ではこれらが溶出することがある。ガラス製品では鉛を添加すると光の屈折率が大きいガラスができるため，光輝く高級クリスタルガラスには鉛が多く含有され溶出する可能性が

表 9-15　規格や基準のある食品等の例

成分規格　製造基準　加工基準　調理基準　使用基準	食品	食品一般，清涼飲料水，粉末清涼飲料，氷雪，氷菓，食肉および鯨肉（生食用冷凍食肉・鯨肉を除く），食鳥卵，血液，血球および血漿，食肉製品，鯨肉製品，魚介類（生食用かきを除く），魚肉練り製品，いくら，すじこおよびたらこ，ゆでだこ，ゆでがに，生食用鮮魚介類，生食用かき，寒天，穀類，豆類，果実，野菜，種実類，茶およびホップ，小麦粉，生あん，豆腐，即席めん類，冷凍食品，容器包装詰加圧加熱殺菌食品　など
	乳等	牛乳，特別牛乳，殺菌山羊乳，加工乳，クリーム，バター，バターオイル，プロセスチーズ，濃縮ホエイ，アイスクリーム，アイスミルク，ラクトアイス，濃縮乳，脱脂濃縮乳，無糖練乳，無糖脱脂練乳，加糖練乳，加糖脱脂練乳，全粉乳，脱脂粉乳，クリームパウダー，ホエイパウダー，たんぱく質濃縮ホエイパウダー，バターミルクパウダー，加糖粉乳，調製粉乳，発酵乳，乳酸菌飲料，乳飲料
保存基準	添加物	
	器具および容器包装	
	おもちゃ	
	洗浄剤	

ある。

　検査は，鉛やカドミウムが溶けやすい食品疑似溶媒である４％酢酸（食酢の酢酸濃度）を満たし，暗所に常温で24時間放置した後，溶液中の鉛およびカドミウムの測定を行う。

（2）　プラスチック製品

　プラスチック製品は，石油を原料とする最小単位の化合物を数万〜数十万個重合させた高分子に様々な添加剤を加え，目的に合うように成形されたものである。たとえばモノマーのエチレン，プロピレン，スチレンは，重合してポリマーのポリエチレン，ポリプロピレン，ポリスチレンになる。

　添加剤には，熱や光によって劣化してもろくなることを防ぐ安定剤，柔軟性や耐熱性などの性質をもたせる改質剤などがあり，これらはプラスチックの性能を向上させるために必要なものである。ポリマーをつくるときに重合せずに残ったり，ポリマーが分解してできるモノマーがポリマー中に存在する。このモノマーや添加剤は，分子量が小さいため，過度の加熱など使用条件によっては食品に溶出する可能性があるため，有害物質の規制と，溶出物はできる限り少ないことが望ましいことから，溶出物の総量の規制が行われる。規制には一般規格と個別規格がある。

　一般規格は，すべての食品用プラスチックに適用される。これにより有害なカドミウム・鉛と重金属および有機化合物の溶出総量（過マンガン酸カリウム消費量）が規制されている（表9-16）。

　個別規格は，食品に使用されることの多いプラスチックについて，材質別に異なった化学物質を規制している。この規格では，無機化合物の溶出総量と材質別に有害な原料モノマーおよび添加剤が規制されている（表9-17）。溶出試験はそれぞれの化学物質が溶出しやすい食品疑似溶媒を容器に満たし，60℃に保ちながら30分間（ヘプタンのみ25℃に保ちながら１時間）放置したものを用いて行う。

表9-16　プラスチックの一般規格

試験項目	規格値	規格の目的
カドミウム，鉛	材質中 100 μg/g 以下	カドミウムおよび鉛の使用禁止
重　金　属	溶出液中 1 μg/mL 以下	重金属溶出の抑制
過マンガン酸カリウム消費量	溶出液中 10 μg/mL 以下	有機化合物溶出の抑制

出典）厚生労働省告示：「食品，添加物等の規格基準」（令和４年11月22日改正現在）より

表9-17　主なプラスチックの個別規格

材　質（略号）	規制対象物質		
	モノマー	添加剤	不揮発性溶出物
フェノール樹脂（PF） メラミン樹脂（MF） ユリア樹脂（UF）	フェノール ホルムアルデヒド	―	蒸発残留物
ポリ塩化ビニル（PVC）	塩化ビニル	ジブチルスズ化合物 クレゾールリン酸エステル	蒸発残留物
ポリ塩化ビニリデン（PVDC）	塩化ビニリデン	バリウム	蒸発残留物
ポリスチレン（PS）	揮発性物質 （スチレンなど）	―	蒸発残留物
ポリエチレンテレフタレート（PET）	―	アンチモン ゲルマニウム	蒸発残留物
ポリメタクルリ酸メチル（PMMA）	メタクリル酸メチル	―	蒸発残留物
ポリアミド（ナイロン）（PA）	カプロラクタム	―	蒸発残留物
ポリカーボネート（PC）	ビスフェノールA ジフェニルカーボネート	アミン類	蒸発残留物
ポリエチレン（PE） ポリプロプレン（PP） ポリメチルペンテン（PMP） ポリビニルアルコール（PVA）	―	―	蒸発残留物

＊各物質の規格他は省略。
出典）厚生労働省告示：「食品，添加物等の規格基準」（令和4年11月22日改正現在）より

索　引

欧　文

ACE阻害ペプチド ………… 207
Aw ……………………………… 40
BSE …………………………… 144
BV ……………………………… 89
CODEX ……………………… 230
CPP ……………………… 99, 205
CV ……………………………… 72
GABA …………………… 78, 207
IPA ……………………………… 76
ISO ……………………… 196, 230
JAS …………………………… 216
IV ……………………………… 71
K値 …………………………… 185
L-アスコルビン酸 …… 25, 111
LDL-コレステロール ……… 204
MBP ………………………… 210
MSG ……………………… 130, 133
n-3系脂肪酸 ……………… 64, 76
n-6系脂肪酸 ……………… 64, 76
O/W型 ……………………… 190
POV …………………… 72, 163
ROS ………………………… 210
SDGs …………………………… 9
SFI ……………………………… 73
SV ……………………………… 70
TBA価 ………………………… 72
W/O型 ……………………… 190
α-アミラーゼ ………… 161, 206
α化 …………………………… 157
αヘリックス ………………… 82
β-アミラーゼ ……………… 161
β化 …………………………… 159
β-カロテン ………… 103, 211
β-カロテン当量 ……… 21, 104
β-クリプトキサンチン… 103, 116
β構造 ………………………… 82

あ

亜鉛 ………………………… 101
青葉アルコール ……… 134, 185
青葉アルデヒド ……… 134, 185
アガロース …………………… 56
アガロペクチン ……………… 56
アクトミオシン …………… 152
アグリコン ……………… 47, 114
アクリルアミド …………… 177
アクロレイン ……………… 167
アスコルビナーゼ ………… 111

アスコルビン酸 ……… 111, 171
アスコルビン酸酸化酵素
　………………………… 94, 111
アスパルテーム ……… 81, 125
アスタキサンチン ………… 116
圧力変性 …………………… 153
アナフィラキシー ………… 144
アノマー ……………………… 46
アビジン …………………… 110
アフラトキシン ……… 142, 146
アポ酵素 ……………………… 92
アマドリ転位 ………… 138, 175
アマニチン ………………… 141
アミグダリン ……………… 140
アミノカルボニル反応
　…………… 136, 138, 174, 177
アミノ基 ……………………… 77
アミノ酸スコア ……………… 89
アミノ酸組成によるたんぱく質
　……………………… 21, 28
アミノ糖 ……………………… 47
アミロース ……………… 53, 167
アミロペクチン ……… 53, 167
アラビアガム ………………… 57
アリイン …………………… 184
アリイナーゼ ………… 137, 184
アリシン ……………… 137, 184
アリルイソチオシアネート
　…………………… 132, 138
アルギン酸 …………………… 58
アルコール …………………… 26
アルデヒド ………………… 134
アルドース …………………… 44
アルドン酸 …………………… 47
アルブミン ………… 85, 87, 152
アレルギー表示 ……… 145, 215
泡 …………………………… 191
アンジオテンシン変換酵素
　…………………………… 77, 207
アントシアニン ……… 121, 211

い

閾値 ……………………… 123, 199
イコサノイド ………………… 76
イコサペンタエン酸 …… 76, 77
異性化酵素 …………………… 95
異性化糖 ……… 95, 125, 161
イソフムロン ……………… 128
一次機能 ……………………… 9

一次構造 ……………………… 82
1対2点試験法 …………… 198
1点試験法 ………………… 198
遺伝子組換え食品 ………… 218
一対比較（試験）法 ……… 198
イヌリン ……………………… 56
イミダゾキノン類 ………… 148
インスタント食品 …………… 11

う

うま味の相乗効果 ………… 131
ウロン酸 ……………………… 47

え

エイコサペンタエン酸 ……… 62
曳糸性 ……………………… 194
栄養 …………………………… 9
栄養機能食品 …… 200, 222, 225
栄養強調表示 ……………… 230
栄養成分表示 ……… 215, 225
栄養素 ………………………… 9
えぐ味 ……………………… 132
エステラーゼ ……………… 58, 95
エステル …………………… 132
エステル結合 ………………… 62
エステル交換 ………………… 75
エネルギー換算係数 ………… 20
エピマー ……………………… 45
エマルション ……… 75, 153, 199
エマルションの転相 ……… 191
エラグ酸 …………………… 132
塩化カルシウム …………… 100
塩化マグネシウム …… 100, 129
塩基性アミノ酸 ……………… 78
塩析 ……………………… 84, 189

お

オイゲノール ……………… 136
応力 ………………………… 192
オキシミオグロビン ……… 118
オフフレーバー …………… 139
オボアルブミン …………… 153
オリゴペプチド ……………… 81

か

貝毒 ………………………… 143
界面変性 …………………… 153
界面活性剤 ………… 151, 190
化学価 ………………………… 89
可逆的阻害 …………………… 94
架橋形成 …………………… 153
過酸化物価 ……………… 72, 163

加水分解酵素 ……………… 94
カゼインホスホペプチド
　……………………… 99, 205
可塑性 ……………………… 73
カタラーゼ ……………… 211
活性酸素 …………… 179, 210
活性中心 …………………… 92
褐変 ……………………… 172
カテキン ………… 120, 185, 211
カテキンガレート ………… 120
加熱変性 ………………… 151
カフェイン ……………… 128
カプサイシン …………… 132
カプサンチン …………… 115
カラギーナン ……………… 57
辛味 ………………… 131, 183
カラメル化反応 …… 160, 177
カラヤガム ………………… 57
カリウム …………………… 98
カルコン ………………… 119
カルシウム ………………… 99
カルシフェロール ………… 24
カルタミン ……………… 120
カルボキシ基 ……………… 77
カルボキシメチルセルロース
　……………………………… 55
カルボニル価 ………… 72, 163
カルボヒドラーゼ ………… 95
カルミン酸 ……………… 122
カロテノイド …………… 114
カロテン類 ……………… 115
環状構造 …………………… 45
乾性油 ……………………… 71
寒天 ………………………… 56
官能検査 ………………… 197
甘味 ………………… 46, 123

き
期限表示 ………………… 215
キサントフィル類 ……… 116
基質特異性 ………………… 91
キセロゲル ……………… 191
擬塑性流動 ……………… 193
期待効果 ………………… 199
キチン ………………… 47, 59
拮抗的阻害 ………………… 94
キトサン ………………… 59, 204
機能性表示食品
　……………… 200, 222, 225
機能鉄 …………………… 100
キニーネ ………………… 128
球状たんぱく質 …………… 86
キュウリアルコール ……… 134
凝析 ……………………… 189
鏡像異性体 ………………… 44

競争的阻害 ………………… 94
極性分子 …………………… 38
均質化 …………………… 191
金属 ……………………… 169

く
クエン酸リンゴ酸カルシウム
　………………………… 205
ククルビタシン ………… 128
クリーミング ………… 74, 191
クリーミング性 …………… 74
グリアジン ……………… 154
グリコーゲン ……………… 55
グリコサミノグリカン …… 59
グリコシド結合 …………… 47
グリセリド ………………… 64
グリセリン ………………… 64
グリセルアルデヒド ……… 44
グリセロ糖脂質 …………… 67
グリセロリン脂質 ………… 67
グリチルリチン ………… 125
クルクミン ……………… 122
グルコースイソメラーゼ … 95
グルコアミラーゼ ……… 161
グルコマンナン …………… 56
グルタチオンペルオキシダーゼ
　……………………… 101, 211
グルタミン酸 …………… 130
グルテニン ……………… 153
グルテン ………………… 154
グレーズ ………………… 168
クロシン ………………… 116
クロム …………………… 102
クロロゲン酸 …………… 132
クロロフィル ……… 116, 181

け
桂皮酸メチル …………… 134
結合アミノ酸 ……………… 80
結合水 ……………………… 39
ケトース …………………… 44
ケトン …………………… 134
ゲル ……………………… 191
ゲル化 …………………… 191
ゲル状食品 ……………… 192
ケルセチン ……………… 120
ケン化 ……………………… 62
ケン化価 …………………… 70
懸濁液 …………………… 191

こ
高圧処理 ………………… 182
光学異性体 ………………… 45
硬化油 ……………………… 74
光酸化 …………………… 179
抗酸化剤 ………………… 170
抗酸化作用 ……………… 170

甲状腺ホルモン ………… 101
合成酵素 …………………… 96
剛性率 …………………… 192
光増感酸化 ……………… 179
酵素阻害 …………………… 94
酵素的褐変 ……………… 183
酵素の触媒作用 …………… 92
酵素補因子 ………………… 92
鉱物性食品 ………………… 10
高メトキシペクチン … 58, 160
糊化 ……………………… 157
糊化でん粉 ……………… 157
固体—液体転移 ………… 191
固体脂指数 ………………… 73
コチニール色素 ………… 122
コバラミン ………… 111, 112
コラーゲン ……… 86, 87, 111
コレステロール …………… 68
コロイド科学 …………… 189
コロイド溶液 …………… 189
コロイド粒子 …………… 189
コンドロイチン硫酸 ……… 59
コンニャクマンナン ……… 56

さ
サイカシン ……………… 146
最終閾値 ………………… 199
再石灰化 ………………… 201
最大氷結晶生成帯 ……… 152
最適温度 …………………… 93
最適 pH …………………… 93
採点法 …………………… 198
サキシトシン …………… 143
鎖状構造 …………………… 45
サスペンション ………… 191
サッカリン ……………… 126
サブユニット ……………… 84
サポニン ………………… 142
酸・アルカリ変性 ……… 153
酸価 ……………………… 72
酸化還元酵素 ……………… 94
三次機能 ……………… 9, 137
三次構造 …………………… 84
サンショオール ………… 132
3色食品群 ………………… 11
酸性アミノ酸 ……………… 78
三大成人病 ………………… 4
3点試験法 ……………… 198
酸敗 ………………… 69, 162
残味 ……………………… 199

し
ジアステレオマー ………… 45
ジアセチル ……………… 139
ジアリルジスルフィド …… 132
シガテラ毒 ……………… 143

シガトキシン …………………… 143
時間強度曲線 …………………… 199
識知閾値 ………………………… 199
ジグリセリド ………… 66, 68, 75
シクロデキストリン …………… 52
シクロテン ……………………… 161
嗜好型パネル …………………… 198
脂質過酸化物 ……………… 148, 163
脂質群 …………………………… 21
シス型 …………………………… 63
自動酸化 …………………… 148, 163
シトラール ……………………… 134
シトリニン ……………………… 142
シナジスト ……………………… 171
シニグリン ……………………… 184
ジヒドロキシアセトン ………… 44
渋味 ……………………………… 123
ジプロピルジスルフィド ……… 137
ジペプチド ……………………… 81
脂肪酸 …………………………… 63
ジメチルアミン ………………… 139
ジメチルニトロソアミン ……… 147
シャビシン ……………………… 132
自由水 …………………………… 39
主要ミネラル …………………… 97
順位法 …………………………… 198
順序効果 ………………………… 199
ショートニング ……………… 73, 74
ショートニング性 ……………… 74
ショウガオール ………………… 132
消光剤 …………………………… 181
脂溶性ビタミン ………… 102, 103
少糖 ……………………………… 42
消費期限 ………………………… 213
賞味期限 ………………………… 213
正味たんぱく質比 ……………… 89
正味たんぱく利用率 …………… 89
食塩相当量 ………………… 25, 98
食感 ……………………………… 189
食嗜好 …………………………… 5
食事バランスガイド …………… 12
食品衛生法 ……………… 213〜215
食品の物性 ……………………… 197
食品番号 ………………………… 17
食品表示基準 …………… 215, 218
食品表示法 ……………………… 213
食品リサイクル法 ……………… 8
食品ロス ………………………… 7
植物ステロール ………… 68, 204
植物性食品 ……………………… 10
食物アレルギー ………………… 144
食物繊維 …………………… 59, 203
食物繊維総量 …………………… 22
食物連鎖 ………………………… 3

しょ糖 …………………………… 50
神経系調節 ……………………… 207
ジンゲロン ……………………… 132
親水コロイド …………………… 189
親水性 …………………………… 64
親水性アミノ酸 ………………… 80
人乳 ……………………………… 52
シンバイオティクス …………… 202
親油性 …………………………… 64

す
水素結合 …………………… 37, 38
水素添加 ………………………… 74
水中油滴型 ……………………… 190
水分活性 ………………………… 40
水分吸着等温線 ………………… 40
水溶性ビタミン ………………… 107
スクラロース …………………… 127
スクロース ……………………… 50
スタキオース …………………… 51
ステビオシド …………………… 125
ステロールエステル …………… 66
ストレッカー分解 …… 138, 176
スーパーオキシドジスムターゼ
　　　　　　　　　　 101, 211
スフィンゴ糖脂質 ……………… 67
スフィンゴリン脂質 …………… 67
ずり変形 ………………………… 192
スルフィド類 …………………… 132
スローフード …………………… 6

せ
生活習慣病 ……………………… 4
青酸配糖体 ……………………… 140
生物価 …………………………… 89
生物濃縮 ………………………… 3
成分識別子 ……………… 26, 28, 31
セファリン ……………………… 67
セラミド …………………… 67, 68
セルロース ………………… 42, 55
セレブロシド …………………… 68
セレン …………………………… 101
繊維状たんぱく質 ……………… 86
旋光性 …………………………… 45
旋光度 …………………………… 45

そ
相乗効果 …………………… 133, 199
ソウマチン ……………………… 125
阻害剤 …………………………… 94
疎水コロイド …………………… 189
疎水性 …………………………… 75
疎水性アミノ酸 ………………… 80
塑性流動 ………………………… 194
ソラニン ………………………… 141
ゾル ……………………………… 191
ソルビトール …………………… 125

た
体液調節 ………………………… 207
大豆イソフラボン ……………… 209
対比効果 …………………… 132, 199
ダイラタンシー ………………… 193
ダイラタント流動 ……………… 193
多価アルコール
　　　　　 23, 44, 47, 125
多形 ……………………………… 73
多層吸着 …………………… 39, 40
脱灰 ……………………………… 200
脱離酵素 ………………………… 95
多糖 ……………………………… 42
多糖類のゲル化 ………………… 160
多量ミネラル …………………… 98
炭化水素 ………………………… 69
短鎖脂肪酸 ……………………… 63
単純脂質 ………………………… 64
単純多糖 …………………… 52, 53
単純たんぱく質 ………………… 86
炭水化物 ……… 63, 64, 69, 166
弾性率 …………………………… 192
単糖 ……………………………… 42
単糖当量 …………………… 21, 61
タンニン ………………………… 132
たんぱく質効率 ………………… 89
たんぱく質の変性 ……………… 85
単分子層 …………………… 39, 40

ち
チアミナーゼ …………………… 94
チアミン ………………… 92, 94, 107
チオバルビツール酸価 ………… 72
チキソトロピー ………………… 194
地産地消 ………………………… 6
窒素-たんぱく質換算係数 …… 24
中間水分食品 …………………… 41
中鎖脂肪酸 ……………………… 63
中性アミノ酸 …………………… 78
長鎖脂肪酸 ……………………… 63
貯蔵鉄 …………………………… 100

て
テアニン ………………………… 130
テアフラビン …………… 175, 185
テアルビジン …………… 178, 185
呈味成分 ………………………… 123
低メトキシペクチン …… 58, 160
デオキシ糖 ……………………… 47
テオブロミン …………………… 128
デキストラン …………………… 55
デキストリン …………………… 161
テクスチャー …………………… 195
鉄 ………………………………… 100
テトロドトキシン ……………… 143
デヒドロアスコルビン酸 …… 111

テルペン　………………　136
転移酵素　…………………　94
転化糖　……………………　51
添加物表示　……………　216
転相　……………………　191
でん粉　…………　42，53，157

と

銅　………………………　101
糖アルコール　……　47，123
凍結変性　………………　152
糖質　………　52，59，157，206
等電点　………………　78，84
等電点沈殿　………………　84
動物性食品　………………　10
糖輸送担体　……………　206
特定保健用食品　…　200，221，223
特別用途食品　……　222，224
トコトリエノール　………　106
トコフェロール　…　106，170
突然変異　………………　145
トランス型　………………　63
トランスグルタミナーゼ
　………………………　94，154
トランス脂肪酸　……　63，75，171
トリアシルグリセロール　…　64
トリグリセリド　…………　64
トリプトファン　……　25，109
トリペプチド　……………　81
トリメチルアミン　………　139
トレーサビリティ　…………　6
トレハロース　……　21，30，51

な

ナイアシン　………　108，109
ナトリウム　………　23，25，98
ナリンギン　………　120，128
難消化性オリゴ糖　……　203，205
難消化性デキストリン
　………………………　161，206

に

にがり　…………　100，129，152
ニコチンアミド　…………　108
ニコチン酸　………………　108
二次機能　……………　9，114
二次構造　…………………　82
2対5点試験法　…………　198
日光臭　…………………　180
2点試験法　………………　198
二糖類　……………………　50
ニトロソアミン　……　148，155
ニトロソミオグロビン
　………………………　101，118
ニトロソミオクロモーゲン
　………………………………　118
ニュートン流体　…………　192

乳化　………………　75，190
乳化剤　……………………　190
乳酸カルシウム　…………　100
乳酸菌　……………　187，202
乳酸ラセマーゼ　…………　95
乳濁液　……………　75，190
乳糖　………………………　51
乳糖不耐症　………………　51
ニンヒドリン反応　………　80

ぬ

ヌートカトン　……………　134

ね

熱酸化　……………………　167
粘性　………………　193〜195
粘性率　……………　192，193
粘弾性　……………………　194
粘度　………………　72，192〜194

は

バイオジェニックス　……　202
廃棄率　……………………　19
配偶（試験）法　…………　198
配糖体　……………　47，119，120
麦芽糖　……………………　50
バター　……………………　73，74
発酵　………………………　187
発酵醸造食品　……………　11
パツリン　…………………　142
バニリン　…………………　136
パネル　……………　197，198
半乾性油　…………………　71
パントテン酸　……………　110

ひ

ビオチン　…………………　110
非可逆的阻害　……………　94
ビキシン　…………………　116
非競争的阻害　……………　94
非酵素的褐変　……　172，174，177
歪み　………………………　192
微生物利用食品　…………　10
ビタミンA　………　24，103
ビタミンB$_1$　……　25，94，107
ビタミンB$_2$　……………　108
ビタミンB$_6$　……………　109
ビタミンB$_{12}$　…………　25，111
ビタミンC　………　25，111，211
ビタミンD　………　24，105
ビタミンE　………　24，106，211
ビタミンK　………　24，107，209
必須アミノ酸　……………　27，88
必須脂肪酸　………………　64，76
ヒドロペルオキシド
　………………………　70，163，180
非ニュートン流体　……　193，194
非ビンガム塑性流動　……………　194

ビフィズス菌　……………　202
非ヘム鉄　…………………　101
ピペリン　…………………　132
評定尺度法　………………　198
ピラノース構造　…………　45
ピリドキサール　…………　109
ピリドキサミン　…………　109
ピリドキシン　……………　109
微量ミネラル　……　97，100
疲労順応効果　……………　199
ビンガム塑性流動　………　194

ふ

フードマイレージ　…………　6
ファンデルワールス力　……　37
フィチン　……………　47，101
フィトステロール　………　68
フィロキノン　……………　104
フェオフォルバイド　…　116，181
不可欠アミノ酸　…　27，88
賦活剤　……………………　93
不乾性油　…………………　71
不競争的阻害　……………　94
複合脂質　……………　62，67
複合多糖　……………　52，56
複合たんぱく質　…………　86
ふぐ毒　……………………　143
不ケン化物　………………　62
不斉炭素原子　……　44，77
プタキロサイド　…………　146
ブチルヒドロキシアニソール
　………………………………　170
フックの弾性法則　………　192
沸点　………………………　37
腐敗　………………　41，187
不飽和アルデヒド　………　185
不飽和脂肪酸　…　29，63，74，76
フムロン　…………………　128
プラスチック製品　………　233
フラノース構造　……　45，46
フラバノン　………………　119
フラバノール　……………　119
フラボノール　……………　119
フラボノイド　……………　119
ブランチング　……　93，169，173
フリーラジカル　…………　210
振り分け試験法　…………　198
フルクトオリゴ糖　………　52
プレバイオティクス　……　201
プロテアーゼ　……　95，149，185
プロトペクチン　…………　58
プロバイオティクス　……　201
プロビタミン　……………　103
プロビタミンA
　………………　24，103，115，116

プロビタミンD ……… 24，105
分散系 …………………… 189
分散相 …………………… 189
分散媒 …………………… 189
分子間力 ………………… 37
分子コロイド …………… 189

へ

ヘキサナール ……… 139，168
ヘキセナール ……… 139，168
ペクチニン酸 …………… 57
ペクチン ……… 57，58，160
ペクチン酸 …………… 57，58
ヘスペリジン …………… 120
ペタシテニン …………… 146
ヘテログリカン ……… 52，56
ヘテロサイクリックアミン … 148
ペプチド ………………… 81
ペプチド結合 …………… 81
ヘマチン鉄 ……………… 168
ヘム色素 ………………… 118
ヘム鉄 …………… 101，168
ヘモシアニン …………… 123
ペラグラ ………………… 109
ペルオキシラジカル …… 164
変異原性物質 …………… 145
偏光 ……………………… 45
変性 ………… 86，149，150
変性たんぱく質 ………… 150
変調効果 ………………… 133
ベンツピレン …………… 148
変敗 ……………………… 162
弁別閾値 ………………… 199

ほ

補因子 …………………… 92
飽和脂肪酸 ………… 29，63
保健機能食品 …………… 221
補酵素 …………………… 92
ホスファチジン酸 ……… 67
補足効果 ………………… 91
没食子酸プロピル ……… 171
骨のモデリング ………… 209
ホモグリカン ……… 52，53
ホモゲンチジン酸 ……… 132
ポリウロニド …………… 57
ポリグルタミン酸 ……… 205
ポリフェノール …… 170，211
ポリフェノールオキシダーゼ
………… 94，122，172
ポルフィリン環 …… 116，117
ポルフィリン系色素 …… 116
ポレンスケ価 …………… 71
ホロ酵素 ………………… 92

ま

マーガリン …… 73，74，190

マイコトキシン ………… 142
マグネシウム …………… 99
マスキング ……………… 199
マルチトール …… 125，201
マルトース ……………… 50
マルトール ……… 138，161
マロンジアルデヒド …… 148
マンガン ………………… 102

み

ミオグロビン
……… 87，101，118，168
ミオシン ………… 87，152
味覚 ……………………… 123
味覚障害 ………………… 101
味覚変革物質 …………… 126
水の構造 ………………… 37
水分子 ……………… 37〜39
ミセル …………… 54，189
ミセルコロイド ………… 189
味盲 ……………………… 129
味蕾 ……………………… 123
ミラクリン ……………… 127
ミロシナーゼ …… 138，184

む

無機酸 …………………… 127
ムチン …………………… 59
6つの食品群 …… 11，12

め

メイラード反応 … 124，174，178
メチオニンスルホキシド
………… 156，186
メチルセルロース … 55，191
メトミオグロビン … 118，168
メナキノン ……… 24，107
メラニン ………… 123，172
メラノイジン …………… 174

も

モネリン ………………… 125
モリブデン ……………… 102

や

ヤング率 ………………… 192

ゆ

融解 ……… 39，74，191
有機酸 …… 23，31，127
融合食品 ………………… 5
誘導脂質 ………… 64，68
遊離アミノ酸 …………… 80
油脂 …… 64，70，163〜171
輸送酵素 ………………… 97
油中水滴型 ……………… 190
ユビキノン ……………… 112

よ

容器包装 ………………… 232
葉酸 ……………………… 111

ヨウ素 …………………… 101
ヨウ素価 ………………… 71
抑制効果 ………………… 133
四次構造 ………………… 84
4つの食品群 …… 11，12

ら

ライヘルト・マイスル価 …… 71
酪酸エチル ……………… 136
ラクチトール …………… 125
ラクトース …… 51，59，206
ラジカル捕捉剤 ………… 181
ラセミ化 ………………… 154
ラッカイン酸 …………… 122
ラフィノース …… 51，203

り

リアーゼ ………… 92，95
リガーゼ ………… 92，97
リグナン ………………… 212
リコペン ………… 115，211
リシノアラニン ………… 154
立体異性体 ……………… 44
リナマリン ……………… 140
リポキシゲナーゼ
………… 95，168，185
リポ酸 …………………… 112
リボフラビン …… 108，180
リモニン ………………… 128
リモネン ………………… 134
硫酸カルシウム ………… 100
流動曲線 ………………… 193
利用可能炭水化物 …… 18〜23
両親媒性分子 …………… 75
両性化合物 ……… 77，84
リン ……………………… 99
リン酸塩 ………………… 100

る

ルチン …………………… 120

れ

冷凍食品 ………………… 11
レオペキシー …………… 194
レオロジー ……………… 191
レジスタントスターチ …… 161
レシチン …… 67，75，190
レスベラトロール ……… 212
レダクトン類 …………… 176
レチノール … 24，103，211
レチノール活性当量 … 24，104
レチノイン酸 …………… 103
レトルトパウチ食品 …… 11
レンチオニン …………… 138

ろ

ロウ ……………………… 66
老化 ……………… 159，182

〔編　者〕

青柳　康夫　　女子栄養大学名誉教授

齋藤　昌義　　聖徳大学教授

〔著　者〕（五十音順）　　　　　　　　　　　　　　　　　　　　（執筆分担）

齋藤　昌義　　聖徳大学教授　　　　　　　　　　　　　　第1章・第6章

佐々木弘子　　聖徳大学教授　　　　　　　　　　　　　　第9章

鶴﨑　美徳　　相模女子大学准教授　　　　　　　　　　　第3章・第8章

藤原しのぶ　　女子栄養大学短期大学部准教授　　　　　　第3章・第4章

武藤　信吾　　鎌倉女子大学講師　　　　　　　　　　　　第3章・第5章・第7章

安井　明美　　国立研究開発法人
　　　　　　　農業・食品産業技術総合研究機構　　　　　コラム（第2章）
　　　　　　　食品研究部門アドバイザー

保田　倫子　　椙山女学園大学准教授　　　　　　　　　　第3章・第6章

渡邊　智子　　東京栄養食糧専門学校校長　　　　　　　　第2章

Nブックス

新版改訂 食品学 I

2003年（平成15年）　5 月15日	初版発行～第2刷
2005年（平成17年）　4 月 1 日	第2版発行～第8刷
2012年（平成24年）　5 月15日	新版発行～第6刷
2016年（平成28年）　9 月 1 日	新版第2版発行～第7刷
2023年（令和 5 年）　4 月25日	新版改訂発行

編　者　　青　柳　康　夫
　　　　　齋　藤　昌　義

発行者　　筑　紫　和　男

発行所　　株式会社 建帛社
　　　　　　　　 KENPAKUSHA

〒112-0011 東京都文京区千石 4 丁目 2 番15号
TEL（03）3944―2611
FAX（03）3946―4377
https://www.kenpakusha.co.jp/

ISBN　978-4-7679-0736-9 C3077　　　　　　亜細亜印刷／愛千製本所
© 青柳・齋藤ほか，2003，2012，2023.　　　　Printed in Japan
（定価はカバーに表示してあります。）